Katharina Fürholzer, Marcella Fassio, Johann-Christian Põder (Hg.)
Imaginationen des Lebensendes

AF877949

Medical Humanities | 17

Editorial

Menschen sind mehr als die Summe ihrer Organe und Körperteile: Ihre sozialen Rollen, ihre Geschichte(n), ihre Lebensumstände, ihre ökonomischen Verhältnisse, aber auch ihre Phantasien, Ängste und Erfindungen prägen ihre Gesundheit.
Die Reihe **Medical Humanities** will sich inter- und transdisziplinär an die Schnittstellen zwischen Gesundheit, Gesellschaft und Umwelt setzen, Perspektiven der Geistes- wie der Sozial-, Kultur- und Humanwissenschaften verbinden. Eng am Körper, aber auch am Leib stellt sie genderpolitische, sozialkritische und bioethische Fragen, vermittelt zwischen Pflege und Gesundheitspolitik, Technik und Körperbildern.

Katharina Fürholzer (JProf. Dr.) ist Juniorprofessorin für Interdisziplinaritätsforschung an der Universität Koblenz.
Marcella Fassio (Dr.) ist Postdoktorandin im Bereich der Neueren deutschen Literatur und Alumna der Friedrich Schlegel Graduiertenschule der Freien Universität Berlin.
Johann-Christian Põder (Prof. Dr.) ist Professor für Ethik in Theologie und Medizin an der Universität Rostock. Seine Forschungsinteressen liegen im Bereich der existentiellen Fragen der Medizinethik sowie der Ethik der innovativen Gesundheitstechnologien.

Katharina Fürholzer, Marcella Fassio, Johann-Christian Põder (Hg.)

Imaginationen des Lebensendes

Ärztliche Auseinandersetzungen mit Tod und Sterblichkeit

[transcript]

Die Open Access-Veröffentlichung dieser Publikation wurde ermöglicht durch eine Ko-Finanzierung für Open-Access-Monografien und -Sammelbände der Freien Universität Berlin sowie der Universität Rostock.

Bibliografische Information der Deutschen Nationalbibliothek
Die Deutsche Nationalbibliothek verzeichnet diese Publikation in der Deutschen Nationalbibliografie; detaillierte bibliografische Daten sind im Internet über https://dnb.dnb.de/ abrufbar.

Dieses Werk ist lizenziert unter der Creative Commons Attribution 4.0 Lizenz (BY). Diese Lizenz erlaubt unter Voraussetzung der Namensnennung des Urhebers die Bearbeitung, Vervielfältigung und Verbreitung des Materials in jedem Format oder Medium für beliebige Zwecke, auch kommerziell. (Lizenztext: https://creativecommons.org/licenses/by/4.0/deed.de)
Die Bedingungen der Creative-Commons-Lizenz gelten nur für Originalmaterial. Die Wiederverwendung von Material aus anderen Quellen (gekennzeichnet mit Quellenangabe) wie z.B. Schaubilder, Abbildungen, Fotos und Textauszüge erfordert ggf. weitere Nutzungsgenehmigungen durch den jeweiligen Rechteinhaber.

2025 © Katharina Fürholzer, Marcella Fassio, Johann-Christian Põder (Hg.)

transcript Verlag | Hermannstraße 26 | D-33602 Bielefeld | live@transcript-verlag.de

Umschlaggestaltung: Kordula Röckenhaus
Umschlagabbildung: Ernst Ludwig Kirchner, »Selbstporträt mit tanzendem Tod« (1917–1918), Städel Museum, Frankfurt am Main
Druck: Elanders Waiblingen GmbH, Waiblingen
https://doi.org/10.14361/9783839474563
Print-ISBN: 978-3-8376-7456-9 | PDF-ISBN: 978-3-8394-7456-3
Buchreihen-ISSN: 2698-9220 | Buchreihen-eISSN: 2703-0830

Gedruckt auf alterungsbeständigem Papier mit chlorfrei gebleichtem Zellstoff.

Inhalt

Literarische Perspektiven

Selbstreflexive Perspektiven

Anhang

Einführung: Imaginationen des Lebensendes

Katharina Fürholzer, Marcella Fassio & Johann-Christian Põder

1. Einleitende Worte

»Als Ärztin und Palliativmedizinerin nehme ich am Leben und Sterben vieler Menschen teil. [...] Doch ich habe auch mein eigenes Leben, meine eigene Lebensgeschichte und meine ganz persönlichen Erfahrungen mit dem Tod in meiner Familie,«[1] so Petra Anwar in ihrem Buch *Was am Ende wichtig ist* (2014).

> »Und das ist [...] etwas sehr anderes, denn es bedeutete einen Seitenwechsel vom Beruflichen ins Private, Privateste, in die unmittelbare Betroffenheit, und es macht die ganze Dimension dessen spürbar, was jedes Leben und Sterben ist: ein absoluter Einzelfall. Und genau das läuft man Gefahr zu vergessen, wenn man täglich mit dem Leid anderer zu tun hat.«[2]

Wie aus Anwars Reflexionen deutlich herausklingt, ist der Tod beständiger Begleiter des ärztlichen Alltags.[3] Mal ist es die schiere Zahl an sterbenden Patient*innen, mit denen sich nicht zuletzt Ärzt*innen in der Palliativ- und Hospizmedizin konfrontiert sehen, mal gilt es, Betroffenen eines besonders qualvollen, tragischen oder unerwarteten Lebensendes beizustehen, mal

1 Anwar, Petra/von Düffel, John: Was am Ende wichtig ist. Geschichten vom Sterben, München: Piper 2014, S. 191.

2 Ebd.

3 Krankenhäuser gehören heute (nicht nur) in Deutschland zu den häufigsten Sterbeorten, vgl. z.B. Dasch, Burkhard/Zahn, Peter: »Sterbeorttrend und Häufigkeit einer ambulanten Palliativversorgung am Lebensende«, in: Deutsches Ärzteblatt International 118 (2021), S. 331–338. Die berufliche Konfrontation von Ärzt*innen mit dem Tod unterliegt dem historischen Wandel; für einen umfassenden Überblick über die Entwicklung der Beziehung von Medizin und Tod im Laufe der Jahrhunderte siehe Schäfer, Daniel: Der Tod und die Medizin. Kurze Geschichte einer Annäherung, Berlin/Heidelberg: Springer 2015.

müssen die richtigen Worte für das Überbringen einer terminalen Diagnose oder Todesnachricht gefunden werden. Die Versorgung sterbender und verstorbener Patient*innen, auch die fürsorgende Auseinandersetzung mit Angehörigen und Hinterbliebenen, erfordert von Ärzt*innen eine hohe Sensibilität für fremde wie auch eigene Bedürfnisse. Wie der Medizinhistoriker Daniel Schäfer betont: »Die richtige Rolle in der Begegnung mit Sterbenden zu finden, gehört zu den schwierigsten Aufgaben eines Arztes, denn neben Professionalität, Kommunikation und Empathie ist nicht zuletzt auch eine Auseinandersetzung mit der eigenen Sterblichkeit notwendig.«[4] Der ärztliche Umgang mit Tod und Toten[5] kann so professionelle wie persönliche Perspektiven auf Gesundheit und Krankheit, auf Alter(n), Sterben und Tod nachhaltig beeinflussen. Um aus einer jüngst erschienenen Studie der Medizinethikerin Anna-Henrikje Seidlein et al. zu zitieren:

> »Der Tod konfrontiert wie kein anderes Ereignis die Heilberufler mit ihren persönlichen Vorerfahrungen und Erwartungen über die Ordnung der Welt, mit ihren Annahmen über Leben und Tod. Er kann sie auch zutiefst erschüttern und eine Neuorientierung und/oder alternative Deutungen erforderlich machen, z.B. dann, wenn junge Menschen sterben, obwohl ältere Menschen zuerst sterben sollten oder dann, wenn liebe Patient*innen starken Schmerz und Leid erfahren (Chan et al. 2016). So wird der Tod zu einem Antrieb, existenzielle Fragen zu stellen (Was ist der Sinn von Leiden und Tod?), zu reflektieren und (neu) zu beantworten und im Resultat einen persönlichen und/oder professionellen ›Musterwechsel‹ vorzunehmen.«[6]

---

4 D. Schäfer, Der Tod und die Medizin, S. 145.

5 Für philosophische Überlegungen zu diesen so nahen, aber dennoch nicht als synonym zu verstehenden Begriffen siehe Rehbock, Theda: »Der Tod und die Toten – philosophisch betrachtet«, in: Christoph Rehmann-Sutter (Hg.), Was uns der Tod bedeutet, Berlin: Kadmos 2018, S. 31–44.

6 Seidlein, Anna-Henrikje et al.: »Todesvorstellung in Heilberufen – eine systematische Literaturrecherche der gelebten Erfahrungen von Gesundheitsfachkräften«, in: Martin W. Schnell/Christian Schulz-Quach/Christine Dunger (Hg.), Todesvorstellungen von Heilberuflern. Methoden der Literaturzusammenfassung, Wiesbaden: Springer 2024, S. 37–82, hier S. 63; unter Verweis auf Chan, W. C. H. et al.: »Impact of Death Work on Self: Existential and Emotional Challenges and Coping of Palliative Care Professionals«, in: Health and Social Work 41 (2016), S. 33–41. Todesvorstellungen können sich dabei auch unmittelbar auf den Umgang mit Patient*innen und Angehörigen auswirken, siehe hierzu etwa Schnell, Martin W./Schulz-Quach, Christian/Dunger, Christine: »Vorwort«, in: dies., Todesvorstellungen von Heilberuflern (2024), S. V-VIII, hier S. VII.

Doch wie genau wirkt sich diese berufliche Konfrontation mit dem Tod auf ärztliche Vorstellungen des Lebensendes aus, sei es im abstrakten oder – etwa im zunehmenden Alter oder im Falle einer eigenen Krankheitsdiagnose – konkreten Sinne? Wie werden Alter(n), Sterben und Tod von Ärzt*innen imaginiert, welche Ängste und Hoffnungen, welche Erwartungen und Einstellungen an das (eigene) Lebensende geknüpft, und inwiefern werden hierbei ex- oder implizit Bezüge zur beruflichen Erfahrungswelt hergestellt? Und welche Texte erlauben uns überhaupt Aufschluss über ärztliche Imaginationen des Lebensendes? In welcher (Text-)Form setzen sich Ärzt*innen also etwa selbst mit dem Lebensende auseinander, wie wird diese Auseinandersetzung konstruiert und narrativiert, mit welchen textuellen und stilistischen Mitteln, mit welchen (Sprach-)Bildern? Inwiefern erlauben wiederum (biografische oder auch fiktionale) Außenperspektiven auf Ärzt*innen bzw. ärztliche Figuren eine Annäherung an obige Fragestellungen? Und welche Bedeutung haben all diese verschiedenen Quellen für individuelle oder auch öffentliche Wahrnehmungen von Patient*innen und Ärzt*innen, wie auch von Alter(n), Sterben und Tod?

Die hier gestellten Fragen betreffen nicht nur einzelne Disziplinen. Entsprechend förderlich scheint es, diese im fach- wie auch theorie- und praxisübergreifenden Dialog zu diskutieren. Dieser Überzeugung folgend gibt der im interdisziplinären Forschungsfeld der Medical Humanities verankerte Sammelband *Imaginationen des Lebensendes* Perspektiven sowohl aus Geisteswissenschaften (Literatur-, Sprach-, Kulturwissenschaft, Philosophie) als auch Gesundheitswissenschaften (Medizin, Medizingeschichte, Medizinethik) Raum. Bedingt durch das leitende Interesse an den Quellen, die Aufschluss über ärztliche Vorstellungen des Lebensendes gewähren, wird dabei ein möglichst breites Spektrum an Textsorten in den Blick genommen. Als Analysegrundlage dienen so zum einen fiktionale Werke (v.a. Romane, Gedichte), zum anderen faktuale, also nicht-fiktionale Quellen, wobei hier sowohl biografische bzw. autobiografische Formate als auch autofiktionale Mischformen für Untersuchungen herangezogen werden. Bei den dabei zu Wort kommenden Ärzt*innen handelt es sich dementsprechend gleichermaßen um reale (historische bzw. gegenwärtige) Personen und fiktiven Figuren.

Der vorliegende Band ist hervorgegangen aus der von den Herausgeber*innen veranstalteten Tagung »Ärztliche Imaginationen des Lebensendes. Faktuale und fiktionale Konzeptionen des eigenen Alter(n)s, Sterbens und Todes«, die vom 7.–8.12.2023 an der Universität Rostock stattfand. Für ihre tatkräftige Unterstützung der Tagung und Publikation gilt der herzliche Dank der Herausgeber*innen Herrn Lucas Milling und Frau Nathalie Oehme.

2. Begriffsbestimmungen

Um ein besseres Verständnis davon zu vermitteln, was Fokus und Ziel unserer Untersuchungen ist, sei im Folgenden kurz skizziert,[7] wie die zentralen Schlagworte des subsumierenden Titels *Imaginationen des Lebensendes. Ärztliche Auseinandersetzungen mit Tod und Sterblichkeit* im Rahmen dieses Bandes primär verwendet werden.

2.1 Arzt/Ärztin

Der Begriff des ›Ärztlichen‹ umfasst im Folgenden sowohl angehende als auch erfahrene, niedergelassene wie klinisch tätige Ärzt*innen, und schließt alle identitätsstiftenden Faktoren – z.B. hinsichtlich Geschlecht,[8] Ethnie, Religion und dergleichen – ein. Wiewohl etwa Palliativ- und Hospizmedizin, Gerontologie und Onkologie oder auch Intensiv- und Notfallmedizin in besonders hohem Maße für die Versorgung sterbender bzw. verstorbener Menschen Verantwortung übernehmen, macht der Tod vor anderen Fachbereichen nicht Halt. Von daher werden in diesem Band auch keine Einschränkungen bei den berücksichtigten medizinischen Fachbereichen getroffen.

Die Frage, wie sich die berufliche Konfrontation mit dem Lebensende auf Mitarbeiter*innen im Gesundheitswesen auswirken kann, ist nun natürlich keine, die lediglich Ärzt*innen betrifft. Pflegekräfte, Therapeut*innen, MFAs, MTAs oder Seelsorgende sind nur einige weitere der vielen Berufsgruppen, die ebenfalls für Sterbende, Tote und Hinterbliebene Sorge tragen. Dass dieser Band dennoch exklusiv auf *ärztliche* Perspektiven auf das Lebensende fokussiert ist, hat verschiedene Gründe: So werden (angehende) Ärzt*innen zwar darin geschult, sich im Kontext des Todes der Bedürfnisse anderer (Patient*innen, Angehöriger) anzunehmen;[9] im Unterschied zu anderen klinischen Berufsgruppen wie der Pflege, die ebenfalls in hohem Maße mit dem Tod in Kontakt kommen, spielt Selbstfürsorge (z.B. Umgang mit Patientenverlust, Spre-

---

7 Für umfassendere Ausführungen siehe auch Kap. 3.1 dieser Einführung.

8 Es sei an dieser Stelle aber darauf hingewiesen, dass der Begriff des ›Arztes‹ historisch stark männlich geprägt ist; die Bedeutung des Geschlechts für ärztliche Auseinandersetzungen mit dem Lebensende wird in verschiedenen Beiträgen dieses Bandes auch explizit thematisiert (vgl. z.B. der Beitrag von Daniel Schäfer).

9 Was aber nicht bedeutet, dass sich Ärzt*innen und andere Gesundheitsfachkräfte auf den Tod als solches gut vorbereitet fühlen (vgl. hierzu Seidlein et al., Todesvorstellung in Heilberufen, S. 64).

chen über den Tod) in der ärztlichen Ausbildung und Praxis jedoch bislang eine eher untergeordnete Rolle[10] und wurde erst 2017 durch den Weltärztebund hervorgehoben, wenn es in der Deklaration von Genf heißt: »Ich werde auf meine eigene Gesundheit, mein Wohlergehen und meine Fähigkeit achten, um eine Behandlung auf höchstem Niveau leisten zu können«.[11]

Die nach wie vor relativ eingeschränkte *institutionelle* Reflexion, welche Bedeutung dem (fremden) Tod für Ärzt*innen zukommen kann, steht in gewissem Kontrast zur Fülle an *individuellen* Auseinandersetzungen mit dieser Thematik[12] – wobei sich auch hier ein Unterschied zu anderen klinischen Berufen feststellen lässt: So findet sich auf dem Buchmarkt verhältnismäßig wenig Literatur über etwa *pflegerische oder seelsorgerische* Imaginationen des Lebensendes, wohingegen ein äußerst breites Spektrum sowohl fiktionaler als auch faktualer Quellen Einblick darin gibt, wie die berufliche Konfrontation mit dem Tod *ärztliche* Einstellungen, Ängste und Wünsche bezüglich des (eigenen) Le-

10 Vgl. z.B. Berufsgenossenschaft für Gesundheitsdienste und Wohlfahrtspflege (Hg.): Forschungsergebnisse der Studie »Sterbebegleitung in Sachsen«. Arbeits- und Belastungssituationen der Pflegenden und Ärzte, Hamburg: bgw forschung 2005; Gottfried, Kristina/Kurz, Sandra: »Wahlfach ›Sinnhaftigkeit und Selbstfürsorge im Klinikalltag‹«, in: AINS. Anästhesiologie, Intensivmedizin, Notfallmedizin, Schmerztherapie 58 (2023), S. 56–59. Für andere (›westliche‹) Ausbildungssysteme vgl. z.B. Williams, Cynthia/Wilson, Cindy C./Olsen, Cara H.: »Dying, Death, and Medical Education. Student Voices«, in: Journal of Palliative Medicine 8 (2005), S. 372–381. Zur Pflege siehe im Vergleich z.B. Barion, Sandra: Überlastung in der Gesundheits- und Krankenpflegeausbildung, Hamburg: Diplomica 2017; Fachkommission nach § 53 Pflegeberufegesetz: Rahmenlehrpläne, o.O. ²2020.

11 Weltärztebund: Deklaration von Genf. Das ärztliche Gelöbnis, https://www.bundesaerztekammer.de/fileadmin/user_upload/_old-files/downloads/pdf-Ordner/International/bundersaaerztekammer_deklaration_von_genf_04.pdf [18.10.2024]. Man beachte an dieser Stelle, dass die Notwendigkeit der *Selbst*-Fürsorge im Ärztlichen Gelöbnis dadurch begründet (man möchte fast sagen: legitimiert) wird, dass diese eine Voraussetzung für die eigentlich im Vordergrund stehende *Fremd*-Fürsorge (für die Patient*innen) darstellt. Zugespitzt scheint Selbstfürsorge hier also nicht deklariert als Selbstzweck, sondern Mittel zum Zweck.

12 Trotz der Fülle entsprechender fiktionaler und faktualer Quellen steht deren systematische Erschließung – etwa hinsichtlich ihrer Formen und Funktionen, auch ihrer Bedeutung für Geisteswissenschaften, Gesundheitswissenschaften und Gesellschaft – weitgehend aus.

bensendes prägen – was sowohl die Relevanz dieser Thematik für Ärzt*innen als auch ihre Sensibilität hierfür deutlich macht.[13]

2.2 Lebensende

›Lebensende‹ dient in vorliegendem Band als Sammelbegriff, der verschiedene Phasen und Prozesse im Kontext des Alters bzw. Alterns, des Sterbens und des Todes einschließt, unabhängig davon, ob letztere durch das Alter, durch physische oder durch psychische bzw. psychiatrische Krankheiten und Krisen bedingt sind. Wie das Lebensende selbst entziehen sich auch diese drei über den Untertitel dieses Buches hervorgehobenen Schlagwörter – Alter(n), Sterben und Tod – einfacher oder einheitlicher Definitionen. Der Begriff des Alters etwa kann bezogen sein auf das chronologische Alter (die numerische Gesamtheit der gelebten Jahre), das biologische Alter (körperliche Stärke, Gesundheit und Vitalität), das soziale Alter (die kulturell konstruierten Verhaltensweisen, die mit einem chronologischen Alter verknüpft sind) oder das individuelle Alter (unser eigenes Selbstbild).[14] Auch Alterungsprozesse sind natürlich keinesfalls homogen. Wie sich diese konkret vollziehen und wie Alter und Altern individuell und kollektiv wahrgenommen werden, unterliegt einem komplexen Zusammenspiel von unter anderem biologischen Faktoren (genetische Unterschiede, zelluläre Prozesse, individuelle Krankheit- und Gesundheitszustände etc.), historischen und soziokulturellen Aspekten (etwa Zugang zu Gesundheitsversorgung, Bildungsgrad, finanzielle Möglichkeiten), Umwelteinflüssen (z.B. Ernährung, Lebensstil, auch geografischen bzw. klimatischen Bedingungen) und dergleichen.[15]

---

13 Was in keiner Weise bedeutet, dass anderen Berufsgruppen eine solche Sensibilität abgesprochen werden darf; festgehalten werden kann ausschließlich, um dies explizit zu betonen, dass entsprechende literarische oder (auto-)biografische Perspektiven auf dem derzeitigen Buchmarkt schlicht weniger stark repräsentiert sind. Für eine empirische Studie zu Todesvorstellungen von Gesundheitsberufler*innen im weiteren Sinne sei an dieser Stelle stattdessen verwiesen auf die jüngst erschienene, insbesondere über die emotionale Bewertung des Todeserleben informierende Studie von Seidlein et al., Todesvorstellung in Heilberufen.

14 Vgl. Deats, Sara Munson/Lenker, Lagretta Tallent: »Introduction«, in: Sara Munson Deats/Lagretta Tallent Lenker (Hg.), Aging and Identity. A Humanities Perspective, Westport: Praeger Publishers 1999, S. 1–20, hier S. 9.

15 Für weiterführende Lektüren sei aus der umfassenden Forschungsliteratur zu Alter und Altern exemplarisch verwiesen auf Staudinger, Ursula M./Häfner, Heinz (Hg.): Was ist Alter(n)? Neue Antworten auf eine scheinbar einfache Frage, Berlin/Heidelberg: Sprin-

Auch die Termini ›Sterben‹ und ›Tod‹ sind mitnichten als eindeutig zu verstehen und werden bis heute hitzig diskutiert[16] (man denke exemplarisch an spaltende Debatten wie jene um Herz- vs. Hirntod oder auch die anhaltenden Kontroversen um Sterbehilfe[17]). Um dennoch eine gemeinsame Terminologie zu ermöglichen, mit welcher weiter operiert werden kann, sei an dieser Stelle folgende begriffliche Abgrenzung des Philosophen Héctor Wittwer zitiert:

»Zu unterscheiden sind ›Sterben‹, ›Tod‹ und ›Totsein‹. Der Begriff des Sterbens bezeichnet den Ausfall der so genannten Lebensfunktionen. Dieser kann schrittweise oder plötzlich erfolgen. Wenn die Vitalfunktionen nicht augenblicklich, sondern, wie es häufig der Fall ist, nach und nach ausfallen, kann zwischen zwei Phasen des Sterbens unterschieden werden. In der ersten Phase ist das Aussetzen der Lebensfunktionen noch umkehrbar, in der zweiten Phase hingegen irreversibel. In jedem Fall bildet das Sterben einen zeitlichen Abschnitt des Lebens. Der Begriff ›Tod‹ bezeichnet hingegen den Moment, in dem ein Leben endet, das heißt den Zeitpunkt, zu dem ein Organismus auf unumkehrbare Weise aufhört, sich als ein Ganzes selbst zu organisieren und sich dadurch eigenständig zu erhalten. Diese Begriffsbestimmung ist unabhängig davon, mittels welchen Kriteriums das Eintreten des Todes festgestellt wird. Als ›Totsein‹ soll schließlich der Zustand eines organischen Körpers bezeichnet werden, der zuvor lebendig war, also –

---

ger 2008; Abdulla, Aza/Rai, Gurcharan S. (Hg.): The Biology of Ageing and its Clinical Implications. A Practical Handbook, London: Taylor & Francis 2012; Rensing, Ludger/Rippe, Volkhard: Altern. Zelluläre und molekulare Grundlagen, körperliche Veränderungen und Erkrankungen, Therapieansätze, Berlin/Heidelberg: Springer 2014; Schweda, Mark/Coors, Michael/Bozzaro, Claudia (Hg.): Aging and Human Nature. Perspectives from Philosophical, Theological, and Historical Anthropology, Cham: Springer 2020; Fuchs, Michael: Handbuch Alter und Altern. Anthropologie – Kultur – Ethik, Stuttgart: Metzler 2021.

16 Für weiterführende Literatur siehe etwa Anderheiden, Michael/Eckart, Wolfgang Uwe (Hg.): Handbuch Sterben und Menschenwürde, Bd. 1, Berlin: de Gruyter 2012, v.a. Abschnitt 1; Esser, Andrea M./Kerstin, Daniel/Schäfer, Christoph G.W. (Hg.): Welchen Tod stirbt der Mensch? Philosophische Kontroversen zur Definition und Bedeutung des Todes, Frankfurt a.M./New York: Campus 2012; D. Schäfer: Der Tod und die Medizin; Trachsel, Manuel/Maercker, Andreas: Lebensende, Sterben und Tod, Göttingen: Hogrefe 2016, v.a. Kap. 1; Wittwer, Héctor/Schäfer, Daniel/Frewer, Andreas (Hg.): Handbuch Sterben und Tod. Geschichte – Theorie – Ethik, Berlin: Metzler 2020.

17 Man beachte hierzu in unserem Kontext auch den Beitrag des Neurologen und Psychiaters Johann F. Spittler, dessen Vortrag auf der diesem Band zugrunde liegenden Tagung starke Reaktionen und auch emotional geführte Diskussionen ausgelöst hat.

> bezogen auf Menschen – der Zustand einer Leiche. ›Sterben‹ bezeichnet also einen Prozess, ›Tod‹ ein Ereignis und ›Totsein‹ einen Zustand«.[18]

Wie sehr wir uns nun begrifflich an all diese Phänomene annähern können, so sehr entzieht sich gerade der Tod, dieser große Unbekannte, letztlich unserem Verständnis. Und so individuell ein Leben, so individuell ist auch sein Ende. Mancher Tod kommt überraschend, mancher ist erwartete Folge einer langen Krankheitsgeschichte, manches Ende ist gefürchtet, manches ersehnt, eine Erlösung für Sterbende und vielleicht auch ihr Umfeld. Dabei ist es nicht zuletzt die Beobachtung des Anderen, die unsere Vorstellungen des Lebensendes prägen – wie Corina Caduff nüchtern konstatiert: »Dass wir sterben müssen, wissen wir allein deswegen, weil andere sterben.«[19]

2.3 Imagination

Dies führt uns zum letzten zentralen Schlagwort dieses Buches: der Imagination. Trotz der dominanten Stellung dieses Begriffs für den vorliegenden Band, geht es im Folgenden nicht vorrangig darum, einen theoretisch orientierten Beitrag zur Imaginationsforschung zu leisten.[20] ›Imagination‹ dient stattdessen primär als heuristischer Brückenbegriff, der es den hier versammelten, aus

---

18 Wittwer, Héctor: »Der Leichnam aus Sicht der Philosophie«, in: Deutsche Zeitschrift für Philosophie 56 (2008), S. 97–117, hier S. 100–101 (Herv. i. O.).

19 Caduff, Corina: Sterben und Tod öffentlich gestalten. Neue Praktiken und Diskurse in den Künsten der Gegenwart, Paderborn: Brill 2022, S. 39.

20 Allgemein einführende Überblickswerke über Theorien zur Imagination sind verhältnismäßig rar; für (durchaus sehr unterschiedlich gelagerte) weiterführende Zugänge hierzu sei zumindest verwiesen auf Behrens, Rudolf (Hg.): Ordnungen des Imaginären. Theorien der Imagination in funktionsgeschichtlicher Sicht, Hamburg: Meiner 2002; Wagoner, Brady/Brescó de Luna, Ignacio/Awad, Sarah H. (Hg.): The Psychology of Imagination. History, Theory, and New Research Horizons, Charlotte: Information Age Publishing 2017; Gregorio, Serena/Reuter, Gerson/Vogel, Matthias/Werner, Christiana (Hg.): Geist und Imagination. Zur Bedeutung der Vorstellungskraft für Denken und Handeln, Berlin: Suhrkamp 2024. Für einen literaturwissenschaftlichen Zugriff siehe insbesondere Iser, Wolfgang: Das Fiktive und das Imaginäre. Perspektiven literarischer Anthropologie, Berlin: Suhrkamp 1991; ferner auch Jean-Paul Sartre: Das Imaginäre. Phänomenologische Psychologie der Einbildungskraft [1940], übers. v. Hans Schöneberg, Reinbek b.H.: Rowohlt 1971. Für eine theoretische Auseinandersetzung mit dem Imaginationsbegriff im Kontext dieses Sammelbandes vgl. auch den Beitrag von Alma K. Barner.

ganz unterschiedlichen (von je eigenen Technolekten und Jargons geprägten) Fachkulturen erlaubt, die zwei wesentlichen Interessen unseres Bandes – welche Vorstellungen haben Ärzt*innen vom Lebensende und wie werden diese Vorstellungen zum Ausdruck gebracht – auch sprachlich miteinander zu verbinden:

Zum einen bezieht sich der Terminus der ›Imagination‹ also auf die Frage, wie sich Ärzt*innen das Lebensende – Alterungsprozesse, das Alter als solches, die Sterbephase, den Eintritt des Todes und das, was danach kommen mag – vorstellen, ob sie mit dem Lebensende also etwa spezifische (diffuse oder konkrete) Assoziationen, Bilder, Stereotypien verknüpfen, welche Erwartungen, Ängste oder Sorgen, vielleicht auch Hoffnungen der Gedanke an das Lebensende in ihnen auslöst. Wie hier bereits erkennbar, steht der Imaginationsbegriff in Nähe zum Begriff der Vorstellung. Mit ›Vorstellung‹ meinen wir nun für gewöhnlich etwas, das in enger Verbindung zu individuellen, soziokulturellen oder auch beruflichen – hier: ärztlichen – Erfahrungen oder Konzepten (wie jenen von Alter(n), Sterben und Tod) steht. Eine Vorstellung lässt sich hier definieren als geistige Repräsentation des Erlebten, der Realität.

Auch Imaginationen können sich nun aus realen Erfahrungen speisen – sie können aber auch über sie hinausgehen.[21] Mehr noch als das Konzept der Vorstellung steht die Imagination (gerade im Kontext der Literatur und Literaturwissenschaft) so auch für die Hervorbringung von Neuem, Alternativem, auch Fiktivem.[22] Den Aspekt des Bildhaften trägt die Imagination dabei nicht von ungefähr im Namen (vgl. lat. *imago* = Bild), werden mit ihr doch beispielsweise auch symbolische oder metaphorische Prozesse assoziiert, durch welche

21 Man beachte beispielhaft Daniel Jacobs Definition von Imagination als »ein Ereignis auf der Ebene des Gedanklichen ohne zugehöriges referenzielles Substrat (also ohne Bezug auf ›Realität‹ oder unmittelbare Erfahrung)« (Jacob, Daniel: »Imagination«, in: Kodikas/Code. Ars Semeiotica 37.1-2 (2014), S. 3–19, hier S. 6). Zum Verhältnis von Imagination und Erfahrung im Kontext der Literatur siehe in diesem Zusammenhang etwa auch Bernard, Andreas: »Imagination und Erfahrung. Überlegungen zur Poetik der Gegenwart«, in: Deutsche Vierteljahrsschrift für Literaturwissenschaft und Geistesgeschichte 97 (2023), S. 1163–1169.

22 Ohne, dass das Imaginäre hierbei als Synonym verstanden werden darf; zur Differenzierung von Imaginärem, Realem und Fiktivem siehe v.a. Iser: Das Fiktive und das Imaginäre; siehe in diesem Zusammenhang auch Klinkert, Thomas: »Zum Stellenwert der Imagination und des Imaginären in neueren Fiktionstheorien«, in: Kodikas/Code. Ars Semeiotica 37.1-2 (2014), S. 55–67.

zugleich neue bzw. alternative (kollektive oder individuelle) Bedeutungen erschaffen werden können. Damit sind wir an der zweiten Ebene unseres Interesses angelangt, nämlich von den *Vorstellungen* des Lebensendes zu ihren *Konzeptionen*, bei der Frage also, in welcher Weise Vorstellungen des Lebensendes überhaupt zum Ausdruck gebracht, wie sie repräsentiert und inszeniert werden, in welcher Form und mit welcher Funktion. Im Unterschied zu spezifizierenden Begriffen wie etwa dem der Narration oder Poetisierung erlaubt der weit gefasste Begriff der Imagination dabei den (vergleichenden) Blick auf unterschiedliche Gattungen und Textsorten, ermöglicht Annäherungen an den Raum des Realen und des Fiktionalen wie auch an die Grauzonen zwischen diesen Polen.

In diesem Sinne verwendet, als Brücke zwischen realweltlicher Erfahrung und geistiger Repräsentation, aber auch Realität und Fiktion, dient der Imaginationsbegriff so im Folgenden als Hilfsmittel, um den unterschiedlichen Vorstellungs- wie auch Ausdrucksformen, Darstellungsweisen und Deutungen des Lebensendes im fachübergreifenden Diskurs nachzuspüren.

3. Kontextualisierung

3.1 Medizinische Wahrnehmungen und Behandlungen des Lebensendes im Laufe der Zeit

Der medizinische Blick auf das Lebensende unterliegt dem jeweiligen historisch-kulturellen Kontext. Im vorliegenden Band liegt der Fokus zur besseren Vergleichbarkeit auf europäischen Gesundheitssystemen, mit einem Schwerpunkt auf dem 19.–21. Jahrhundert. Diese historische Eingrenzung kommt auch deswegen zustande, da Ärzt*innen bis in das 18. Jahrhundert hinein wenig Berührungspunkte mit dem Sterben ihrer Patient*innen hatten:

> »In der Vormoderne hatten Ärzte nichts mit dem Verstorbenen, mit der Feststellung des Todes oder mit den beim Tod praktizierten Ritualen zu tun. Entscheidender als die Klärung eines ›exakten‹ Todeszeitpunktes oder der Todescharakteristika waren religiös oder kulturell begründete rituelle Hand-

lungen beim Sterben und im Tod wie etwa die Vornahme von Waschungen und Reinigungen […].«[23]

Erst im Laufe des 18. Jahrhunderts kommt es, begründet durch die Aufklärung, zu einer »Hinwendung der Medizin zum Tod in Form von Äußerungen und Positionen zum Todeszeitpunkt und zu Todeszeichen«.[24] Durch die fortschreitende Medikalisierung des Todes[25] erhält die »Medizin fortan die Deutungsmacht über den Tod wie auch – zusammen mit der Pflege – die Zuständigkeit für den sterbenden Patienten«.[26] Das Sterben findet nun zunehmend nicht mehr zu Hause, sondern vor allem im Krankenhaus oder Pflegeheim statt.[27] Damit verändert sich auch das ärztliche Selbstbild.[28]

Zugleich wandelt sich, bedingt durch wachsende Kenntnisse über den menschlichen Körper und eine fortschreitende Technisierung, der Blick auf den Sterbeprozess und Todeszeitpunkt. Während bis zur Mitte des 20. Jahrhunderts »der Stillstand des Kreislaufs und der Atmung bereits vor dem Einsetzen der Zeichen der Verwesung als Zeichen des Todes [galt]«[29], wurden in den 1950er Jahren, »[z]eitgleich mit der Reanimation […] auch längerfristige maschinelle Beatmungsformen etabliert, die zu neuen Herausforderungen für die Konzepte vom ›Sterben und Tod des Menschen‹ führten: Bei einem Absterben des Gehirns infolge primärer oder sekundärer Hirnerkrankungen konnte der nachfolgende ›natürliche‹ Stillstand der gehirngesteuerten Atemfunktion mit konsekutivem ›Herz-Kreislaufversagen‹ durch eine maschinelle Beatmung aufgehalten werden.«[30] So wird derzeit nach Beschluss der Bundesärztekammer »[m]it der Feststellung des endgültigen, nicht behebbaren Ausfalls der Gesamtfunktion des Großhirns, des Kleinhirns und des

---

23 Erbguth, Frank: »Medizin«, in: Wittwer/Schäfer/Frewer, Sterben und Tod (2020), S. 51–62, hier S. 57.

24 Ebd., S. 58.

25 Zur Medikalisierung des Todes vgl. Ariès, Philippe: Geschichte des Todes, aus dem Französischen von Hans-Horst Henschen und Una Pfau, München [u.a.]: Hanser 1980.

26 Groß, Dominik/Grande, Jasmin: »Sterbeprozess – medizingeschichtlich«, in: Wittwer/Schäfer/Frewer, Sterben und Tod (2020), S. 89–96, hier S. 91.

27 Vgl. F. Erbguth, »Medizin«, S. 61; Fischer, Nobert: »Sterben und Tod in der Neuzeit«, in: Wittwer/Schäfer/Frewer, Sterben und Tod (2020), S. 8–17, hier S. 14.

28 Vgl. Beitrag von Daniel Schäfer im vorliegenden Band.

29 F. Erbguth, »Medizin«, S. 54.

30 Ebd.

Hirnstamms (irreversibler Hirnfunktionsausfall) [...] naturwissenschaftlich-medizinisch der Tod des Menschen festgestellt«.[31]

3.2 Diagnostik, Therapieentscheidungen, Palliativmedizin

Das Lebensende umfasst aber nicht (nur) den Todeszeitpunkt, sondern es umschreibt das Sterben als einen Prozess und damit »die letzte Phase des Lebens eines organischen Individuums, in der die Lebensfunktionen unumkehrbar zu einem Ende kommen. Der Sterbeprozess kann sich allmählich oder als plötzliches Versagen lebenswichtiger Organsysteme vollziehen [...].«[32] Vollzieht sich der Sterbeprozess allmählich, wie es bei terminalen Erkrankungen der Fall ist, lässt sich allerdings noch weiter differenzieren. So wird in der Palliativmedizin zwischen der ›Rehabilitationsphase‹, die aus Monaten, selten auch aus Jahren bestehen kann, der ›Terminalphase‹, in der die Aktivität eingeschränkt ist, und der ›Finalphase‹, die wenigstens die letzten 72 Stunden umfasst, unterschieden.[33] Gerade in der Weiterentwicklung von lebensverlängernden Maßnahmen erhält die Palliativmedizin als Sterbebegleitung, die das Wohlergehen der Patient*innen (nicht die Gesundung oder Lebensverlängerung um jeden Preis) im Blick hat, eine besondere Bedeutung.[34] Dies schlägt sich auch auf gesetzlicher Ebene nieder. So wurde im November 2015 das Gesetz zur Verbesserung der Hospiz- und Palliativversorgung (HPG) im Deutschen Bundestag verabschiedet, womit Palliative Care ausdrücklicher Bestandteil der Regelversorgung in der gesetzlichen Krankenversicherung (GKV) und Sterbebegleitung Bestandteil des Versorgungsauftrages der Pflegeversicherung wurde.

---

31 Bundesärztekammer: Richtlinie gemäß § 16 Abs. 1 S. 1 Nr. 1 TPG für die Regeln zur Feststellung des Todes nach § 3 Abs. 1 S. 1 Nr. 2 TPG und die Verfahrensregeln zur Feststellung des endgültigen, nicht behebbaren Ausfalls der Gesamtfunktion des Großhirns, des Kleinhirns und des Hirnstamms nach § 3 Abs. 2 Nr. 2 TPG, Fünfte Fortschreibung, 2022, S. 2, https://www.bundesaerztekammer.de/fileadmin/user_upload/BAEK/Themen/Medizin_und_Ethik/RichtlinieIHA_FuenfteFortschreibung.pdf [18.10.2024].

32 D. Groß/J. Grande, »Sterbeprozess – medizingeschichtlich«, S. 89.

33 Wittkowski, Joachim/Schröder, Christina (Hg.): Angemessene Betreuung am Ende des Lebens. Barrieren und Strategien zu ihrer Überwindung, Göttingen: Vandenhoeck & Ruprecht 2008, S. 9.

34 Vgl. Beitrag von Kirsten Brukamp. Zu den Aufgaben von Palliative Care vgl. Kränzle, Susanne/Schmid, Ulrike/Seeger, Christa (Hg.): Palliative Care. Praxis, Weiterbildung, Studium, Berlin/Heidelberg: Springer 2018. Aus medizinhistorischer Perspektive vgl. auch Nolte, Karen: Todkrank. Sterbebegleitung im 19. Jahrhundert. Medizin, Krankenpflege und Religion, Göttingen: Wallstein 2016.

Hieran zeigt sich, dass das Lebensende nicht nur ein rein medizinisch-naturwissenschaftlicher Vorgang ist, der erst kurz vor dem Tod eintritt, sondern auch ein Prozess, der eine sehr wichtige soziale und psychologische Komponente in sich trägt.[35] Maßgeblich beeinflusst wurde der medizinische Umgang mit Sterbenden so auch von den Studien von Elisabeth Kübler-Ross, die den Sterbeprozess aus psychologischer Perspektive idealtypisch in fünf Phasen aufteilt: (1) Phase der Verneinung und Isolierung, (2) Phase des Zorns und der Auflehnung, (3) Phase des Verhandelns mit dem Schicksal, (4) Phase der Depression und (5) Phase der Annahme des Todes.[36]

Der Einbezug einer sozialen und psychologischen Ebene zeigt sich gegenwärtig nicht zuletzt auch daran, dass neben der Palliativversorgung auch die Hospizarbeit ausgebaut wird, und dass es »eine zunehmende Qualifizierung des klinischen und seelsorglichen Personals in den Bereichen Schmerztherapie und Sterbebegleitung« sowie »eine neue Aufmerksamkeit für Patienten- und Vorsorgeverfügungen« gibt.[37]

3.3 Medizinethische Überlegungen: Autonomie, Würde und Entscheidungen am Lebensende

Durch die sich stetig in Entwicklung befindenden Möglichkeiten der lebensverlängernden Medizin ist ein »Grenzbereich zwischen Sterben und Tod« entstanden, und Ärzt*innen haben »häufiger zwischen verschiedenen Handlungsmöglichkeiten abzuwägen«.[38] Gerade hier sind also medizinethische Überlegungen relevant: So sind mal die Grenzen des technisch und damit auch ärztlich Machbaren auszuloten, auszuweiten oder auch zu akzeptieren, ein anderes Mal müssen Wohl und Wille Sterbender mit den Möglichkeiten der modernen Medizin in Einklang gebracht oder Angehörige in der Entscheidung für oder gegen lebenserhaltende Maßnahmen begleitet werden.

35 Wasner, Maria: »Keiner stirbt für sich allein. Bedeutung und Bedürfnisse des sozialen Umfelds bei Sterbenden«, in: Franz-Josef Bormann/Gian Domenico Borasio (Hg.), Sterben. Dimensionen eines anthropologischen Grundphänomens, Berlin: de Gruyter 2012, S. 82–91.

36 Kübler-Ross, Elisabeth: Interviews mit Sterbenden, Stuttgart: Kreuz Verlag 1971.

37 D. Groß/J. Grande, »Sterbeprozess – medizingeschichtlich«, S. 92.

38 Baust, Günter: Sterben und Tod. Medizinische Aspekte, Berlin/Boston: de Gruyter 2022, S. 37.

Hier schließt der Band auch an (medizin-)philosophische Diskussionen an,[39] wenn anhand ärztlicher Narrationen des eigenen Lebensendes der Einfluss ärztlicher Definitionen des ›guten Sterbens‹ auf die klinische Behandlungspraxis diskutiert wird.[40] Häufig verbunden mit Vorstellungen des ›guten Sterbens‹ ist der Wunsch, das Lebensende zumindest in Teilen aktiv gestalten zu können.[41] So gilt es die Autonomie der Patient*innen und ihre Würde im Blick zu behalten.[42] Neben der Ermittlung des Patientenwillens (Patientenverfügung, Vorsorgevollmacht) schließt dies auch die Beendigung lebensverlängernder Maßnahmen bzw. die Änderung des Therapieziels, d.h. die Beendigung oder Nicht-Aufnahme einer medizinischen Handlung bei Patient*innen in der terminalen Lebensphase, ein.[43] Die Frage der aktiven Gestaltung des Lebensendes führt damit schließlich auch zu einer der zentralen (Forschungs-)Themen der Medizinethik: die Diskussion um assistierten Suizid.[44] Dass diese Debatte hochaktuell ist, zeigt sich an den juristischen Urteilen der letzten Jahre: 2015 wurde das im Bundestag beschlossene Verbot der geschäftsmäßigen Förderung der Selbsttötung 2020 vom Bundesverfassungsgericht als verfassungswidrig erklärt, da das allgemeine Persönlichkeitsrecht »als Ausdruck persönlicher Autonomie ein Recht auf selbstbestimmtes Ster-

39 Vgl. z.B. Sandman, Lars: A good death. On the value of death and dying, Maidenhead: Open University Press 2005; Classen, Albrecht (Hg.): Gutes Leben und guter Tod von der Spätantike bis zur Gegenwart. Ein philosophisch-ethischer Diskurs über die Jahrhunderte hinweg, Berlin/Boston: de Gruyter 2012.

40 Vgl. Beiträge von Alma K. Barner und Christian Schütte.

41 Vgl. etwa Kettler, Dietrich et al. (Hg.): Selbstbestimmung am Lebensende, Göttingen: Universitätsverlag 2006; Dawidt, Doris: Autonomie am Lebensende. Klärung der Begrifflichkeit als notwendige Voraussetzung praktischen Handelns, Berlin: Logos Verlag 2020.

42 Vgl. Anderheiden/Eckart, Handbuch Sterben und Menschenwürde (2012).

43 Vgl. Bundesärztekammer: Grundsätze der Bundesärztekammer zur ärztlichen Sterbebegleitung, in: Deutsches Ärzteblatt 108.7 (2011), A346-348, https://www.bundesaerztekammer.de/fileadmin/user_upload/_old-files/downloads/Sterbebegleitung_17022011.pdf [18.10.2024].

44 Vgl. Beitrag von Johann F. Spittler. Für einen Einblick in die aktuelle Debatte siehe v.a. Schumann, Eva: Dignitas – Voluntas – Vita. Überlegungen zur Sterbehilfe aus rechtshistorischer, interdisziplinärer und rechtsvergleichender Sicht, Göttingen: Universitätsverlag 2006; Borasio, Gian Domenico et al. (Hg.): Selbstbestimmung im Sterben – Fürsorge zum Leben. Ein verfassungskonformer Gesetzesvorschlag zur Regelung des assistierten Suizids, Stuttgart: Kohlhammer 2020.

ben« umfasse.[45] So mache es das Verbot »Suizidwilligen faktisch unmöglich, die von ihnen gewählte, geschäftsmäßig angebotene Suizidhilfe in Anspruch zu nehmen«, so »dass dem Einzelnen faktisch kein Raum zur Wahrnehmung seiner verfassungsrechtlich geschützten Freiheit verbleibt.«[46] Die Voraussetzungen, unter denen eine geschäftsmäßige Hilfe möglich sei, wurden bisher noch nicht gesetzlich festgelegt, sodass die Debatte weiter andauert.

Dieser kurze Umriss medizinischer, medizinhistorischer und -ethischer Perspektiven auf das Lebensende zeigt, dass das Sterben zentrale Bedeutung im ärztlichen Alltag hat. Hier offenbart nicht zuletzt ein Blick in die Literatur(-geschichte) vielfache Auseinandersetzungen mit dem Lebensende aus ärztlicher Perspektive, sowohl in autobiografischen als auch in fiktionalen Texten.

3.4 Imagination des Lebensendes in der Literatur

In Literatur- und Kulturgeschichte bilden Alter(n), Sterben und Tod zentrale Topoi, entsprechend hoch ist das wissenschaftliche Interesse.[47] In literarischen Texten hat die Darstellung des Sterbens vielfache Symbolbedeutung, »als Schwelle, und der krisenhaften Wende, des guten bzw. schlechten Lebens und der Medikalisierung des Lebens«.[48] Zentral in der literarischen Darstellung sind neben der Einbettung der Sterbe-Imagination in das Erzählen des Lebens, d.h. als Teil der *conditio humana*, »die begleitenden rituellen, rechtl[ichen] oder reli[giösen] Praktiken wie Sterbebett, letzte Sätze, Testament [...], die Verbindung mit Krankheit, der Körperlichkeit des Menschen,

---

45 Bundesverfassungsgericht: Leitsätze zum Urteil vom 26. Februar 2020 – 2 BvR 2347/15, 2 BvR 651/16, 2 BvR 1261/16, 2 BvR 1593/16, 2 BvR 2354/16, 2 BvR 2527/16, https://www.bundesverfassungsgericht.de/SharedDocs/Entscheidungen/DE/2020/02/rs20200226_2bvr234715.html [18.10.2024].

46 Ebd.

47 Für einen Überblick vgl. Falcus, Sarah/Hartung, Heike/Medina, Raquel: The Bloomsbury Handbook to Ageing in Contemporary Literature and Film, London: Bloomsbury Academic 2023; Berbig, Roland et al. (Hg.): Krankheit, Sterben und Tod im Leben und Schreiben europäischer Schriftsteller. 2 Bde, Würzburg: Königshausen & Neumann 2017; Jernigan, Daniel et al. (Hg.): Routledge Companion to Death and Literature, New York: Routledge 2021; Caduff, Corinna/Vedder, Ulrike: »Schreiben über Sterben und Tod«, in: Corinna Caduff/Ulrike Vedder (Hg.), Gegenwart schreiben. Zur deutschsprachigen Literatur 2000–2015, Paderborn: Fink 2017, S. 115–124.

48 Werberger, Annette: »Sterben«, in: Günter Butzer/Joachim Jacob (Hg.), Metzler Lexikon literarischer Symbole, Stuttgart/Weimar: Metzler ³2021, S. 617–619, hier S. 617.

Leiden und Siechtum bzw. medizin. Fortschritt sowie […] der Ort des St[erbens]«.[49]

Aus literaturhistorischer Sicht findet sich eine Auseinandersetzung mit dem Sterben vom Mittelalter, beispielsweise in der Totentanz-Dichtung und der Literatur der *ars moriendi*,[50] und Barock, hier z.B. im *memento mori*-Motiv in der *vanitas*-Dichtung (Andreas Gryphius *Menschliches Elende*, 1637), über Romantik (z.B. bei Novalis im Motiv des Schlafs) und Realismus (Leo Tolstoi *Der Tod des Ivan Iljitsch*, 1892), Expressionismus (Motiv des Verfalls z.B. in Gottfried Benns *Morgue*-Zyklus, 1912) und Moderne (Arthur Schnitzler *Sterben*, 1895), bis in die Gegenwart (Karl Ove Knausgård *Sterben*, 2009; Zsuzsa Bánk *Sterben im Sommer*, 2022). Die Darstellung des Lebensendes geht in der Literatur zudem mit einer Reflexion über das Altern einher und rückt mit dem Alterungsprozess einhergehende Einschränkungen, Pflege-Praktiken, Trauer und geschlechtsspezifische Diskriminierungen in den Blick.[51] Darüber hinaus verhandeln literarische Texte über das Lebensende terminale Erkrankungen wie maligne Tumore, ALS oder Organinsuffizienz.[52] Die Texte entwerfen fiktionale Sterbeszenarien oder stellen autopathografische Auseinandersetzungen mit dem eigenen Sterben dar.[53] Zugleich rückt in der jüngsten Gegenwart die häusliche Pflege durch Angehörige in den Fokus, wie in den autobiografischen Texten *Das Leben ist ein vorübergehender Zustand* (2021) von Gabriele von Arnim und *Papa stirbt, Mama auch* (2021) von Maren Wurster. Die Verhandlung des

---

49 Ebd.

50 Vgl. Haas, Alois M.: »Die Auffassung des Todes in der deutschen Literatur des Mittelalters«, in: Hans Helmut Jansen (Hg.), Der Tod in Dichtung, Philosophie und Kunst, Darmstadt: Steinkopff ²1978, S. 145–160.

51 Vgl. u.a. Herwig, Henriette (Hg.): Alterskonzepte in Literatur, bildender Kunst, Film und Medizin, Freiburg i.Br.: Rombach 2009; Freiburg, Rudolf (Hg.): Alter(n) in Literatur und Kultur der Gegenwart, Würzburg: Königshausen & Neumann 2012; Vedder, Ulrike/Willer, Stefan (Hg.): Special Issue »Alter und Literatur«, Zeitschrift für Germanistik 22.2 (2012); Hartung, Heike: Ageing, Gender, and Illness in Anglophone Literature. Narrating Age in the Bildungsroman, New York: Routledge 2016; Falcus, Sarah/Sako, Katsura: Contemporary Narratives of Ageing, Illness, Care, New York: Routledge 2022.

52 Vgl. u.a. Käser, Rudolf: »Krankheit und Sterben in der neueren Literatur«, in: Michael Fieger/Marcel Weder (Hg.), Krankheit und Sterben. Ein interprofessioneller Dialog, Bern: Peter Lang 2012, S. 205–233; Schmidt, Nina: »Autobiographische Krankheitserzählungen in der Gegenwartsliteratur: Siri Hustvedt, Paul Kalanithi, Verena Stefan«, in: DIEGESIS 6.2 (2017), S. 138–159; Harmening, Anda-Lisa: Schreiben im Angesicht des Todes. Poetologie(n) des Sterbens von 1968 bis heute, Paderborn: Brill Fink 2021.

53 Vgl. Beitrag von Diego León-Villagrá im vorliegenden Band.

Lebensendes ist dabei zugleich genreübergreifend und findet ebenso Eingang in die Kinder- und Jugendliteratur (Astrid Lindgren *Die Brüder Löwenherz*, 1973), in Graphic Novels (Sarah Leavitt *Tangles*, 2010) sowie in Social-Media-Kanäle und Weblogs (Wolfgang Herrndorf *Arbeit und Struktur*, 2013).[54]

3.5 Ärztliche Imaginationen des Lebensendes und Schriftsteller-Ärzt*innen

Ein dezidiert ärztlicher Blick auf das Lebensende findet sich in den Künsten und der Literatur, einhergehend mit der Medikalisierung des Sterbens, spätestens ab dem späten 18. Jahrhundert. Gerade ab der Moderne rückt das Sterben in Hospitälern in den Fokus (Gottfried Benn *Mann und Frau geh'n durch die Krebsbaracke*, 1912; Thomas Bernhard *Atem. Eine Entscheidung*, 1978). Auch die medizinischen Möglichkeiten der Lebensverlängerung schlagen sich in der Literatur nieder, in der die hier entstehenden »Zwischenzonen«[55] verhandelt werden. Auch Entwicklungen in der Palliativmedizin und im Bereich der Sterbehilfe werden aufgenommen (Daniel Kehlmann *Rosalie geht sterben*, 2009; Petra Anwar/John von Düffel *Was am Ende wichtig ist. Geschichten vom Sterben*, 2013).[56]

Ärztliche Imaginationen von Sterben und Tod finden sich dabei vor allem in Texten von Schriftsteller-Ärzt*innen.[57] Diese Texte setzen sich zum einen

---

54 Vgl. Hopp, Margarete: Sterben, Tod und Trauer im Bilderbuch seit 1945, Frankfurt a.M.: Peter Lang 2015; Philippi, Birte Svea: Sterben, Tod und Jenseits in der graphischen Literatur. Schlüsselbildanalysen in Bilderbüchern und Graphic Novels, Bielefeld: transcript 2022; Deppermann, Arnulf: »Multimediale Narration im Angesicht des Todes. Zeugnisse terminaler KrebspatientInnen im Internet«, in: Simon Peng-Keller/Andreas Mauz (Hg.), Sterbenarrative. Hermeneutische Erkundungen des Erzählens am und vom Lebensende, Berlin: de Gruyter 2018, S. 115–137; C. Caduff, Sterben und Tod öffentlich gestalten (2022).

55 Neufeld, Anna Katharina/Vedder, Ulrike: »An der Grenze. Sterben und Tod in der Gegenwartsliteratur. Einleitung«, in: Zeitschrift für Germanistik 25.3 (2015), S. 495–498, hier S. 495.

56 Vgl. Welsh, Caroline: »Sterbehilfe und Sterbebegleitung in gegenwärtiger Literatur und Medizin«, in: Zeitschrift für Germanistik 25.3 (2015), S. 499–513.

57 Vgl. z.B. Klimpel, Volker: Schriftsteller-Ärzte. Biographisch-bibliographisches Lexikon von den Anfängen bis zur Gegenwart, Hürtgenwald: Guido Pressler 1999; Lüsebrink, Hans-Jürgen/Madry, Henning/Pröll, Julia: Médecins-écrivains français et francophones. Imaginaires – poétiques – perspectives interculturelles et transdisciplinaires, Würzburg: Königshausen & Neumann 2018; Fürholzer, Katharina: »Schwedische Ärzteliteraten vom 18. bis 21. Jahrhundert«, in: Jahrbuch Literatur und Medizin 11 (2019),

fiktional aus ärztlicher Perspektive mit dem Lebensende von Patient*innen auseinander. So wird beispielsweise die Frage verhandelt, wie sich medizinische Handlungsentscheidungen in der narrativen Form niederschlagen oder das medizinische Wissen und die Erzählperspektive (in der Doppelrolle von Ärzt*in und Patient*in) in die literarische Repräsentation des Sterbens einfließen.[58] Zum anderen gibt es, vermehrt in der Gegenwart, autobiografische Texte von Ärzt*innen, die sich – oft ausgehend von der Diagnose einer terminalen Erkrankung bei sich selbst oder bei Angehörigen – mit dem eigenen Sterben auseinandersetzen (Paul Kalanithi *When Breath Becomes Air*, 2016; Atul Gawande *Being Mortal: Medicine and What Matters in the End*, 2014; Melitta Breznik *Mutter – Chronik eines Abschieds*, 2020). Diese Imaginationen terminal erkrankter Schriftsteller-Ärzt*innen verhandeln dabei auch ärztliche Vulnerabilität[59] sowie Reflexionen des ›guten Sterbens‹.[60]

Die im Band versammelten Beiträge fokussieren vor allem narrative Texte. Da literarische Texte über das Sterben oft das Sterben als Prozess erzählen, ist das nicht überraschend. So ist dem Sterben als Teil des Lebens nicht nur das Ende des Lebensfadens, sondern auch des Erzählfadens inhärent – besonders deutlich wird dies in autobiografischen Texten, die das eigene Sterben erzählen. So hebt auch Andreas Mauz im Band *Sterbenarrative* die Bedeutung des Erzählens innerhalb der Kommunikation um das bzw. am Lebensende[61] hervor und Simon Peng-Keller spezifiziert im selben Band: »Man kann Sterbeprozesse – oder das Sterben einer bestimmten Person – nicht beschreiben, ohne auf narrative Grundmuster zurückzugreifen.«[62] In die literarische Ima-

S. 85–104; Schwartz, Seymour: From Medicine to Manuscript. Doctors with a Literary Legacy, New York: Prometheus 2019.

58 Vgl. Beiträge von Heike Hartung und Sabine Kyora.

59 Vgl. Beitrag von Julia Pröll. Das Tabu ärztlicher Vulnerabilität ist ein (Selbst-)Bild, das bereits in der ärztlichen Ausbildung kommuniziert wird, vgl. Jedlicska, Nana et al.: »Medical Trainees' Experiences With Dying and Death«, in: Omega 83 (2021), S. 64–83.

60 Vgl. Beitrag von Christian Schütte. Für Forschung zu ärztlichen Konzeptionen des ›guten Sterbens‹ vgl. z.B. Meffert, Cornelia et al.: »Perceptions of a Good Death Among German Medical Students«, In: Death Studies 39 (2015), S. 30–315.

61 Mauz, Andreas: »Sterbenarrativ und Sterbeerzählung. Beobachtungen und Vorschläge zur Terminologie narrationsbezogener Lebensendforschung«, in: Simon Peng-Keller/Andreas Mauz (Hg.), Sterbenarrative: Hermeneutische Erkundungen des Erzählens am und vom Lebensende, Berlin: de Gruyter 2018, S. 19–59, hier S. 19.

62 Peng-Keller, Simon: »Letzte Worte und weitergehende Geschichten. Vom vielfachen Sinn des Erzählens am Lebensende«, in: Peng-Keller/Mauz, Sterbenarrative (2018), S. 311–335, hier S. 315.

gination von Lebensenden fließt somit auch oft die medizinische Konzeption des Lebensendes ein – sie bestimmt den Ort des Sterbens, das Figurenpersonal, die Behandlungsmethoden, die erzählte Zeit und schlägt sich so zugleich in der narrativen Struktur der Texte nieder. Imaginationen des Lebensendes sind also deutlich Korrelationen zwischen Literatur, Medizin und Alltagswissen inhärent.[63]

Darüber hinaus bezieht der Band aber die Frage ein, welche Rolle Poesie überhaupt in der ärztlichen Reflexion über das Lebensende haben kann.[64] Dies zeigt sich im Band auch durch die Auseinandersetzung mit Imaginationen des Sterbens in performativen Ausdrucksformen, wie dem Dokumentartheater.[65] Wenn davon ausgegangen wird, dass Literatur »imaginäre Erfahrungsräume«[66] des Sterbens schafft, dann kann das Schreiben und Lesen dieser Texte sowie die sonstige kreative Auseinandersetzung mit diesen zur Selbstsorge, zur Reflexion, zum Einfühlen und zum Verständnis von Patient*innen-Perspektiven beitragen. Der Band wirft so auch die Frage auf, inwiefern etwa ein durch Fiktionalität ermöglichter Perspektivwechsel das empathische Verständnis von Ärzt*innen für sterbende Patient*innen zu fördern vermag und regt zu neuen Anwendungsmöglichkeiten ästhetischer Ausdrucksformate in der klinischen Praxis an.[67]

Nicht zuletzt beeinflussen fiktionale und faktuale Konzeptionen auch gesellschaftliche Wahrnehmung von Alter(n), Sterben und Tod sowie von Medizin und medizinischem Personal. Wird das Lebensende als schmerzhaft und leidend dargestellt, wird ein ›gutes‹ Sterben imaginiert, ist das medizinische

---

63 So ist es nicht überraschend, wenn sich Publikationen dem Sterben aus interdisziplinärer Perspektive nähern. Vgl. Rosentreter, Michael/Groß, Dominik/Kaiser, Stephanie (Hg.): Sterbeprozesse – Annäherungen an den Tod, Kassel: Kassel University Press 2010.

64 Vgl. Beitrag von Moritz E. Wigand.

65 Vgl. Beitrag von Friederike Bock, Leonie Bohlinger, Yu Li, Hannah Merx, Melis Taş, Anna Siemens und Bettina Hitzer.

66 Neufeld/Vedder, »An der Grenze«, S. 496.

67 Hier handelt es sich um eine der zentralen Fragen der Medical Humanities; für eine Einführung siehe Powley, Elaine/Higson, Roger (Hg.): The arts in medical education, New York: Routledge 2005; Peterkin, Allan D./Skorzewska, Anna (Hg.): Health Humanities in postgraduate medical education, Oxford: Oxford Academic 2018; Alan Bleakley (Hg.): Routledge Handbook of the Medical Humanities, New York: Routledge, 2020, v.a. Kap. IV, VI. Zur Möglichkeit der Anwendung von Literatur in der Pflege vgl. Müller, Verena: Bildungspotenziale von Literatur im Pflegeunterricht. Eine Untersuchung am Beispiel Sterben, Wiesbaden: Springer Vieweg 2022.

Personal empathisch und human oder kalt und distanziert, ist das Krankenhaus ein Ort der Fürsorge oder ein Ort der Technisierung ohne menschlichen Kontakt? Die Untersuchung ärztlicher Imaginationen des Lebensendes bietet so zugleich neue Perspektiven für Forschung, die sich mit der Entstehung und Auswirkung von (Selbst-)Bildern des ärztlichen Berufes befasst.[68]

4. Zu den Beiträgen dieses Bandes

Medizinische Perspektiven

In der ersten Sektion fokussieren die Beiträge medizinische, genauer medizinhistorische, medizinethische und autobiografische Perspektiven von Ärzt*innen auf das Lebensende. Dabei spannen sie zum einen eine Bandbreite von medizinischer Fehlbarkeit und ärztlichem Heldentum auf. Neben dem ›Tabu‹ der Schwäche wird in diesem Zusammenhang (diskurslinguistisch) analysiert, mit welchen Sprachmitteln sich Ärzt*innen in autobiografischen Schriften den Status von Expert*innen mit privilegiertem Zugang zu Erkenntnissen über den Tod zusprechen (Christian Schütte). Der Blick in die Medizingeschichte zeigt in diesem Kontext die tiefe Verwurzelung entsprechender Wahrnehmungen des ärztlichen Berufs; so wich das als Imperativ verstandene (Selbst-)Bild von Ärzt*innen, sich für Patient*innen ›aufzuopfern‹, erst Ende des 20. Jahrhunderts einem zunehmenden Fokus auf die eigene Selbstfürsorge (Daniel Schäfer).

Zum anderen lenken die Beiträge aus medizinethischer Perspektive den Blick auf das Sterben im ärztlichen Alltag. In diesem Zusammenhang wird in dieser Sektion zugleich eine Begriffsreflexion philosophischer wie auch psychologischer Definitionen von ›Imagination‹ unternommen und die mit verschiedenen Konzeptionen verbundenen medizinethischen Implikationen ärztlicher Imaginationen des Lebensendes diskutiert (Alma K. Barner). Bedenkt man, welchen Einfluss ärztliche Imaginationen des Lebensendes auch auf die klinische Praxis haben können, braucht es außerdem ein Verständnis dafür, in welcher Weise sich medizinisches Theorie- und klinisches Erfahrungswissen zu biografischen Narrativen und subjektiven Todestheorien verbinden (Kirsten Brukamp). Hieran schließen auch Überlegungen zur

68 Zum ärztlichen Image im Kontext des Lebensendes siehe v.a. D. Schäfer, Der Tod und die Medizin, v.a. S. 95–148.

Verbindung von literarischen Imaginationen auf das Lebensende und die ärztliche Praxis an und, wie sich in der Klinik noch weitgehend unbekannte Kunstformen ästhetische Ausdrucksformen wie das Dokumentartheater in die ärztliche Ausbildung integrieren lassen (Bock et al.).

In seinem Beitrag *Opfer ihres Berufes? Fakten und Narrative zur Ärzte-Sterblichkeit in Gegenwart und Geschichte* widmet sich der Medizinhistoriker Daniel Schäfer der Verhandlung ärztlicher Opferbereitschaft und untersucht die Ursprünge und Ausprägungen dieses Selbstverständnisses, seine heroisch-narrative Überspitzung im tödlichen Selbstopfer sowie Distanzierungen von diesem Narrativ anhand von Textbeispielen aus der über »Arzttum« und Deontologie reflektierenden medizinischen Publizistik des 18. und 19. Jahrhunderts.

Christian Schütte analysiert aus sprachwissenschaftlicher Perspektive den *Ärztlichen Blick auf den eigenen Tod in Autobiografien* der letzten 30 Jahre. Dabei nimmt er in den Blick, wie das Sterben und damit zusammenhängend das bisherige eigene Leben bewertet wird, welche Vorstellungen vom ›guten‹ Sterben imaginiert und welche Troststrategien verfolgt werden und welcher Bildlichkeit sich die Texte dabei bedienen.

Alma K. Barner diskutiert in ihrem Beitrag *Imaginative Kompetenzen im Kontext des Sterbens: Eine philosophische Analyse für die medizinische Praxis* am Beispiel von Ärzt*innen und Krankenschwestern, die sich ihr eigenes Lebensende vorstellen, wie die Fähigkeit zur perspektivischen Vorstellungskraft als epistemisches Werkzeug in der Medizinethik eingesetzt werden kann. Die Philosophin argumentiert, dass die ethischen Anwendungsmöglichkeiten begrenzt sind, aber durch die reflektierte Auswahl an Vorstellungen sowie einem Training der eigenen Imaginationsfähigkeit verbessert werden können.

In ihrem Beitrag *Self-Reflection on Experiences in Palliative Care* untersucht die Gesundheitswissenschaftlerin Kirsten Brukamp anhand von empirischem Datenmaterial, das im Rahmen einer qualitativen Studie für ein versorgungswissenschaftliches Innovationsprojekt entstanden ist, wie in der Palliativmedizin das in der medizinischen Weiterbildung und klinischen Praxis erworbene Wissen auf die Deutung der eigenen Lebensperspektive übertragen wird. Durch eine sozialwissenschaftliche Interpretation qualitativer Interviews mit Ärzt*innen soll deutlich gemacht werden, wie Vorstellungen, die in pragmatischer Hinsicht gebildet worden sind, um mit den Ereignissen von Sterben und Tod im beruflichen Feld professionell umzugehen, auch dazu beitragen, dass der Umgang mit der eigenen Sterblichkeit eine Veränderung erfährt.

In ihrem gemeinsam erarbeiteten Beitrag *Wie sterben Ärzt*innen? Ein Lehrprojekt aus der Medizinethik* nehmen die Medizinhistorikerin Bettina Hitzer, die Medizinethikerin Anna Siemens sowie Studierende der Medizinischen Fakultät der Universität Magdeburg die Haltung von Ärzt*innen gegenüber dem (eigenen) Tod und deren Auswirkung auf das ärztliche Handeln in den Blick. Anhand des Buches *When Breath Becomes Air* (2017) des amerikanischen Neurochirurgen Paul Kalanithi nähern sie sich in Form des Dokumentartheaters einer Situation, in der Ärzt*innen selbst zu Sterbenden oder vom Sterben unmittelbar betroffenen Personen werden. Der Beitrag ordnet die ärztliche Perspektive auf das eigene Sterben medizinethisch ein und reflektiert die Erfahrungen der Studierenden mit der künstlerischen Annäherung an das Lebensende.

Literarische Perspektiven

In der zweiten Sektion des Bandes werden literarische Perspektiven und fiktionale Sterbe-Imaginationen fokussiert. Im Vordergrund stehen hier Analysen der literarischen, philosophischen und klinischen Implikationen des ›Tabus‹ ärztlicher Vulnerabilität, das selbst aus Reflexionen terminal erkrankter Schriftsteller-Ärzt*innen erkennbar ist (Julia Pröll), sowie die Frage, wie in Werken von Schriftsteller-Ärzt*innen (fiktionalisierte) ärztliche Handlungsentscheidungen mit literarischer Plotkonstruktion enggeführt werden (Heike Hartung), und inwieweit sich das medizinische Wissen in der Ausgestaltung der Sterbe-Imagination niederschlägt (Sabine Kyora). Daran grenzt die Auseinandersetzung mit der Frage, inwiefern dem Prozess des Schreibens in ärztlichen Auseinandersetzungen mit dem Tod eine kathartische, wenn nicht gar therapeutische Dimension zukommt (Diego León-Villagrá) und inwiefern ein durch Fiktionalität ermöglichter Perspektivwechsel das empathische Verständnis von Ärzt*innen für sterbende Patient*innen zu fördern vermag (Moritz E. Wigand).

In ihrem anglistischen Beitrag *Implications of Fictional Death for Medicine. Reflections on A. J. Cronin's* The Citadel *via George Eliot's* Middlemarch ordnet Heike Hartung Cronins Werk zunächst in die Tradition fiktiver Ärztefiguren ein, indem sie auf George Eliots Arzt Lydgate in ihrem Roman *Middlemarch* von 1871 zurückblickt. Sie geht der Frage nach, wie die Darstellung des Todes die Vorstellungen von medizinischer Praxis und Reform durch die Darstellung der Charakterentwicklung beeinflusst und inwieweit es zu Überschneidungen zwischen Literaturgeschichte und literarischem Genre einerseits und den sich wandelnden medizinischen Vorstellungen über das Ende des Lebens andererseits kommt.

Die Romanistin Julia Pröll untersucht in ihrem Beitrag *Das wandelnde Paradox des erkrankten Arztes in Texten französischsprachiger Schriftstellerärzt*innen: zwischen Ohnmacht, Kompetenzgewinn und der Dringlichkeit des Schreibens* die Brüche, Widersprüche und Spannungen im ärztlichen Rollenbild, die aus der Verdoppelung von Arzt und Patient entstehen. Dabei nimmt sie auch die formale Ebene, beispielsweise die Integration von diagnostischem Fachvokabular in den Blick, und reflektiert das Korpus aus gattungstheoretischer Perspektive

In Sabine Kyoras germanistischem Beitrag *»Am schlimmsten:/nicht im Sommer sterben«. Ärztliche Imaginationen des Lebensendes bei Gottfried Benn und anderen Dichterärzten der klassischen Moderne* steht die Frage im Fokus, ob in Texten von Schriftstellerärzten unterschiedliche Konstruktionen des Todes zu finden sind, je nachdem ob Patienten- oder Ärztefiguren mit dem Tod konfrontiert sind oder gar der Schreibende selbst. Dabei ergründet der Aufsatz auch den Status medizinischen Wissens in den literarischen Texten und fragt danach, welche Rolle dieses bei der Imagination des Sterbens und des Todes spielt.

Der Germanist Diego León-Villagrá fokussiert in seinem Beitrag *»Mit Worten gegen lähmende Angst, Verzweiflung? Gegen Dosen und Diagnosen?« Literarische Distanzierungsstrategien bei Urs Faes* Strategien im klinischen Kontext, derer sich Faes' Protagonisten bei ihrer Konfrontation mit dem eigenen Tod, dem Tod von Patient*innen und Angehörigen bedienen. Neben der Frage nach der Differenz dieser Strategien aus Perspektive des Arztes im fiktionalen und des Patienten im autobiografischen Text steht hierbei auch das Schreiben selbst als therapeutische Praxis der Distanzierung und Reflexion im Mittelpunkt.

Die Sektion schließt mit dem Beitrag *Vom einsamen Sterben in Institutionen und den Grenzen des Sagbaren in Samuel Becketts* Malone Dies von Moritz E. Wigand. In seinem Beitrag argumentiert der Psychiater aus medizinischer Perspektive, Bezug nehmend auf den Psychopathologen und Existenzphilosophen Karl Jaspers und sein Konzept der Grenzsituation und auf Theodor W. Adornos Auseinandersetzung mit Becketts Werk, dass *Malone Dies* (1951) sowohl Menschen, die professionell mit Sterbenden umgehen (Ärzt*innen, Pfleger*innen, Psychotherapeut*innen, Seelsorger*innen), als auch Angehörigen helfen kann, sich dem Leiden und den absurden und im Kern unverstehbaren Elementen des Sterbens empathisch anzunähern.

Selbstreflexive Perspektiven

Die dritte und letzte Sektion des Bandes nähert sich aus selbstreflexiver Perspektive dem Thema der Sterbehilfe an, indem eine Antwort darauf gesucht wird, wie sich nicht nur das Verhindern, sondern gerade das Ermöglichen des Patiententodes auf ärztliche Einstellungen zum eigenen Lebensende auswirkt. In seinem Beitrag öffnet der Neurologe und Psychiater Johann F. Spittler in einer Sammlung eigener und fremder Texte einen Reflexionsraum über den assistierten Suizid. In dieser Text-Zusammenstellung reflektiert Spittler, der im Rahmen seiner ärztlichen Tätigkeit selbst Suizidhilfe leistete,[69] wie er die von den Suizid-Aspiranten vorgetragenen Begründungen, Krankheits- und Leidenszustände oder nachdrückliche Ablehnungen der Altenpflege-Situation auch in der Spiegelung bei sich selbst ausdrücklich bestätigen kann und, inwieweit seine Arbeit als Sterbebegleiter seine Perspektive auf sein eigenes Lebensende prägt.

Wie aus den folgenden Einzelanalysen ersichtlich werden wird, ist der Untersuchungsgegenstand, dem vorliegender Band gewidmet ist, gleichermaßen von praktisch-klinischer, gesellschaftlicher und wissenschaftlicher Relevanz. Trotz der Vielzahl an verfügbaren fiktionalen und faktualen Quellen stellt die systematische Erschließung ärztlicher Imaginationen des Lebensendes in Forschung und Praxis bislang allerdings eine markante Leerstelle dar. Dies erstaunt, hat das Lebensende doch sowohl in der geistes- als auch gesundheitswissenschaftlichen Forschung (und zu denken wäre hier durchaus auch noch an weitere Disziplinen) von jeher hohe Faszination ausgelöst – was aber auch auf die Anschlussfähigkeit der hier versammelten Analyseergebnisse schließen lässt. Es ist insofern unsere Hoffnung, durch die hier versammelten Aufsätze einen Beitrag zur Schließung dieser Lücke zu leisten und zugleich zukünftige Forschungen anzustoßen, im Zuge derer der hier gewählte interdisziplinäre Zugriff in Tiefe und Breite weiter entfaltet werden möge.

---

69 Anfang 2024 wurde Spittler wegen Suizidhilfe an einem psychisch kranken Patienten wegen Totschlags verurteilt; gegen diese Verurteilung wurde Berufung eingelegt (Stand zum gegenwärtigen Zeitpunkt offen).

Medizinische Perspektiven

Opfer ihres Berufes?

Fakten und Narrative zur Ärzte-Sterblichkeit in Gegenwart und Geschichte

Daniel Schäfer

Vor etwa 65 Jahren, am 19. Februar 1957, hielt der renommierte Dermatologe Professor Dr. med. Alfred Marchionini (1899–1965), kurz zuvor (1954/55) auch Rektor der Ludwig-Maximilians-Universität, eine Münchener Universitätsrede über *Selbstaufopferung im Dienste der praktischen und wissenschaftlichen Heilkunde.*[1] Marchionini versuchte mit vielen Beispielen aus der Medizingeschichte zu belegen, dass die Fortschritte der Medizin bis zur ersten Hälfte des 20. Jahrhunderts vor allem dem »Opfer jener Ärzte« zu verdanken waren, die insbesondere bei der Suche nach den Erregern von Infektionskrankheiten und durch Selbstversuche zu Schaden oder gar zu Tode gekommen waren. – Zwei Jahre nach Marchionini bezeichnete der Strahlentherapeut Professor Dr. med. Hans Meyer (1877–1964) in einem Vorwort zum *Ehrenbuch der Röntgenologen und Radiologen aller Nationen* die durch Strahlung Verstorbenen als »Röntgenmärtyrer und Opfer der Wissenschaft«, die »nacheifernd der höchsten sittlichen Idee, der Idee der Menschenliebe – die Treue in ihrem Berufe mit langdauerndem Martyrium besiegelten und meist nach überaus qualvollen Leiden einen bitteren Tod starben.«[2] – Und nochmals ein Jahr nach Meyer bekräftigte der Mainzer Medizinhistoriker Paul Diepgen (1878–1966) in einem Buch über *Leben und*

1 Vgl. Marchionini, Alfred: Selbstaufopferung im Dienste der praktischen und wissenschaftlichen Heilkunde, München: Max Hueber 1957.

2 Holthusen, Hermann/Meyer, Hans/Molineus, Werner (Hg.): Ehrenbuch der Röntgenologen und Radiologen aller Nationen. Zweite, ergänzte und wesentlich erweiterte Auflage, Berlin: Urban & Schwarzenberg 1959, S. V.

Wirken frühverstorbener Forscher und Ärzte aus anderthalb Jahrhunderten, das »viele Ärzte« Opfer ihres Berufes geworden seien.[3]

Diese drei Beispiele aus den Jahren 1957 bis 1960 stehen nicht nur für einen inzwischen überkommenen Sprachduktus zweier vom Militarismus und Totalitarismus geprägten Gesellschaften, nämlich des Deutschen Kaiserreiches und der nationalsozialistischen Diktatur, in denen sich professions- und schichtübergreifend einzelne selbstverständlich für die Gemeinschaft oder eine »höhere Idee« opfern sollten oder mussten. Sie stehen auch für eine wesentlich weiter zurückreichende Tradition innerhalb der Medizin als Wissenschaft und Heilkunde, der in diesem in der Medizingeschichte verankerten Beitrag kursorisch nachgegangen werden soll: nämlich, dass kranke oder verstorbene Ärzte[4] sich tatsächlich in ihrem Beruf für ihre Patient*innen oder die Wissenschaft geopfert hätten. Dabei konzentriert sich die Untersuchung auf den europäischen Kulturraum seit der griechisch-römischen Antike. Nach einer kurzen Übersicht zum Forschungsstand werden zunächst aktuelle Daten zur Arztgesundheit im 21. Jahrhundert vorgestellt, bevor Narrative zunächst zum Gegenbild des gesunden Arztes, aber dann auch zum kranken Arzt aus Vormoderne und Moderne präsentiert werden. Zuletzt soll überlegt werden, warum Ärzte (und im 20. Jahrhundert gelegentlich auch Ärztinnen) sich in den letzten 250 Jahren so häufig als ›Opfer ihres Berufes‹ stilisiert haben.

1. Forschungsübersicht zur Geschichte ärztlicher Gesundheit, Krankheit und Mortalität

Vor etwa hundert Jahren verfasste der medizinhistorisch interessierte Arzt und Terminologe Hermann Vierordt im Alter von 73 Jahren ein schmales Bändchen über »Todesursachen im Ärztlichen Stande«[5], das etwa 2.000 Todesfälle aus der älteren und neueren Medizin und Naturphilosophie ohne besonderen wissenschaftlichen Anspruch oder Schlussfolgerungen nach Ursachen sortiert auflistet. Drei Jahre später – und vielleicht auch von Vierordt inspiriert –

3 Vgl. Diepgen, Paul: Unvollendete. Vom Leben und Wirken frühverstorbener Forscher und Ärzte aus anderthalb Jahrhunderten, Stuttgart: Thieme 1960, S. 14.

4 Im Unterschied zu ihren Patient*innen waren bis Ende des 19. Jahrhunderts Ärzte mit akademischem Abschluss ausschließlich männlich; auch in den gesichteten Quellen des 20. Jahrhunderts wird die Opfer-Attitüde nach bisherigem Kenntnisstand nur von Männern geäußert.

5 Vierordt, Hermann: Todesursachen im ärztlichen Stande, Stuttgart: Enke 1926.

präsentierte der bekannte Sozialhygieniker Alfred Grotjahn kurz vor seinem eigenen Tod eine Sammlung von Selbstdarstellungen kranker Ärzte aus Geschichte und Gegenwart.[6] Und gewissermaßen auf den Spuren von Vierordt publizierte der Chirurg und Medizinhistoriker Volker Klimpel 2005 – ebenfalls in fortgeschrittenem Alter – über besondere »Ärzte-Tode« im Zusammenhang mit ihren Biografien.[7] Diese drei Monografien bieten vor allem einen binnenperspektivischen Blick, der in erster Linie das fortwährende Interesse der Ärzteschaft an ihrer eigenen (auf den westlichen Kulturkreis beschränkten) Geschichte von Leiden und Sterben dokumentiert; dieses tritt womöglich umso deutlicher zu Tage, je älter die Autoren und Leser*innen sind. Von einer wissenschaftlichen Aufarbeitung etwa durch einen Vergleich mit anderen Berufsgruppen oder durch kritische Kontextualisierung kann allerdings kaum die Rede sein. Ersterer findet sich etwa seit Mitte des 19. Jahrhunderts bis heute in statistischen Berichten und Untersuchungen von staatlichen und privatwirtschaftlichen Einrichtungen bzw. Akteuren, die immer wieder auch den Ärztestand als Berufsgruppe zu anderen in Bezug setzen.[8] Letztere zeigt sich besonders in einer sozialhistorischen Dissertation von Sebastian Wenger über Arbeitsbelastungen, Gesundheit und Krankheit von Ärzt*innen im ausgehenden 19. und 20. Jahrhundert.[9] Nach Wengers Analyse kennzeichnete die Ärzteschaft noch bis vor kurzem eine »auffällige Kontinuität von Kernelementen des ärztlich-heroischen Habitus seit der Hochmoderne« und »eine im Vergleich zu anderen akademischen Berufsgruppen anachronistisch

6 Vgl. Grotjahn, Alfred: Ärzte als Patienten. Subjektive Krankengeschichten in ärztlichen Selbstschilderungen, Leipzig: G. Thieme 1929.

7 Vgl. Klimpel, Volker: Ärzte-Tode. Unnatürliches und gewaltsames Ableben in neun Kapiteln und einem biografischen Anhang, Würzburg: Königshausen & Neumann 2005.

8 Vgl. Jütte, Robert: »Leben Ärzte länger? Eine medizinhistorische Betrachtung«, in: Deutsche Medizinische Wochenschrift 238 (2013), S. 2666–2670, https://doi.org/10.1055/s-0033-1359876 (dort zahlreiche Hinweise auf einschlägige Quellen des 19. und 20. Jahrhunderts). – Die Ergebnisse einer erstmals 1888/90 publizierten Umfrage unter norwegischen Ärzten diskutieren die Medizinhistoriker*innen Rosvold, Elin Olaug/Larsen, Øivind: »Krankheiten im Arztberuf: Die Gesundheit norwegischer Ärzte und ihrer Angehörigen im ausgehenden 19. Jahrhundert«, in: Medizinhistorisches Journal 31 (1996), S. 167–180.

9 Vgl. Wenger, Sebastian: Arzt – ein krankmachender Beruf? Arbeitsbelastungen, Gesundheit und Krankheit von Ärztinnen und Ärzten im ausgehenden 19. und 20. Jahrhundert, Stuttgart: Franz Steiner 2020.

anmutende mentale Grundstruktur«[10], die dazu beigetragen hätten, dass Gesundheitsrisiken und Übersterblichkeiten weniger der ärztlichen Praxis als vielmehr einem unzureichenden Umgang mit eigenen Schwächen und Krankheiten zuzuschreiben seien.

Der Medizinhistoriker Robert Jütte, Betreuer von Wengers Arbeit, setzte sich bereits 2013 mit der Frage auseinander, ob Ärzte länger (oder doch kürzer) als andere Berufsgruppen oder der Durchschnitt der Bevölkerung leb(t)en; dabei setzte er Selbstaussagen in Beziehung zu frühen Statistiken.[11] Und schließlich legte der Autor des vorliegenden Beitrags Daniel Schäfer im Rahmen seiner Forschungen zu Medizin und Tod verschiedene medizin- und kulturhistorische Untersuchungen über Selbst- und Fremdbilder von Ärzten angesichts ihrer Sterblichkeit vor.[12]

2. Aktuelle Daten und Diskussionen zur Gesundheit der Ärzteschaft

So viel über Ärztegesundheit in den letzten Jahren und Jahrhunderten diskutiert und spekuliert wurde, so wenig exaktes statistisches Wissen gibt es bis heute zu diesem Bereich. Das hat seinen Grund vor allem in den oft kleinen, nicht repräsentativen Kohorten oder Stichproben, die im Blick auf ärztliche Morbidität und Mortalität untersucht wurden oder werden und häufig auf Umfragen basieren. Dazu kommt, dass in den letzten Jahrzehnten längst nicht alle ausgebildeten Ärzt*innen in einem ärztlichen Beruf gearbeitet haben und deshalb Berufsrisiken oft nicht gruppenspezifisch zugeordnet werden können. Eine verhältnismäßig neue Untersuchung zu Sterbealtern nordrhein-westfälischer Ärzt*innen zwischen Januar 2013 und Juni 2016 kommt zu dem Ergebnis, dass entsprechende Angaben dem Durchschnitt der

10 Kühl, Richard: [Rezension von Wengers Dissertation], in: HSozKult vom 18.01.2021, online https://www.hsozkult.de/publicationreview/id/reb-50731.

11 Vgl. R. Jütte: Leben, S. 2666–2670.

12 Vgl. Schäfer, Daniel: »Medice cura te ipsum: Gesundheit und Krankheit von Ärzten aus historischer Sicht«, in: Zeitschrift für medizinische Ethik 61 (2015), S. 23–34, https://doi.org/10.14623/zfme.2015.1.23-34; ders.: »Hilflose Helfer? Über Gesundheit und Krankheit von Ärztinnen und Ärzten aus historischer Sicht«, in: Deutsche Medizinische Wochenschrift 140 (2015), S. 1913–1918, http://dx.doi.org/10.1055/s-0041-110216; ders.: »Vita brevis – ars longa. Endlichkeit und Ewigkeit in medizin(histor)ischer Perspektive«, in: Hermeneutische Blätter 1 (2016), S. 110–122, https://doi.org/10.51686/HBl.2016.1.9.

Bevölkerung entsprechen und tendenziell sogar übersteigen. Die Altersangaben für die Subgruppen der pensionierten, d.h. verbeamteten Ärzt*innen und medizinischen Professor*innen liegen erwartungsgemäß noch deutlich höher.[13] Denn Lebenserwartungen korrelieren national und international eng mit Bildungsgrad und sozioökonomischem Status.

Untersuchungen zu norwegischen und dänischen Ärzt*innen kommen ebenfalls zu dem Ergebnis, dass spätestens seit den 1990er Jahren ärztlich Berufstätige eine geringere Mortalität und die Heilkundigen auch als Gesamtgruppe eine höhere Lebenserwartung aufweisen. Letztere hat sich derjenigen der übrigen akademischen Berufe angeglichen und hebt sich von der durchschnittlichen Lebenserwartung der Bevölkerung immer mehr ab.[14] Diese Entwicklung könnte auch mit dem stark steigenden Anteil von (durchschnittlich länger als Männer lebenden) Frauen im Arztberuf in Zusammenhang stehen. Beide Studien berichten aber auch über eine gegenüber der Allgemeinbevölkerung deutlich (um 60–290 %) erhöhte Suizidrate unter Ärzt*innen, insbesondere durch Vergiftungen. Nach einer Metaanalyse von neun internationalen Kohortenstudien (v.a. angelsächsischer Raum, Estland, Finnland, Brasilien) gilt aber letzteres in größeren Populationen nur für Ärztinnen gegenüber Frauen der Allgemeinbevölkerung, während Ärzte sogar eine *geringere* Rate als Nicht-Ärzte aufweisen. Im Übrigen sinken in den letzten Jahrzehnten die Suizidraten bei beiden Geschlechtern, so wie das auch in der Allgemeinbevölkerung geschieht.[15]

Erst seit etwa 25 Jahren ist Ärztegesundheit auch in der deutschen Fachöffentlichkeit ein häufiger diskutiertes Thema.[16] Neben der Suizidalität wird vor allem eine Neigung zu Suchterkrankungen, Depressionen und Burnout

---

13 Vgl. Evers, Josef/Rausch, Tanja K.: »Lebensdauer promovierter und nicht promovierter Ärzte in Nordrhein«, in: Deutsche Medizinische Wochenschrift 141 (2016), S. e218–e223, https://doi.org/10.1055/s-0042-115850.

14 Vgl. Aasland, Olaf G. et al.: »Mortality among Norwegian doctors 1960–2000«, in: BMC Public Health 11 (2011), S. 173, https://doi.org/10.1186/1471-2458-11-173; Juel, Knud/Mosbech, Johannes/Hansen, Eva Stettrup: »Mortality and causes of death among Danish medical doctors 1973–1992«, in: International Journal of Epidemiology 28 (1999), S. 456–460, https://doi.org/10.1093/ije/28.3.456.

15 Vgl. Duarte, Dante/El-Hagrassy, Mirret M./Castro e Couto, Tiago/Gurgel, Wagner/Fregni, Felipe/Correa, Humberto: »Male and Female Physician Suicidality: A Systematic Review and Meta-analysis«, in: JAMA Psychiatry 77 (2020), S. 1–11, http://doi.org/dxg5.

16 Vgl. Ruebsam-Simon, Ekkehard: »Veränderung beginnt im Kopf. Einige Bemerkungen zur Sozialisation des deutschen Arztes oder: Warum taugen Ärzte so wenig zum Wider-

(insbesondere bei Klinikärzt*innen und frisch Niedergelassenen) konstatiert und durch Umfragen bestätigt; außerdem ist Gewalt durch Patient*innen und Angehörige ein zunehmendes Thema. International (insbesondere in den USA und Kanada) ist *Physician Health* (PH) seit den 1970er Jahren ein etabliertes Fachgebiet u.a. mit den Forschungsbereichen

- Berufsspezifische Belastungsfaktoren
- Gesundheits- und Krankheitsverhalten von Ärzt*innen
- Auswirkungen von eigenen Krankheiten auf das ärztliche Selbstverständnis
- Umgang des beruflichen und privaten Umfelds mit erkrankten Ärzt*innen

Zahlreiche Ärzteorganisationen bieten belasteten und erkrankten Ärzt*innen spezielle *PH Programs* an, die in erster Linie substanzabhängige Ärzt*innen beraten und unterstützen sollen – hier wird anscheinend das gesellschaftlich derzeit bedeutsamste Problem gesehen.[17]

Zusammenfassend entsteht aus den aktuellen Daten zur Ärztegesundheit ein disparates Bild von einer Berufsgruppe, die offensichtlich bis vor wenigen Jahrzehnten zumindest gegenüber anderen Akademikergruppen Einschränkungen in der Gesundheit und Lebenserwartung hinnehmen musste, inzwischen aber zu den vergleichbaren sozioökonomischen Gruppen weitgehend aufgeschlossen hat. Die seit vielen Jahren berichteten höheren Suizidraten unter Ärzt*innen fallen möglicherweise regional sehr unterschiedlich aus.[18] Eventuell sind auch lediglich die Raten für *vollendete* Suizide höher als in der Allgemeinbevölkerung, nicht dagegen die Raten der Suizid*versuche*, denn Ärzt*innen haben aus beruflichen Gründen einen leichteren Zugang zu und genaueres Wissen über potente Vergiftungsmittel. Im Übrigen deuten die in den letzten Jahrzehnten erheblich gestiegenen Klagen der jüngeren Ärztegeneration über beruflichen Stress und Risiken für Burnout auch

stand?«, in: Deutsches Ärzteblatt 99 (2002), S. A 2840–2844; Mäulen, Bernhard: Ärztegesundheit, München: Urban und Vogel 2006.

17 Vgl. https://www.fsphp.org/research-about-phps-and-health-professionals; vgl. auch Eckart, Wolfgang U.: »Arzt, hilf dir selbst!« Der Arzt als Patient«, in: Deutsche Medizinische Wochenschrift 133 (2008), S. 34–38.

18 Ähnlich wie in der Allgemeinbevölkerung, deren Suizidrate 2023 in Sachsen oder Sachsen-Anhalt doppelt so hoch ausfiel wie in Nordrhein-Westfalen; vgl. https://de.statista.com/statistik/daten/studie/318394/umfrage/selbstmordrate-in-deutschland-nach-bundeslaendern-und-geschlecht/ vom November 2023.

auf ein gestiegenes Gesundheitsbewusstsein hin und münden womöglich – gegenüber früher – eher in Berufs- oder Arbeitsplatzwechsel als in manifeste Krankheits- und Sterbeverläufe. Ob diese positive Entwicklung auch für Suchtkrankheiten gilt, bleibt unklar.

3. Vormodernes Narrativ des gesunden Arztes

Klagen über eine schlechte Ärztegesundheit oder gar Zuschreibungen, dass sie Folge der ärztlichen Opferbereitschaft sei, finden sich in der Vormoderne, d.h. in den Epochen vor 1800, verhältnismäßig selten. Vielmehr dominierte dort zumindest in Selbstaussagen das Bild vom gesunden Arzt. Dies bedeutet selbstverständlich nicht, dass Ärzte (oder auch die sehr selten belegten Ärztinnen) damals wirklich gesünder waren als in späteren Epochen; es geht vielmehr um Stilisierungen, die sich hauptsächlich in deontologischen Texten finden. Darin legten Ärzte seit der griechisch-römischen Antike ihre Pflichten gegenüber Göttern, Patient*innen, Angehörigen, der eigenen oder den anderen Berufsgruppen fest. Ein entsprechender Text aus der hippokratischen Schriftensammlung des vierten bis ersten Jahrhunderts vor Christus legt beispielsweise fest:

> »Das Auftreten des Arztes denke ich mir so: Dem Aussehen nach wird er gut von Farbe [*eúchrōs*] und wohlgenährt [*eúsarkos*: »gutes Fleisch«] sein, soweit es seine Natur zulässt. Denn bei der Masse stehen die Ärzte, die nicht in diesem Sinne in gutem körperlichen Zustand sind, in dem Ansehen, dass sie auch für andere nicht gut sorgen können.«[19]

Und etwa 1500 Jahre später schreibt der Chirurg Jan Yperman (um 1300): Ein Arzt soll »wohlgestaltet und von gesunder und stabiler Konstitution sein und eine gute Ausstrahlung haben, denn Rhazes sagt, ein unangenehmes Äußeres lässt sich nicht mit einem guten Herzen vereinen, und Avicenna behauptet, ein schönes Gesicht verbirgt wahrscheinlich auch einen lauteren Charakter.«[20] In beiden Quellen wird deutlich, dass es offensichtlich um einen schönen Schein

19 Corpus Hippocraticum, De medico 1; ed. Littré 9, 204; zitiert nach Hippokrates: Ausgewählte Schriften. Aus dem Griechischen übers.u. hg. v. Hans Diller, Stuttgart: Philipp Reclam 1994, S. 110.

20 Zitiert nach Bergdolt, Klaus: Das Gewissen der Medizin. Ärztliche Moral von der Antike bis heute, München: C.H. Beck 2004, S. 84.

nach außen aus berufspolitischen Gründen geht: Ärzte mussten als Freiberufler ohne soziale Absicherung schlichtweg gesund und angenehm (auch im Sinne seelischer Gesundheit) wirken, um deutlich zu machen, dass sie moralisch integer sind und erfolgreich therapieren können. Dass sie in der Vormoderne mit ihrer eigenen Gesundheit für ihr Metier und ihr Geschick warben, macht auch eine Aussage über den in Rom wirkenden Arzt Asklepiades aus Prusa (124–60 v. Chr.) deutlich, die Plinius der Ältere kolportiert: Dieser schloss »mit dem Schicksal eine Wette ab, man solle ihn nicht für einen Arzt halten, wenn er selbst jemals irgendwie krank würde. Und er blieb Sieger, indem er im höchsten Alter durch den Fall von einer Treppe den Tod fand.«[21]

Ein weiteres Signum für ärztliche Gesundheit war natürlich ihre angebliche Langlebigkeit, die neben Asklepiades auch so bekannten Autoritäten wie Hippokrates (angeblich 85 bis 109 Jahre alt)[22] zugeschrieben wurde. Nach antiker Tradition listete auch der Arzt Johann Jacob Baier immerhin 76 langlebige Ärzte von der Antike bis zum 17. Jahrhundert auf.[23] Etwa zeitgleich um 1700 schrieb der italienische Arzt Bernardino Ramazzini in einer ersten Monografie über Berufskrankheiten, dass seine Kollegen im Unterschied zu anderen Gelehrten mit vorwiegend sitzender Lebensweise kein solches professionstypisches Leiden kennen würden; denn sie würden viel mehr stehen und gehen als sitzen und daher nur selten der sogenannten Gelehrtenkrankheit (insbesondere Hypochondrie und Melancholie) anheimfallen. Außerdem litten sie wenig an den

> »umgehenden anfallenden Krankheiten/als hitzigen Fiebern/Seitenstechen/und anderen Zufällen [...] gleichsam als hätten sie ein Privilegium ihrer Kunst/unbeschädiget davon [zu] kommen; welches ich nicht so wohl ihrer guten Vorsichtigkeit/als auch der grossen Bewegung und freudigem Gemüthe/wenn sie wohl bezahlet nach Hause kehren/zuzuschreiben erachte. Ich

---

21 Plinius: Naturalis Historia VII 124; deutscher Text zitiert aus C. Plinius Secundus d. Ä.: Naturkunde. Lateinisch-deutsch, Buch 7, übers.u. hg. v. Roderich König in Zusammenarbeit mit Gerhard Winkler, Zürich/Düsseldorf: Artemis & Winkler 1996, S. 89.

22 Vgl. Soranos von Ephesus: Vita Hippocratis secundum Soranum, edidit J. Ilberg, CMG IV, Leipzig et Berlin 1927, S. 177; das byzantinische Lexikon Suda (Adler Nr. iota,564) legt sich auf 104 Jahre fest: https://www.cs.uky.edu/~raphael/sol/sol-cgi-bin/search.cgi?db=REAL&field=adlerhw_gr&searchtr=iota,564.

23 Vgl. Baier, Johann Jacob: De longaevitate medicorum dissertatio epistolaris ad Jac. Pancratium Brunonem, Altdorfi: Literis Jodoci Guilielmi Kohlesii, 1705.

[...] sehe niemahls die Medicos sich so übel befinden, als wenn niemand kranck ist«.[24]

Mit Ramazzini endet auch weitgehend die Tradition der ärztlichen Selbstinszenierung als gesunde Gesundmacher – im 19. und 20. Jahrhundert sind es vor allem noch medizinische Laien, die als Vertreter*innen von Naturheilkunde und Alternativmedizin deren Heilkraft mit der eigenen Gesundheit beweisen möchten.[25]

4. Vormoderner Blick von außen auf den kranken Arzt

Es gab allerdings schon seit der griechisch-römischen Antike auch noch einen anderen Blick, der überwiegend von außen auf die Medizin geworfen wurde und den Beruf und seine Vertreter mit Krankheit in Verbindung bringt. Der Historiker Thukydides etwa erwähnt nüchtern, dass an der sogenannten attischen Pest (430–426 v. Chr.) »am meisten [Ärzte starben], da sie am meisten mit ihr in Berührung kamen.«[26] In der altgriechischen Tragödie vergleicht Aischylos den gefesselten Prometheus mit »dem schlechten Arzte [...] jetzt selbst erkrankt/Verzagst du mutlos und vermagst dir selbst den Trank/Nicht mehr zu finden, welcher dich gesunden läßt.«[27] Auch Euripides scheint in einer verlorengegangenen Tragödie einen entsprechenden Gedanken geformt zu haben, den der spätrömische Arzt Galenos von Pergamon zitiert: »Der

24 Ramazzini, Bernardino: Untersuchung von denen Kranckheiten der Künstler und Handwercker, Leipzig: Weidmann 1718, S. 421–22. Die lateinische Originalschrift De morbis artificum diatriba erschien bereits im Jahr 1700.

25 Vgl. Heyll, Uwe: Wasser, Fasten, Luft und Licht. Die Geschichte der Naturheilkunde in Deutschland, Frankfurt a.M.: Campus 2006. Ein weiteres Beispiel ist die Selbstinszenierung des 72-jährigen französischen Physiologen Charles-Édouard Brown-Séquard nach der subkutanen Injektion von Hodenextrakt aus frisch getöteten Meerschweinchen oder Hunden (Organotherapie zur angeblichen Verjüngung).

26 Thukydides: Der Peloponnesische Krieg II 47; deutscher Text zitiert aus Thukydides: Der Peloponnesische Krieg. Auswahl, übers.u. hg. v. Helmuth Vretska, Stuttgart: Philipp Reclam 1990, S. 169.

27 Aischylos, Der gefesselte Prometheus, V 472; deutscher Text zitiert nach der Übersetzung von Johann Gustav Droysen aus: Friedrich, Wolf Hartmut (Hg.): Griechische Tragiker. Aischylos, Sophokles, Euripides, München: Winkler 1958, S. 247.

anderen Arzt [will er sein und ist doch] selbst von Geschwüren entstellt.«[28] Und schließlich legt auch der Evangelist Lukas, möglicherweise selbst ein Arzt und besonders in der griechischen Kultur beheimatet, Jesus von Nazareth das verwandte, ironisch zu verstehende griechische Sprichwort in den Mund: »Arzt, hilf Dir selbst« (Lk 4,13) – das heißt: Beginne erst einmal bei dir selbst, bevor du andere heilen möchtest.

Deutlich weniger vorwurfsvoll wirkt eine philosophische Argumentationslinie, die bei Platon einsetzt: Im idealen *Staat* hält er diejenigen Ärzte für am vortrefflichsten, die »mit möglichst vielen Körpern von der schlechtesten Beschaffenheit Bekanntschaft gemacht, ja selbst an allen Krankheiten gelitten hätten und gar nicht von besonders gutem Körperbau wären«.[29] Der römische Enzyklopädist Aulus Cornelius Celsus hatte im 1. Jh. n. Chr. womöglich dieses Argument vom Nutzen eines kranken Arztes vor Augen, als er über die Entstehung der Medizin Vermutungen anstellte: Griechische Naturphilosophen (genannt werden Pythagoras, Empedokles und Demokrit) hätten sich nur deshalb der Heilkunde zugewandt, weil sie selbst durch ihr intensives, z.T. nächtliches Naturstudium geschwächt waren.[30] Gewissermaßen sollen also aus Patienten Ärzte geworden sein; durch ihr eigenes Leiden entstand der Wunsch, Gesundheitsexperten zu werden.

Dass auch Ärzte krank sein oder krank werden können, war also außerhalb der Medizin durchaus *common sense* – und gleichzeitig ein Widerspruch in sich, geradezu ein Paradoxon, das rhetorisch immer wieder als Beispiel für (scheinbare) Gegensätzlichkeiten genutzt wurde. Noch im 20. Jahrhundert bringt Thomas Mann in seinem Sanatoriumsroman *Der Zauberberg* den Zwiespalt, den ein kranker Arzt auslöst, auf den Punkt:

---

28 Galen, De sanitate tuenda V 1,9f.: CMG V 4,2, S. 136,2-10. Der Euripides-Vers erscheint als Fragment 1086 in den Tragicorum Graecorum Fragmenta (TrGF), vol. 5, Band II: Euripides, hg. v. R. Kannicht, Göttingen 2004, S. 1012; zitiert nach Christian Brockmann: »Gesundheitsforschung bei Galen«, in: Brockmann, Christian/Brunschön, Wolfram/Overwien, Oliver (Hg.): Antike Medizin im Schnittpunkt von Geistes- und Naturwissenschaften, Berlin/New York: De Gruyter 2009, S. 141–154, hier 145–146, https://doi.org/10.1515/9783110216493.141.

29 Platon: Politeia 408 d–e; deutscher Text in der Übersetzung von Friedrich Schleiermacher zitiert aus Platon: Sämtliche Werke, Band 3, Hamburg: Rowohlt, 1982, S. 140.

30 Vgl. Aulus Cornelius Celsus: Die medizinische Wissenschaft, Band I, lateinisch und deutsch, eingel., übers.u. komment. v. Thomas Lederer, Darmstadt: WBG 2016, S. 10 (Prooemium 7).

»ein eigentümlicher, aber durchaus nicht vereinzelter Fall, der ohne Zweifel seine Vorzüge wie sein Bedenkliches hat. [...] Der kranke Arzt bleibt ein Paradoxon für das einfache Gefühl, eine problematische Erscheinung. [...] Er blickt der Krankheit nicht in klarer Gegnerschaft ins Auge, er ist befangen, ist nicht eindeutig als Partei [erkenntlich].«[31]

5. Narrativ des kranken Arztes in der Medizin

Spätestens im frühen 18. Jahrhundert vollzieht sich auch in der medizinischen Publizistik ein Schwenk von der Thematisierung des gesunden Arztes zu derjenigen des kranken. Die oben schon erwähnte *Dissertatio epistolaris* (1705) von Johann Jacob Baier, eigentlich ein Glückwunschschreiben an einen Kollegen zum 76. Geburtstag und damit zu seiner Langlebigkeit, räumt bereits ein, dass nur verhältnismäßig wenige Ärzte dieses lange Leben erreichten. Dies sei aber kein Beweis dafür, dass die Medizin nichts tauge, sondern damit zeige Gott der ärztlichen Kunst ihre Grenzen auf.[32] Aber auch durch literarische Studien, durch chemische Versuche oder durch die vielen Reisen zu den Kranken werde das Leben der Ärzte verkürzt. Insbesondere bei der täglichen und nächtlichen Ausübung medizinischer Praxis, »durch die der Arzt anderen dienet, verzehrt er sich selbst.«[33] Denn er könne die Lebensregel, die er seinen Patient*innen mit größtem Erfolg verschreibe, selbst nicht befolgen.

Diese rhetorische Klage setzte sich in den folgenden Jahrzehnten fort. Der bekannte Hallenser Professor Friedrich Hoffmann erklärte in seiner deontologischen Schrift *Medicus politicus*:

»Medici, sonderlich Practici, führen das allerelendeste Leben, denn sie müssen eines jeden Diener seyn und allen zu Gebote stehen [... sie ...] müssen fast zu allen Zeiten anderen aufwarten und ihr Leben dabey selbst aufopfern. Daher ist auch ein alter Medicus etwas gar rares und werden die Medici insgemein von giftigen Krankheiten durch das Anstecken befallen«.[34]

---

31 Mann, Thomas: Der Zauberberg, Frankfurt a.M.: Fischer 1979, S. 140.

32 Vgl. J.J. Baier: De longaevitate, S. 4.

33 »Ut Medicus aliis inserviendo ipsemet consumatur«; ebd., S. 7.

34 Hoffmann, Friedrich: Politischer Medicus, Leipzig 1752, S. 38–39; der lateinische *Medicus politicus* (Lugdunum Batavorum: Philipp Bonk, S. 42) ist erstmals bereits 1738 erschienen. Der entscheidende Satz lautet dort: »sed omne fere consumere debet inserviendo aliis, se ipso consumendo«.

Tatsächlich publizierte Hoffmann den ursprünglich lateinischen Text mit 78 Jahren. In der zitierten deutschen Übertragung findet sich vielleicht zum ersten Mal die drastische Opfer-Metapher, während das originale Latein eigentlich ein »Sich verbrauchen, verzehren« anspricht. So bringt es auch Christoph Wilhelm Hufeland 1797 in seiner *Kunst, das menschliche Leben zu verlängern* (später unter dem Titel *Makrobiotik* bekannt und viel gedruckt) auf den Punkt: »aliis inserviendo consumuntur, aliis medendo moriuntur«: »Im Dienste anderer haben sie sich verzehrt, andere heilend sind sie gestorben«.[35] Allerdings schränkt Hufeland bereits ein, dass die hohe Sterblichkeit der Ärzte sich hauptsächlich auf die ersten zehn Jahre ihrer praktischen Tätigkeit erstrecke; wer sie überstanden habe, könne ein alter Mann werden.

Die sprachlichen Unterschiede zwischen deutschem und lateinischem Text sind nicht unwichtig: Während das »Aufopfern« in der Übertragung von Hoffmanns *Medicus politicus* deutlich auf einen religiösen Kontext verweist und den Arzt womöglich noch als würdigen Vertreter des sich opfernden Christus Medicus apostrophiert, signalisiert das »Sich Verzehren« einen anderen Bild-Zusammenhang: nämlich den einer Kerze oder anderer Lichtträger, die im Leuchten ihre eigene Substanz als Brennstoff verbrauchen. Die Formel *aliis inserviendo consumor*, die bei Baier, Hoffmann und Hufeland eindeutig anklingt, zitiert ein neulateinisches Sprichwort, das am Übergang von der Renaissance zum Barock erstmals nachweisbar ist und beispielsweise als Wahlspruch für Herzog Heinrich den Jüngeren von Braunschweig-Lüneburg ab 1569 diente (vgl. Abb. 1).

35 Hufeland, Christoph Wilhelm: Die Kunst, das menschliche Leben zu verlängern, Jena: Akademische Buchhandlung 1797, S. 183.

Abb. 1: »Lichttaler« von 1569, geprägt unter der Herrschaft Herzog Heinrichs des Jüngeren von Braunschweig-Lüneburg, mit dem Motto aliis inserviendo consumor *im inneren Schriftkreis und der Kerze in der Hand des »Wilden Mannes« (kennzeichnet das Welfengeschlecht).*

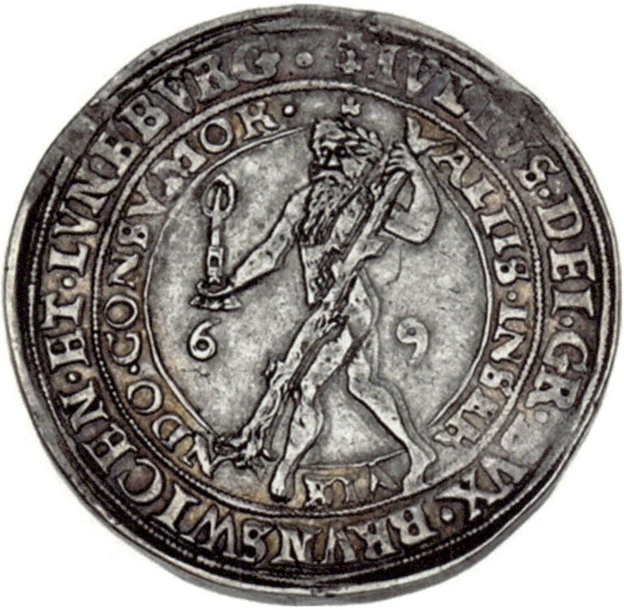

Quelle: https://commons.wikimedia.org/wiki/File:Lichttaler_1569_zu_24_Groschen,_CNG.jpg

Aber die Sentenz erscheint nicht nur in vielen barocken Emblemata, sondern beispielsweise auch im Grabmal des Jenaer Anatomieprofessors Johann Arnold Friderici (1637–1672) sowie im Porträt des Arztes Nicolaas Pieterszoon Tulp (vgl. Abb. 2).[36]

---

36 Vgl. Lipp, Annemarie/Gruber, Georg B.: Die Kerze als Symbol des Arzttums, Leipzig: Johann Ambrosius Barth 1959 (Nova Acta Leopoldina 21, Nr. 140), S. 11–12, 45–46. Lipp erwähnt außerdem noch das Ex Libris des Kölner Anatomen Otto Veit (1884–1972), das um die brennende Kerze herum den eingedeutschten Wahlspruch »Zu andrer Nutz ich mich vernutz« vermerkt (ebd., S. 49). Sie macht allerdings auch deutlich, dass die Kerze als Sinnbild von Wissen und Wissenschaft von vielen neuzeitlichen Ärzten auch unabhängig von dem Aspekt des »Sich Verzehrens« eingesetzt wurde. – Die Tradition

Abb. 2: Portrait des Amsterdamer Chirurgen und Anatomien Nicolaas Pieterszoon Tulp mit Kerze und Motto, 1633 gemalt von Nicolaes Eliaszoon, genannt Pickenoy.

Quelle: https://de.wikipedia.org/wiki/Nicolaes_Tulp#/media/Datei:Nicolaes_Tulp.JPG

Es gibt allerdings noch ältere Wurzeln der Sentenz: Seit dem frühen Mittelalter (Isidor von Sevilla) wurde die sich selbst verzehrende Kerze als Bild für einen Priester benutzt, der »gut lehrt, aber schlecht lebt«. Auch Minnesänger, die von Frauen unerhört blieben, sowie Lehrer an Universitäten und Höflinge an

---

wird bis in die Gegenwart fortgeführt: Der eingangs erwähnte Alfred Marchionini hatte sich den verwandten Leitspruch *Humanitati inserviendo consumor* gegeben, und diese Sentenz ist bis heute auf der nach ihm benannten Goldmedaille des World Congress of Dermatology eingraviert; s. Plewig, Gerd: »El Congreso Mundial de Dermatología (wcd), Alfred Marchionini y la medalla de oro Alfred-Marchionini«, in: Dermatología Cosmética, Médica y Quirúrgica 17.3 (2019), S. 216–218.

Fürstenhöfen benutzten sie über Jahrhunderte in verschiedenen Kontexten.[37] Ärzte waren also bei weitem nicht die einzigen oder ersten, die sie einsetzten. Aber sie taten es spätestens seit dem 17. Jahrhundert, selbstverständlich in der Gelehrtensprache Latein und mutmaßlich in Nachahmung des höfischen Adels, der sich gerne mit Emblemen und Wahlsprüchen schmückte; dies sollte womöglich zur Nobilitierung und ständischen Inszenierung der Medizin beitragen und ihr Ansehen fördern. Doch erst im 18. Jahrhundert wurde die ursprünglich moralistische Sentenz untermauert mit dem naturalistischen Argument einer hohen Sterblichkeit praktischer Ärzte. Wie kam es dazu?

6. Mögliche Gründe für die Entwicklung des Opfernarrativs in der Medizin

Einen direkten Nachweis zu führen, warum Ärzte im 18. Jahrhundert begannen, sich als Opfer ihres selbst gewählten Berufes dazustellen, ist kaum möglich. Aber es gibt verschiedene plausible Erklärungen, die möglicherweise alle dazu beitrugen.

- Es fällt auf, dass sich die Medizin dieser Zeit in Ansehen und Wirkungsbereich deutlich ändert. Ärzte nehmen zunehmend öffentliche Aufgaben (z.B. in medizinischen Kollegien) wahr, bilden in anderen Gesundheitsberufen aus und kontrollieren sie. Auch wenn die therapeutischen Möglichkeiten weiterhin stark eingeschränkt sind, sind sie an den Betten ihrer schwerkranken oder gar sterbenden Patient*innen und Patienten präsenter als früher, und sie behandeln ein breiteres Spektrum an Leiden (z.B. auch menopausale, geriatrische oder orthopädische). Neben dem Adel und dem gehobenen Bürgertum haben zunehmend auch Menschen aus mittleren und unteren Bevölkerungsschichten Zugang zu medizinischer Versorgung. Gleichzeitig verschwindet sukzessive der Typ des medizinischen Buchgelehrten, dessen Haupttätigkeit das Studieren, Lehren und Begutachten ausmachte, der (klischeehaft) nur an Autoritäten glaubte, sich Neuem verschloss und bei Seuchen frühzeitig das Weite suchte: Ärzte agieren immer häufiger (zusätzlich) als Praktiker und sollten zunehmend auch Geburtshilfe und Chirurgie beherrschen. Diese Änderungen führen

37 Vgl. Graf, Fritz: »Aliis inserviendo consumor. Zur Entwicklung einer lateinischen Sentenz«, in: arcadia 4 (1969), S. 199–201, https://doi.org/10.1515/arca.1969.4.1-3.199.

dazu, dass das Ansehen der Ärzte steigt und literarische Verspottungen wie in Molières *Eingebildetem Kranken* (1673) oder in Laurence Sternes *Tristram Shandy* (1759) seltener werden.

- Gleichzeitig könnte das Risiko für Ärzte, durch ihre erweiterte Tätigkeit zu erkranken, vor etwa 300 Jahren tatsächlich gestiegen oder jedenfalls höher als bei anderen Akademikern gewesen sein. Dafür sprechen auch die Ergebnisse einer aufwändigen Studie zur Entwicklung der Lebenserwartungen von Gelehrten an Universitäten und Akademien in Mitteleuropa etwa zwischen 1400 und 1900: Die Autoren weisen zum einen – nach einem kurzen Absinken während des Dreißigjährigen Krieges und der gleichzeitig stattfindenden zweiten Pestpandemie – einen deutlichen Anstieg der Lebenserwartung ab der Mitte des 18. Jahrhunderts nach und dokumentieren zum anderen eine ebenfalls deutliche Diskrepanz im Anstieg zwischen Ärzten, die nur wenig davon profitierten, und Nicht-Ärzten für die etwa hundert folgenden Jahre[38] – wobei dieser Unterschied bei den in der Studie nicht erfassten Praktikern, die nicht universitär angebunden waren, noch deutlich größer ausfallen könnte. Das Bewusstsein für solche Unterschiede könnte unter damaligen Ärzten gewachsen sein, denn generell stieg zu dieser Zeit das Interesse an Demografie, und auch schon in der vorstatistischen Ära wurde versucht, Sterblichkeiten zu erfassen.[39] Berufsspezifische Mortalitäten wurden allerdings erst im Laufe des 19. Jahrhunderts genauer bestimmt,[40] und erst gegen dessen Ende findet sich eine Umfrage unter Ärzten selbst zu deren Krankheitslast.[41]
- Zur Mentalität des 18. Jahrhunderts zählten immer weniger barocker Prunk und Prahlen, sondern zunehmend Bescheidenheit und Philan-

---

38 Vgl. Stelter, Robert/de la Croix, David/Myrskylä, Mikko: »Leaders and Laggards in Life Expectancy Among European Scholars From the Sixteenth to the Early Twentieth Century«, in: Demography 58.1 (2021), S. 111–135, https://doi.org/10.1215/00703370-8938107; vgl. auch van Poppel, Frans/Bijwaard, Govert/van Lieburg, Mart/van Lieburg, Fred/Hoekstra, Rik/Verkade, Frans: »The Life Expectancy of Medical Professionals in the Netherlands, Sixteenth to Twentieth Centuries«, in: Population (English Edition) 71.4 (2016), S. 619–640, https://www.jstor.org/stable/26383268.

39 Als frühes demografisches Werk im deutschen Sprachraum imponiert Süßmilch, Johann Peter: Die Göttliche Ordnung in den Veränderungen des menschlichen Geschlechts, aus der Geburt, dem Tode und der Fortpflanzung desselben erwiesen, Berlin: Verlag Daniel August Gohls 1741 [richtig: 1742].

40 Vgl. R. Jütte: Leben Ärzte, S. 2666–2670.

41 Vgl. E.O. Rosvold/Ø. Larsen: Krankheiten, S. 167–180.

thropie. Sich für andere zu opfern und dadurch seine Verdienste für Gesellschaft und Vaterland herauszustellen, könnte den ärztlichen Aufstieg und den Kampf des Berufstandes um Professionalisierung im 18. und 19. Jahrhundert begleitet, unterstützt[42] und zugleich einer Selbstvergewisserung der Ärzte gedient haben, die die übliche Honorierung durch materielle Gratifikation ergänzt oder sogar ersetzt hätte.

- Zwei Folgen aus dem Opfernarrativ, die es zugleich verstärkt haben könnten, lassen sich hypothetisch benennen: Es könnte im 19. Jahrhundert den wachsenden paternalistischen Anspruch eines Teils der Ärzteschaft untermauert haben, die Patient*innen oder gar die Gesellschaft zu führen, für deren Leben man sich mit dem eigenen Leben einsetze. Und einmal etabliert, könnte das Opfernarrativ Selbstgefährdungen der Ärzte im Rahmen ihrer wissenschaftlichen Experimente etwa in der Infektiologie oder Radiologie persönlich und gesellschaftlich legitimiert haben, so dass es tatsächlich zu eigentlich vermeidbaren berufsbedingten Verlusten unter der Ärzteschaft kam.

7. Hinterfragen des Narrativs vom kranken Arzt

Aus den eingangs vorgestellten Beispielen geht hervor, dass um 1960 zumindest bei einem Teil der deutschen Ärzteschaft, möglicherweise vor allem unter älteren Standesvertretern, der Gedanke noch sehr lebendig war, dass Ärzte Opfer ihres eigenen Berufs sein könnten – und vor allem, dass diese Opfer zwar beklagt, aber letztlich positiv als Beitrag zum medizinischen Fortschritt bewertet wurden. Auf den Zusammenhang mit allgemeingesellschaftlichen Tendenzen und Entwicklungen, die den Opfergedanken bis weit ins 20. Jahrhundert hinein lebendig hielten, wurde ebenfalls bereits hingewiesen. Die positive Bewertung hat sich angesichts eines generellen Wertewandels deutlich geändert: Opfer jeglicher Art werden zwar weiterhin von der Gesellschaft bedauert, aber Abhilfe oder Vermeidung stehen doch deutlich im Vordergrund, und einem freiwilligen, angeblich altruistischen Sich-Aufopfern für andere wird eher zurückhaltend oder gar misstrauisch begegnet. Das liegt unter anderem

42 Vgl. Jütte, Robert (Hg.): Geschichte der deutschen Ärzteschaft. Organisierte Berufs- und Gesundheitspolitik im 19. und 20. Jahrhundert, Köln: Deutscher Ärzte-Verlag 1997, S. 15–42.

an dem grundsätzlich neuen Blick auf sich opfernde Ärzt*innen, den der Psychologe und Psychoanalytiker Wolfgang Schmidtbauer 1977 geworfen hat: Darin analysierte er diese als typische Vertreter*innen des »hilflosen Helfers«, der oder die womöglich mit schwachem Selbstwertgefühl ausgestattet auf die Helferrolle pathologisch fixiert ist und die Hilfsbereitschaft auch dann nicht reduziert, wenn Hilfe nicht benötigt wird oder er/sie sich überlastet, ausgenutzt oder missbraucht fühlt.[43] Ärzt*innen sehen sich allerdings weiterhin als Opfer berufsbedingter Belastungen. Aber sie sind damit zu großen Teilen nicht mehr damit einverstanden und bewerten die Nachteile durchweg negativ, ohne sie heroisch aufzuladen und damit zu rechtfertigen.[44] Vielmehr werden solche Opfer als Gefährdungen nicht nur für den einzelnen Arzt oder die einzelne Ärztin, sondern auch für Patient*innen und Kolleg*innen gesehen. Berufsbedingt kranke Ärzt*innen sind demnach nur noch insofern Opfer, als sie sich von Personen oder Verhältnissen ausbeuten lassen, gegen die sie sich nicht wehren oder wenigstens Hilfe suchen.[45] Der postmoderne Wechsel im Opfernarrativ von der heroischen Freiwilligkeit zur womöglich selbst verschuldeten Hilflosigkeit ist paradigmatisch und durchaus relevant für die Zukunft des Arztberufs sowie vieler anderer Helferberufe.

43 Vgl. Schmidbauer, Wolfgang: Die hilflosen Helfer. Über die seelische Problematik der helfenden Berufe, Reinbek: Rowohlt 1977.

44 Vgl. Hofmeister, Dirk/Rothe, Katharina/Alfermann, Dorothee/Brähler, Elmar: »Ärztemangel selbstgemacht! Über berufliche Belastungen, Gratifikationskrisen und das Geschlechterverhältnis von Berufsanfängern in der Medizin«, in: Schwartz, Friedrich Wilhelm/Angerer, Peter (Hg.): Arbeitsbedingungen und Befinden von Ärztinnen und Ärzten. Befunde und Interventionen. Report Versorgungsforschung, Band 2, Köln: Deutscher Ärzte-Verlag 2010, S. 159–173.

45 Vgl. E. Ruebsam-Simon: Veränderung; Mäulen, Bernhard: »Die Gesundheit von Ärzten: Rückblick und Ausblick«, in: MMW – Fortschritte der Medizin 164.3 (2022), S. 12–16.

Der ärztliche Blick auf den eigenen Tod in Autobiografien

Christian Schütte

1. Einleitung

Alle Menschen müssen sterben, aber nicht alle Menschen müssen sich mit dem Sterben täglich auseinandersetzen. Denjenigen, die das berufsbedingt tun müssen, wird oft unterstellt, ein besonderes Verhältnis zum Tod und womöglich auch zur eigenen Sterblichkeit zu haben. Gerade Ärztinnen und Ärzten wird ein besonderes Wissen zugesprochen, wenn es um den Tod geht, wo doch sonst der menschliche Erkenntnishorizont an seine Grenzen stößt. Andererseits spricht etwa der Palliativmediziner Matthias Gockel von dem »Eindruck, dass der Tod auch innerhalb der Medizin ein Tabu ist«[1]. Möglicherweise ist die Verdrängung des Gedankens an den eigenen Tod sogar bei denjenigen besonders ausgeprägt, die alltäglich mit dem Sterben anderer konfrontiert sind.[2] Immer wieder zeigt sich auch im Untersuchungskorpus dieser Studie das Konzept, das man das ›naive Paradoxon des kranken Arztes‹ nennen kann: Dieser Vorstellung zufolge heilen Ärzte, aber sie werden selbst nicht krank; Ärztinnen kämpfen gegen den Tod, aber ihr eigener Tod ist nicht vorgesehen.

Dieser Beitrag untersucht aus sprachwissenschaftlicher Perspektive anhand von zehn Monografien, die in den letzten 25 Jahren auf dem deutsch-

---

1 Zitiert nach Hanke, Stephanie: »Palliativmediziner Dr. Matthias Gockel über den Umgang mit dem Tod«, in: Ärztestellen – Der Stellenmarkt des Deutschen Ärzteblattes vom 24.8.2020.

2 Vgl. Stiel, Stefanie/Radbruch, Lukas: »Die Angst vor Sterben und Tod in der Palliativmedizin«, in: Michael Rosentreter/Dominik Groß/Stephanie Kaiser (Hg.), Sterbeprozesse – Annäherungen an den Tod, Kassel: Kassel University Press 2010, S. 231–239, hier S. 231.

sprachigen Buchmarkt erschienen sind, inwiefern sich Ärztinnen und Ärzte in autobiografischen Texten mit ihrer eigenen Sterblichkeit befassen. Es geht also um Imaginationen des eigenen Sterbens und die Haltung dazu, sofern diese in den Büchern dokumentiert sind. Im Fokus der Untersuchung, die sich an den Methoden der linguistischen Diskursanalyse[3] orientiert, stehen außer der Metaphorik und den Bewertungshandlungen die Ursachenzuschreibungen im Zusammenhang mit Krankheit und Sterben sowie die Konstruktion von narrativer Identität.

Autobiografien werden dabei aufgefasst als narrative Texte, mit denen das erzählende Ich, das zugleich das erzählte Ich ist, immer Identitätsarbeit leistet. Hinsichtlich der sprachlichen Gestaltung steht besonders die Konzeptualisierung von Tod und Sterben in Form von Metaphern sowie die Bewertung des Todes im Fokus: Unter welchen Bedingungen wird ein Tod als weniger negativ bewertet? Formulieren die medizinischen Fachleute Vorstellungen von einer postmortalen Fortexistenz? Und wie vereinbaren die Ärztinnen und Ärzte, deren Aufgabe es zeitlebens ist, den Tod abzuwenden, dies mit der Unausweichlichkeit des eigenen Todes? In der gebotenen Kürze sollen einige Beispiele andeuten, welche Aufschlüsse linguistische Textanalysen über die ärztliche Sicht auf Sterblichkeit geben können.

2. Forschungsstand und Analysekorpus

Analog zu bereits etablierten Forschungsbereichen wie der Thanatosoziologie oder Thanatopsychologie ist für die Linguistik die Bezeichnung ›Thanatolinguistik‹ für die sprachwissenschaftliche Erforschung der Kommunikation über Tod und Sterben vorgeschlagen worden.[4] Die Thanatolinguistik vereint verschiedene Forschungsansätze mit unterschiedlichen methodischen Zugängen für unterschiedliche Kommunikationsbereiche, in denen Sterblichkeit thematisiert ist. Damit zählen sämtliche Texte oder Diskurse mit Todesbezug dazu

3 Vgl. u.a. Niehr, Thomas: Einführung in die linguistische Diskursanalyse, Darmstadt: Wissenschaftliche Buchgesellschaft 2014.

4 Schütte, Christian: »Perspektiven der Thanatolinguistik. Vorschläge zur sprachwissenschaftlichen Analyse der Kommunikation über Tod und Sterben«, in: Christian Braun (Hg.), Sprache des Sterbens – Sprache des Todes. Linguistische und interdisziplinäre Perspektivierungen eines zentralen Aspekts menschlichen Daseins, Berlin u.a.: De Gruyter 2021, S. 229–247.

– wie auch Autobiografien von Ärztinnen und Ärzten, die allerdings bislang kaum Gegenstand sprachwissenschaftlicher Untersuchungen waren.

Autobiografische Monografien unterscheiden sich von anderen thanatolinguistisch relevanten Textsorten und kommunikativen Gattungen, die in letzter Zeit im Fokus sprachwissenschaftlicher Analysen standen, wie Erzählungen von lebensbedrohlichen Erlebnissen im Interview[5] oder Sterbenarrativen in Blogs[6] oder Vlogs[7] von Krebspatientinnen und -patienten. Ärztliche Autobiografien, die in Buchform erscheinen, sind nämlich klassische massenmediale, narrative Texte, bei denen ein unmittelbarer Austausch mit der Leserschaft nicht möglich ist.

Die für das Analysekorpus dieser explorativen Studie ausgewählten zehn Autobiografien sollten eine möglichst große Bandbreite abdecken: Es finden sich darunter sowohl Bücher, die bei renommierten Verlagen in hoher Auflage[8] erschienen sind, als auch Veröffentlichungen in kleinen Verlagen[9]. Wie eine erste Durchsicht der verfügbaren deutschsprachigen Bücher auf dem Markt der Neuveröffentlichungen wie der Antiquariate zeigte, ist der Anteil von ärztlichen Autobiografien, die eine eigene Erkrankung thematisieren, auffallend hoch. Auch die Hälfte der für diese Studie ausgewählten Exemplare lässt bereits durch Titel oder Klappentext erkennen, dass hier ein Arzt oder eine Ärztin selbst von einer lebensbedrohlichen Krankheit betroffen ist. Unter den zehn Texten handelt es sich bei zwei Fällen um aus dem Englischen übersetzte Autobiografien, die auch deshalb berücksichtigt wurden, da diese Titel als Spiegel-Bestseller auf dem deutschen Buchmarkt sehr präsent waren.[10] Der Umfang

5 Labov, William: The Language of Life and Death. The Transformation of Experience in Oral Narrative, Cambridge: Cambridge University Press 2013.

6 Meier-Vieracker, Simon: »›immer noch chemo‹ – Zeitlichkeit in digitalen Krankheitserzählungen«, in: Marina Iakushevich/Yvonne Ilg/Theresa Schnedermann (Hg.), Linguistik und Medizin. Sprachwissenschaftliche Zugänge und interdisziplinäre Perspektiven, Berlin u.a.: De Gruyter 2021, S. 295–314.

7 Deppermann, Arnulf: »Multimediale Narration im Angesicht des Todes. Zeugnisse terminaler KrebspatientInnen im Internet«, in: Simon Peng-Keller/Andreas Mauz (Hg.), Sterbenarrative. Hermeneutische Erkundungen des Erzählens am und vom Lebensende, Berlin u.a.: De Gruyter 2018, S. 115–137.

8 Zum Beispiel Pfau, Ruth: Verrückter kann man gar nicht leben. Ärztin, Nonne, Powerfrau, Freiburg i.Br.: Herder [13]2004.

9 Zum Beispiel Frenzel, Liselotte: Den Tod überleben. Eine Ärztin besiegt ihren Lungenkrebs, Jena u.a.: Verlag Neue Literatur 1999.

10 Kalanithi, Paul: Bevor ich jetzt gehe. Die letzten Worte eines Arztes an seine Tochter, übers. v. Gaby Wurster. München: Penguin 2017; Gössling, Wolfram: Am Leben blei-

der Bücher variiert von 50 bis zu 255 Seiten, der Durchschnitt liegt bei 180 Seiten.

Einige der Autobiografien sind prototypisch, indem sie ein Leben oder eine Lebensphase in chronologischer Ordnung erzählen. Doch es gibt Grenzfälle: So präsentiert ein Autobiograf zwar – so der Untertitel – »echte Geschichten aus dem Krankenhaus«, greift aus diesem Grund aber als einziger Autor des Korpus zu einem Pseudonym.[11] Dr. Ulrike Koock hingegen verwendet selbst kein Pseudonym, anonymisiert aber alle anderen auftretenden Personen aus ihrem Alltag als Landärztin, aus dem sie in ihrer Autobiografie eine fiktive, aber repräsentative Woche erzählt, deren Verlauf von Montag bis Sonntag die Makrostruktur des Textes bildet.[12] Insofern handelt es sich hierbei um eine Grenzform der Autobiografie, da lediglich für den Berufsalltag typische Situationen geschildert werden.

3. Analyse der Autobiografien

3.1 Merkmale autobiografischen Schreibens: Selbstpositionierungen

Autobiografien gelten als »narrative Texte [...], die der Selberlebensbeschreibung eines Ichs in der Differenzerfahrung mit der Welt dienen«[13]. In aller Regel ist also das erzählende Ich zugleich das erzählte Ich. Autobiografische Texte können den kompletten Lebenslauf eines Menschen umfassen oder nur einzelne Lebensphasen (z.B. aus dem Berufsleben oder Krankheitsepisoden). Beides findet sich im Korpus dieser Studie. In jedem Fall kommt es beim autobiografischen Erzählen – sei es in mündlicher oder schriftlicher Form realisiert – zu

---

ben. Ein Onkologe bekämpft seinen Krebs, übers. v. Doris Mendlewitsch, Hamburg: Rowohlt Polaris ^{2}2023.

11 Moor, Marco: Lesen Sie mich durch, ich bin Arzt! Echte Geschichten aus dem Krankenhaus, München: Heyne 2012.

12 Koock, Ulrike: »Frau Doktor, wo ich Sie gerade treffe ...«. Warum ich mit Leib und Seele Landärztin bin, München: Knaur 2021.

13 Lasch, Alexander: »Autobiographie«, in: Stefan J. Schierholz/Laura Giacomini (Hg.), Wörterbücher zur Sprach- und Kommunikationswissenschaft (WSK) Online, Berlin/Boston: De Gruyter 2015, https://www.degruyter.com/database/WSK/entry/wsk_idba10f9c8-629a-4a55-9f8c-77d3a5cf94b1/html [18.5.2024].

einer narrativen Konstruktion eines Selbst, einer »narrative Identität«[14]. Insofern ist autobiografisches Erzählen als »Identitätsarbeit«[15] aufzufassen (vgl. Kap. 3.4).

Zu dieser Identitätsarbeit trägt beim Erzählen die soziale Verortung bei, die das erzählende Ich in der Interaktion mit seinem Lesepublikum vornimmt. Diese »räumliche«[16] Dimension der Identität wird auch als ›Positionierung‹ bezeichnet. Positionierungen können als Praktiken verstanden werden, mit denen in der Kommunikation eine Zuschreibung von Eigenschaften vollzogen wird. Grundlegend zu unterscheiden sind Selbstpositionierung und Fremdpositionierung.[17] Bei der *Selbstpositionierung* schreibt sich jemand selbst Eigenschaften zu – wie beispielsweise hier eine Ärztin aus dem Korpus: »Ich war noch nie eine von den Frauen, die sich jammernd und wehklagend in ihr Schicksal ergaben.«[18] Deutlich wird bei dieser Selbstpositionierung zugleich die Abgrenzung von anderen – hier: von Frauen, die sich ›jammernd und wehklagend in ihr Schicksal ergeben‹. Bei einer *Fremdpositionierung* weist jemand einer anderen Person Eigenschaften zu – wie im Vorwort zu Paul Kalanithis Autobiografie der Arzt und Schriftsteller Abraham Verghese: »In Pauls Worten lag eine Aufrichtigkeit, eine Wahrheit, die mir den Atem raubte.«[19] In einer indirekten Variante, die aber als Strategie häufig Verwendung findet, wird eine Selbstpositionierung mittels einer (z.B. zitierten) Fremdpositionierung vollzogen. Diese ›*Selbst-durch-Fremd*‹-*Positionierung* liegt bei Kalanithi später im Text vor, wenn er selbst referiert, was andere zu ihm und über ihn gesagt haben: »›Du bist Arzt und weißt, worüber du sprichst, es ist dein Leben.‹«[20] Der Autor positioniert sich hier selbst als jemanden, der ›weiß, worüber er spricht‹, indem er jemanden zitiert, der ihn so gesehen hat.

3.2 Legitimation autobiografischen Schreibens

Warum schreibt jemand eine Autobiografie? Warum sollte diese für eine Leserschaft von Interesse sein? Antworten auf diese Fragen geben ärztliche Au-

---

14 Lucius-Hoene, Gabriele/Deppermann, Arnulf: Rekonstruktion narrativer Identität. Ein Arbeitsbuch zur Analyse narrativer Interviews, Wiesbaden: Springer VS ²2004, S. 47.

15 Ebd., S. 49.

16 Ebd., S. 62.

17 Vgl. ebd., S. 61–63.

18 L. Frenzel: Den Tod überleben, S. 78.

19 P. Kalanithi: Wenn ich jetzt gehe, S. 17.

20 Ebd., S. 169.

tobiografien nicht erst im Haupttext, sondern manchmal schon im Titel oder Klappentext, spätestens aber im Vorwort oder in der Einleitung.[21] Ärztinnen und Ärzte tun schließlich etwas, was sie normalerweise nicht tun, sobald sie über sich schreiben und dies publizieren. Vier unterschiedliche Strategien der Legitimation lassen sich dem Korpus entnehmen.

Bei der ersten Strategie verweist ein Autor auf seine *besondere Kompetenz*, die er durch seine Lebenserfahrung (z.B. eine lebensbedrohliche Erkrankung) erworben hat: »Möglicherweise bin ich nie zuvor qualifizierter gewesen, mich dem Thema Tod und Sterben zu stellen – medizinisch und menschlich.«[22] Diese Art der Legitimation geht deshalb in aller Regel mit einer Selbstpositionierung einher. Hier positioniert sich der Arzt gegenüber seinem Lesepublikum als doppelt qualifiziert: als Fachmann und als Mensch.

Eine zweite Möglichkeit der Legitimation besteht darin, eine *Aufforderung durch andere* zu zitieren, wie bei Koock die Kontaktaufnahme durch eine Literaturagentin: »Laura Weber […] fragte mich, ob ich nicht ein Buch schreiben wolle …«[23] Wenn bei der Legitimation des eigenen Schreibens auf das Interesse anderer Personen verwiesen wird, vollzieht die Autorin hiermit eine Selbstpositionierung über eine Fremdpositionierung: Die Autorin weist mit dieser Sprechhandlung ihre Erzählung als relevant aus, weil ihre Autobiografie gefragt ist.

Eine dritte Option zur Legitimation von Autobiografien besteht in dem Hinweis auf das *Bedürfnis, anderen zu helfen*: »Ich schreibe das alles […] aus dem Grunde, anderen Patienten einfach Mut zu machen.«[24] Damit rücken solche Erlebnisberichte nicht nur in die Nähe von Ratgeberliteratur, die Verfasserin positioniert sich zugleich als altruistisch motiviert. Offensichtlich bedarf es einer Legitimation, sich – auch als Privatperson – derart in den Mittelpunkt zu stellen. Diese Rechtfertigung soll den latenten Vorwurf der Eitelkeit von vornherein ausräumen.

Die vierte und letzte Legitimationsstrategie stellt die Zuschreibung der *Besonderheit des eigenen Erlebens* dar. Diese kommt in zwei Varianten im Korpus

---

21 Vgl. Genette, Gérard: Paratexte. Das Buch vom Beiwerk des Buches, übers. v. Dieter Hornig, Frankfurt a.M.: Suhrkamp 2001, hier S. 190–217.

22 Heimann, Dierk: Wie ein Wunder. Mein Schlaganfall war unwahrscheinlich und kam überraschend – meine vollständige Heilung noch mehr, München: bene 2019, hier S. 158–159.

23 U. Koock: »Frau Doktor, wo ich Sie gerade treffe …«, S. 256.

24 L. Frenzel: Den Tod überleben, S. 81.

vor. In der ersten Variante wird eine Krankengeschichte als etwas Außergewöhnliches gerahmt. Das bezieht sich zum einen auf das naive Paradoxon des kranken Arztes (siehe Einleitung: Ärztinnen und Ärzte stehen nicht für Krankheit, sondern für Heilung). Zum anderen kann der Krankheitsverlauf selbst als ungewöhnlich eingestuft werden. In einem Fall bezeichnet der Autor seine »vollständige Heilung« nach einem Schlaganfall gleich im Titel als »Wunder«.[25] Ähnlich beschreibt eine Kollegin ebenfalls schon im Titel die Konfrontation mit der Sterblichkeit in Form eines Oxymorons: »Den Tod überleben. Eine Ärztin besiegt ihren Lungenkrebs«.[26] Hier ist zugleich die Metapher von Kampf – und Sieg – eingeführt, die in Kap. 3.3 näher beleuchtet wird. Die zweite Variante der vierten Strategie autobiografischer Legitimation kommt in Fällen ohne zentrale Krankheitsgeschichte zum Einsatz – schon die Bedingungen der Berufsausübung gelten dann als erzählwürdig. Die im Untertitel als »Ärztin, Nonne, Powerfrau« ausgewiesene Ruth Pfau legitimiert im Haupttitel ihre Autobiografie mit einem Maximum an Abweichung von der Norm: »Verrückter kann man gar nicht leben«.[27] Ein Leben als Lepraärztin und Nonne in patriarchalischen, nicht-christlichen Ländern wie Pakistan und Afghanistan zu führen, wird als äußerst ungewöhnlich und damit erzählenswert gerahmt. Diese vierte und letzte Legitimationsstrategie zielt somit auf diejenige Qualität von Erzählungen, die in der Narrationsforschung als *reportability*[28] bezeichnet wird: So wie jemand, der in einem Gespräch das Rederecht für längere Zeit beansprucht, um seine Erzählung zu präsentieren, seinem Publikum etwas Erzählenswertes bieten muss, sollten auch Autobiografinnen und Autobiografen etwas Besonderes in ihrem Leben vorweisen können, das ihre Publikation als lesenswert erscheinen lässt.

Somit trägt die Legitimation des autobiografischen Schreibens durch alle vier Strategien zugleich dazu bei, den Kauf- und Lektüreanreiz zu erhöhen. Die Verknüpfung von Schreibrechtfertigung und Selbstpositionierung ist überall unverkennbar: Die Autorinnen und Autoren der Autobiografien weisen sich als *kompetent*, *altruistisch* motiviert, als Erzählerinnen *gefragt* und als – sei es als Kranke oder als Ärztinnen – *besonders* aus.

---

25 D. Heimann: Wie ein Wunder.

26 L. Frenzel: Den Tod überleben.

27 R. Pfau: Verrückter kann man gar nicht leben.

28 Vgl. W. Labov: The Language of Life and Death, S. 21–22.

3.3 Metaphorik

Metaphernanalysen gelten als klassischer Bestandteil der Diskurslinguistik, da – wie etwa die kognitivistische Metapherntheorie argumentiert – die bildhafte Sprache mehr leistet, als nur für Variation im sprachlichen Ausdruck – etwa als ›Redeschmuck‹ – zu sorgen. Vielmehr konstituiert und strukturiert die Metaphorik unser Denken und Verstehen.[29] Dies gilt nicht zuletzt in solchen Bereichen, die sich der unmittelbaren Anschauung entziehen, insbesondere mit Blick auf den Tod, für welchen schon seit der Antike vielfältige Formen von Metaphern überliefert sind.[30]

Die Metaphorik in den untersuchten ärztlichen Autobiografien ist überwiegend konventionell gehalten. Es überwiegen gerade bei der Konfrontation mit lebensbedrohlichen Krankheiten Kampf-Metaphern, die als Konzept ›Therapie ist Kampf‹ zusammengefasst werden können.[31] Unter diese konzeptuelle Metapher, die unser Verständnis grundlegend strukturiert, fallen alle Sprachbilder, bei denen sich Patientinnen und Patienten oder auch die Ärzteschaft gegen eine Krankheit in oft kriegsähnlicher Form zur Wehr setzen. Dann wird eine Therapie zum »Schlachtplan«[32], vor allem der Krebs wird als »Feind«[33] aufgefasst. Zur Konzeptualisierung von Therapie und Heilung gehört dagegen die Weg-Metaphorik (›Therapie ist ein Weg‹), die heute allgemein in vielen gesellschaftlichen Bereichen anzutreffen ist, wo – oft abstrakte – Prozesse als ›Wege‹ konzeptualisiert werden (›Lösungsweg‹, ›Bildungsweg‹ etc.). Bisweilen erhält diese Metaphorik aber eine besondere Bedeutung, wenn es um die ärztliche Auseinandersetzung mit der eigenen Sterblichkeit geht. Denn gerade im Rahmen der Behandlung (im folgenden Beispiel: eines Gefäßtumors) ist die Therapie immerhin eine *planvolle* Bewegung auf ein *Ziel* hin, nämlich die Heilung. Hier »Schritt für Schritt«[34] vorgehen zu können, wird bereits als erleichternd beschrieben, auch wenn das Erreichen des Ziels mühsam zu werden droht:

---

29 Vgl. Lakoff, George/Johnson, Mark: Leben in Metaphern. Konstruktion und Gebrauch von Sprachbildern, übers. v. Astrid Hildenbrand, Heidelberg: Auer [9]2018.

30 Vgl. Schwarz-Friesel, Monika: Sprache und Emotion, Tübingen/Basel: Francke/UTB [2]2013, S. 247–288.

31 Vgl. Sontag, Susan: Krankheit als Metapher, übers v. Karin Kersten/Caroline Nebaur, Frankfurt a.M: Fischer 1989, S. 77–80.

32 Bein, Thomas: Ins Mark getroffen. Was meine Krebserkrankung für mich als Intensivmediziner bedeutet, München: Droemer 2021, S. 28.

33 Ebd., S. 65; W. Gössling: Am Leben bleiben, S. 16.

34 W. Gössling: Am Leben bleiben, S. 16.

»Mir stand ein steiniger Weg bevor. Mein Überleben war alles andere als gewiss.«[35] Der »Weg« löst einerseits Unsicherheit aus: »Wenn man nicht weiß, was los ist, schlottert man vor Angst, weil man den Weg, der vor einem liegt, nicht kennt.«[36] Andererseits wird gerade ein Therapiegespräch mit Fachkollegen wiederum mittels der Weg-Metaphorik als positiv gewertet, da ein »Plan« ein gewisses Maß an Kontrolle verschafft und auf das Ziel der Heilung verweist: »Der Patient geht mit *einer* Empfehlung und *einem* konkreten Plan nach Hause. Er ist essenziell, weil er Hoffnung gibt und Wegweiser ist.«[37] Über die Weg-Metaphern wird somit ein Kontrollgewinn versprachlicht.

3.4 Identitätskonstruktionen

Basierend auf den Selbstpositionierungen der untersuchten Autorinnen und Autoren (Kap. 3.1) ergibt sich ein umfassendes Bild ihrer Identitätskonstruktionen. Die »narrative Identität«, verstanden als »diejenigen Aspekte von Identität […], die im Modus der autobiografischen Narration dargestellt und hergestellt werden«[38], ist insbesondere im Fall einer lebensbedrohlichen Erkrankung der schreibenden Ärztinnen und Ärzte gefährdet. Nachdem in den meisten Autobiografien zunächst eine Identität zum Zeitpunkt t_1 *vor* Ergreifen des Berufs dargestellt wird, folgt in jedem Fall eine Beschreibung der Identität *im* Beruf (t_2), wie man also als Ärztin bzw. Arzt ist. Durch die Krankheit kann es allerdings zum Bruch kommen: Der Arzt wird Patient, die Ärztin heilt nicht, sondern muss geheilt werden. Dort, wo jemand bisher aktiv war, sieht er sich krankheitsbedingt zur Passivität verurteilt. Diese Patienten-Identität (t_3) wird in einigen Büchern ausführlich problematisiert. Pointiert beschreibt der Onkologe Gössling diesen Identitätswechsel in einer Szene zu Beginn seiner Therapie:

> »Ich betrat das Behandlungszentrum, die Heimat meiner klinischen Arbeit seit mehreren Jahren, zögernd, ängstlich, verschreckt, nicht wie sonst als Arzt zielgerichtet, fokussiert und in Gedanken schon bei den Patienten. Bei der Aufnahme überreichte mir eine Mitarbeiterin ein stahlblaues Plastikkärtchen, auf dem mein Name und einige weitere Informationen

35 Ebd., S. 18.

36 Ebd., S. 19.

37 Ebd., S. 41 (Herv. i.O.).

38 G. Lucius-Hoene/A. Deppermann: Rekonstruktion narrativer Identität, S. 47.

> aufgeführt waren: meine neue Patientenkarte. Ich war nun gekennzeichnet, gebrandmarkt als Krebspatient.«[39]

Was hier als Stigmatisierung empfunden wird und im Kontrast zu Verhalten, Einstellung und Emotionen aus der Zeit als aktiver Arzt steht, bezeichnet Gössling selbst als »Identitätsproblem«[40]. Dieses wird noch einmal virulent, als der Onkologe in ein fremdes Krebszentrum aufgenommen werden soll – als dramatische Rekonstruktion wird ein Dialog in wörtlicher Rede inszeniert und durch einen Vergleich mit körperlicher Gewalt rhetorisch zugespitzt:

> »Die erste Frage, die der Arzt mir stellte, war jedoch wie ein Schlag ins Gesicht: ›Was für ein Arzt waren Sie denn früher?‹ Ich war verletzt, verwirrt und vor allem unglaublich wütend. [...] Dieser Arzt sprach zu mir, als wäre mein Beruf für mich Vergangenheit, als würde ich niemals wieder einen Patienten behandeln können.«[41]

Den Identitätswechsel beschreibt der Neurochirurg Kalanithi ebenfalls als problematisch, da der Arztberuf für seine Selbstdefinition essentiell war. Diesem ist nun die Passivität der Patientenrolle entgegengesetzt, was auch grammatisch im Wechsel vom Aktiv zum Passiv realisiert ist: »Als Arzt war ich aktiv gewesen, hatte etwas gesteuert, als Patient war ich nur mehr jemand, mit dem etwas gemacht wurde.«[42] Im Kontrast zur Metapher der aktiven, kontrollierten Bewegung (»steuern«) sieht er sich nun zu einem passiven »Jemand« herabgewürdigt. Zwar neigt Kalanithi in seinem Text von allen untersuchten Autobiografien am stärksten zur Selbstkritik, wenn er etwa einräumt, seine »Hybris als Chirurg«[43] sei enttarnt worden. Damit ist immerhin angedeutet, dass das Empfinden von »Macht über das Leben des Patienten«[44] auch ein Teil der eigenen beruflichen Praxis war. Allerdings gestehen die Autobiografien nur selten früheres Fehlverhalten ein. Selbst wenn nun aus der ungewohnten Patientenperspektive Kritik an der Ärzteschaft geübt wird, ist damit selten die eigene Rolle vor der Erkrankung gemeint. Vielmehr positionieren sich

39 W. Gössling: Am Leben bleiben, S. 28.

40 Ebd., S. 105.

41 Ebd., S. 106.

42 P. Kalanithi: Bevor ich jetzt gehe, S. 136.

43 Ebd., S. 156.

44 Ebd., S. 156.

die meisten Autorinnen und Autoren selbst als vorbildlich in ihrem sonst kritikwürdigen Berufsumfeld.

Neben dem Wechsel in die Patienten-Passivität ist bei Gössling deutlich, dass für ihn der Identitätswechsel und die Rolle als Sterbender inakzeptabel sind, da er seine Sterblichkeit zuvor weder akzeptiert noch reflektiert hat. Hier klingt erneut das naive Paradoxon des kranken Arztes an, wenn es unmittelbar nach der Mitteilung der Diagnose in einer Mischung aus erlebter Rede und innerem Monolog heißt: »Krebs? Meine Gedanken rasten. Meine Aufgabe besteht darin, Krebs zu behandeln – aber doch nicht, selbst daran zu erkranken!«[45]

Nach Durchlaufen der Patienten-Identität (t_3) kann es – im Falle des Überlebens – entweder zu einer Rückkehr in den Beruf mit neuer Identität nach der Krankheit (t_4') oder zum Wechsel in den Ruhestand (t_4') kommen. In beiden Fällen wird diese neue Identität oft mit neuen Einsichten verbunden: Man ist nun ein anderer Arzt, oder sieht als Ärztin anders auf die berufliche Praxis zurück. Insofern kann die Konfrontation mit dem eigenen Tod zu einem veränderten Blick auf den medizinischen Betrieb, mithin zu Medizinkritik führen – und damit, sofern sich der Autor oder die Autorin noch als Teil dieses Betriebs versteht, zur Selbstkritik. Diese Kritik ist Bestandteil, manchmal sogar Kern der Autobiografien. Die Krankheit wird als ›Lehre‹ konstruiert, zu deren Verkündigung das jeweilige Buch dient. Aus der Konfrontation mit dem eigenen Tod und aus dem Erleben der Patientenrolle am eigenen Leib formuliert ein Autor wie Heimann Konsequenzen für das ärztliche Handeln: »Die persönliche – körperliche wie psychische – Situation eines einzelnen Patienten muss bei der Behandlung im Mittelpunkt stehen.«[46] Auch der Intensivmediziner Bein widmet wesentliche Teile seiner Autobiografie solchen Einsichten: »Nach meinem Verständnis braucht die Medizin ein Umdenken zu einer neuen Humanität.«[47] Hierbei handelt es sich um eine narrative Konstruktion von Sinn: Die eigene Erkrankung hat zu Erkenntnissen geführt, die eigenen Erlebnisse werden als wertvolle Einsichten gerahmt – und deren Publikation wird so zusätzlich legitimiert.

45 W. Gössling: Am Leben bleiben, S. 15.

46 D. Heimann: Wie ein Wunder, S. 85.

47 T. Bein: Ins Mark getroffen, S. 17–18.

3.5 Resultate der Konfrontation mit dem eigenen Tod

Zwar schildern die Autobiografien den Zustand nach der Überwindung einer lebensbedrohlichen Krankheit manchmal als *negativ*, sofern etwa »körperliche und seelische Narben«[48] bleiben. Oder sie beschreiben einen *neutralen* (weder positiven noch negativen) Endzustand, wenn es infolge der Behandlung lediglich gelingt, »zu einem normalen Leben zurückkehren«[49]. Nicht selten werden der Konfrontation mit der Sterblichkeit aber auch dauerhaft *positive* Auswirkungen zugeschrieben. Die »Erfahrung des Es-schon-mal-überlebt-Habens«[50] lässt den Schlaganfallpatienten Heimann eine Persönlichkeitsveränderung zum Guten hin konstatieren: »Ich bin stärker geworden. Viel ruhiger. Ich habe heute weder Einsamkeitsängste noch Angst vor Stille, Sprachlosigkeit oder Tod.«[51] Gerade der Rollenwechsel, die neue Identität des kranken Arztes führt zu einem Erkenntnisgewinn:

> »Als Patient erhielt ich Eindrücke, die meine Erfahrungen als Arzt und Betreuer oft bestätigten oder vertieften. Ich gewann aber auch völlig neue Einsichten und korrigierte manche falsche Vorstellung. Mein Umgang mit Patienten hat sich dadurch verändert. Ich höre ihnen anders zu, ich beziehe ihre Familienangehörigen stärker ein und teile mit ihnen meine eigenen Erinnerungen an Angst, Furcht und Einsamkeit. So kann ich eine engere Verbindung zu ihnen aufbauen. Den größten Wert lege ich darauf, ihnen die Hoffnung nahezubringen.«[52]

Hier wird die Konfrontation mit dem Tod geradezu als Prozess einer Läuterung gerahmt.

Gerade das, was hier als positive Auswirkungen der Konfrontation mit tödlicher Bedrohung bestimmt wird, ist in den Autobiografien zugleich die ›Botschaft‹, die die Publikation rechtfertigt. So bezeichnet es wiederum der Onkologe Gössling als »zentrale Aussage meiner Geschichte […]: dass es sich lohnt, zu kämpfen, solange noch eine Chance existiert.«[53] Die Kampfmetaphorik verknüpft sich im Erfolgsfall mit einer Siegesrhetorik: »Es war der

48 W. Gössling, Am Leben bleiben, S. 186.
49 Ebd., S. 171.
50 D. Heimann, Wie ein Wunder, S. 127.
51 Ebd., S. 126.
52 W. Gössling, Am Leben bleiben, S. 210.
53 Ebd., S. 204.

beste Beweis dafür, dass Leben über Tod, Heilung über Krankheit, Hoffnung über Verzweiflung siegen kann.«[54] Gössling berichtet, dass ihm selbst die Lektüre eines Buchs über unwahrscheinliche Heilungserfolge bei Krebspatienten geholfen habe:

> »Ich kann nur sagen, dass ich Hoffnung brauchte, um zu überleben. Ich brauchte Erzählungen über das nahezu Unmögliche, über den Erfolg, über die Möglichkeit einer Heilung gegen jede statistische Wahrscheinlichkeit. Und deshalb waren diese Geschichten von anderen Krebsüberlebenden so hilfreich und stärkend.«[55]

Tatsächlich sieht der Autor neben seiner charakterlichen Disposition als »optimistischer Mensch«[56] in dieser Hoffnung durch Erzählungen mit Happy End eine Ursache für die eigene Heilung – und legt damit nahe, dass auch seine eigene Autobiografie zugunsten anderer ähnlich wirken kann.

3.6 Subjektive Theorien von Krankheit und Heilung

Wie schon das vorangegangene Beispiel zeigt, gibt es von ärztlicher Seite durchaus subjektive Krankheitstheorien[57] bei eigener Erkrankung, aber auch Ursachenzuschreibungen hinsichtlich der Heilung. Dabei deckt sich die individuelle Perspektive bei eigenen Krankheiten nicht unbedingt mit dem beruflichen Blick. Die subjektiven Krankheitstheorien gestalten sich zunächst einmal kaum anders als bei Laien-Patienten, wenn z.B. monokausale Ursachenzuschreibungen dominieren und etwa eine Allgemeinmedizinerin ihren Lungenkrebs auf psychische Belastungen zurückführt: »Auch bei meiner Erkrankung war sicherlich der traurige Tod meines Mannes die Ursache!«[58]

An anderer Stelle divergieren die berufliche und die individuelle Sicht. Fast alle erkrankten ärztlichen Autobiografen beziffern Überlebenswahrscheinlichkeiten, was der beruflichen Perspektive entspricht – jedoch werden diese Statistiken immer wieder als irrelevant bewertet, und zwar aus der individuellen Sicht des Erkrankten: »Mein Verhältnis zur Statistik veränderte

---

54 Ebd., S. 199.

55 Ebd., S. 202.

56 Ebd., S. 200.

57 Vgl. Birkner, Karin: »Subjektive Krankheitstheorien im Gespräch«, in: Gesprächsforschung – Online-Zeitschrift zur verbalen Interaktion 7 (2006), S. 152–183.

58 L. Frenzel: Den Tod überleben, S. 79.

sich, sobald ich selbst Teil dieser Statistik war.«[59] Die persönliche Perspektive des Betroffenen weicht also von der beruflichen ab: »Die Statistik ist – für den Einzelfall – nur eine Zahl ohne persönliche Aussagekraft.«[60]

Die Auseinandersetzung mit Zahlen stellt bereits eine Form der Rationalisierung dar, um in der Konfrontation mit dem eigenen Tod die Angst zu bewältigen. Offenbar neigen einige der Autorinnen und Autoren in höherem Maße als Laien-Patienten dazu, sich selbst zu reflektieren – und nicht zuletzt ihre emotionalen Reaktionen. So beruhigt sich der Onkologe Gössling während einer nächtlichen Panikattacke damit, dass er deren mögliche Ursachen abwägt und so mit seinem »Arzt-Ich debattieren konnte«[61]. Dadurch vollzieht er wieder den Wechsel von Patienten- zur Fachmann-Perspektive und macht sich selbst zum Objekt seiner Analyse. Daraus ergibt sich ein Kontrollgewinn – selbst in einer von Atemnot und Angst beherrschten Situation.

Kontrolle spielt auch bei den Ursachenzuschreibungen für eine Heilung eine große Rolle, denn diese ist in den Autobiografien des Analysekorpus niemals Zufall. Vielmehr wird die Genesung gern auf stabile, interne Faktoren[62] zurückgeführt: »Ich hatte und habe das Privileg, mit einem Charakter ausgestattet zu sein, der ein Scheitern nicht akzeptiert, der auch die Tiefen erfolgreich durchschritten hat.«[63] Das der Wegmetapher verwandte Bild des »Schreitens« weist dem Schlaganfallpatienten nach einem »totalen Kontrollverlust«[64] wieder die Position des autonom Handelnden zu, sofern die internale Kontrollüberzeugung[65] dominiert. Selbst wenn es an keiner Stelle explizit ausgeführt wird, bedeutet eine solche Sichtweise im Umkehrschluss allerdings, dass Patientinnen und Patienten, die keinen Heilungserfolg erzielen, an ihren charakterlichen Defiziten gescheitert sein müssen. Je stärker Fortschritte in der Therapie als individuell kontrollierbar dargestellt werden, desto eher kommt den Kranken eine (Mit-)Schuld zu, wenn es keine Fortschritte gibt.

59 P. Kalanithi: Bevor ich jetzt gehe, S. 129.

60 D. Heimann: Wie ein Wunder, S. 10.

61 W. Gössling: Am Leben bleiben, S. 73.

62 Vgl. zur Attributionstheorie Parkinson, Brian: »Soziale Wahrnehmung und Attribution«, in: Johannes Ullrich/Wolfgang Stroebe/Miles Hewstone (Hg.), Sozialpsychologie, Berlin: Springer ^{7}2023, S. 73–110, hier S. 88–89.

63 D. Heimann: Wie ein Wunder, S. 184–185.

64 Ebd., S. 24.

65 Vgl. K. Birkner: Subjektive Krankheitstheorien im Gespräch, S. 159.

In einem anderen Fall führt eine Ärztin jedoch auch konkrete Behandlungsmaßnahmen (externe Faktoren) an, die zu ihrer Genesung geführt hätten. Ausführlich schildert Frenzel den erfolgreichen Einsatz einer Vitamintherapie gegen ihren Lungenkrebs, wobei sie weniger wissenschaftlich-fachlich argumentiert als bekenntnishaft verkündet: »Ich glaube an die Zukunft dieser Theorie und werde sie, wo auch immer, weiterverbreiten und unterstützen.«[66] Die Popularisierung dieser Therapie ist für sie ausdrücklich die Motivation, die eigene Geschichte niederzuschreiben und zu publizieren:

> »Ich schreibe das alles mehr oder weniger ausführlich aus dem Grunde, anderen Patienten einfach Mut zu machen. Man kann das alles überleben, wenn man genügend diszipliniert ist, sich eisern an die Regeln hält mit der Medizin, mit dem Essen, keine Ausschweifungen mit dem Alkohol usw.«[67]

Die altruistische Motivation (»anderen Mut machen«) wird umgesetzt, indem die Autorin mit dem generalisierenden Pronomen *man* Allgemeingültigkeit herstellt. Der eigene Fall wird zum Muster für alle anderen. Hier wird deutlich, was die Autobiografien von anderen, fachlich-medizinischen Publikationen abhebt, nämlich die Beglaubigung durch subjektives Erleben: »Ich möchte den Heilmethoden von Gaisbauer nur zustimmen, weil ich ähnliche Erfahrungen machte.«[68] So ergibt sich insgesamt ein kontrastreiches Bild des ärztlichen Umgangs mit eigener Krankheit: Von strikter Rationalität bis zu dezidierter Subjektivität im Urteil reichen die Einstellungen.

3.7 Ausweichen vor der Sterblichkeit: Imaginationen des Weiterlebens und andere Sinnzuschreibungen

Die Auseinandersetzung mit dem eigenen Tod findet in den untersuchten ärztlichen Autobiografien gewissermaßen nur in einem ›abgesicherten Modus‹ statt. Die Konfrontation mündet fast immer in einem Ausweichmanöver. Vier Ausweichstrategien sollen hier exemplarisch angeführt werden: Als Erstes (Strategie 1) ist die einfache Verdrängung in Form eines Nicht-mehr-daran-Denkens in den Büchern dokumentiert. Eine Variante davon (Strategie 2) ist die Abwendung von Gedanken an die eigene Sterblichkeit anlässlich

66 L. Frenzel: Den Tod überleben, S. 106.

67 Ebd., S. 81.

68 Ebd., S. 112.

der Rückkehr in den Zustand von Gesundheit, Normalität und Alltag nach Überwindung gesundheitlicher Krisen wie etwa Krebserkrankungen. Einen dritten Modus des Ausweichens (Strategie 3) stellt die Abwehr von Gedanken an den Tod durch die Hinwendung zu den nächsten Therapieschritten im Fall lebensbedrohlicher Krankheiten dar. Der letzte, seit Jahrtausenden erprobte Ausweg (Strategie 4) besteht in der tröstlichen Zuwendung zu Vorstellungen einer postmortalen Fortexistenz.

Beim Anblick einer sterbenden Patientin imaginiert eine junge Ärztin den eigenen Tod sowie den Tod ihrer Mutter – um diese Vorstellung sogleich wieder abzuwehren:

> »Ich stellte mir vor, meine Mutter würde hier liegen [...]. Nein, daran durfte ich nicht denken. Diese Vorstellung war mir unerträglich. Dann dachte ich daran, dass auch ich irgendwann mal so liegen würde. Dieser Gedanke war nicht so schlimm wie der vorherige, aber ich wehrte mich mit ganzer Kraft dagegen. Ich wollte leben. Es wäre noch zu früh. Wer würde mich begleiten? Nein, nicht weiter in diese Richtung denken, bloß raus hier.«[69]

Zum einen beschreibt die Autobiografin hier ihre Flucht vor existenziellen Fragen und das Bekenntnis zur Verdrängung (Strategie 1) aufgrund der Unerträglichkeit des Gedankens an den Tod. Dabei positioniert sie sich selbst als altruistisch, da sie den eigenen Tod als weniger »schlimm« bewertet als den der Mutter. Darüber hinaus wird eine Ordnung des Sterbens konstruiert, denn wenn der eigene Tod noch »zu früh« wäre, so impliziert dies, dass es auch einen richtigen, angemessenen Zeitpunkt gibt. Für den Fall der beobachteten Sterbenden gilt dies ohnehin, denn die Ärztin hatte schon zuvor festgestellt: »Ich konnte nichts gegen die Natur ausrichten. Die Zeit dieser Frau war abgelaufen.«[70] So entsteht zwar das Gefühl der Ohnmacht, allerdings bewegt sich der Sterbevorgang aus Sicht der Ärztin in einer natürlichen Ordnung der Lebenszeit – nichts ist hier chaotisch oder zufällig.

Insgesamt sind ärztliche Autobiografien also nicht nur Zeugnisse der Auseinandersetzung mit dem eigenen Tod, sondern dokumentieren genauso dessen Verdrängung. Abgesehen von dem eben angeführten Beispiel, findet in

---

69 Olga Kogan: Diagnose: Empathie. Aus dem Alltag einer jungen Ärztin, Frankfurt a.M.: Mabuse 2015, S. 31.

70 Ebd., S. 30.

Autobiografien, die von einem ärztlichen Leben ohne eigene lebensbedrohliche Krankheit erzählen, kaum eine Imagination des eigenen Todes statt. Sogar in den Fällen von Krebserkrankungen zeigen die Verfasser die Tendenz, den Gedanken an die Endlichkeit nicht zuzulassen. Dabei werden spezifische Denkmuster und persönliche Werthaltungen, mithin die grundsätzliche Einstellung zum Leben erkennbar: »Sollte mein Krebs wirklich unheilbar sein? Ich war in keiner Weise dazu bereit, das zu akzeptieren. Ich war jung, hatte vier Kinder und so viele Pläne mit ihnen, für mich und für meine Frau, für meine Forschungen, meine Karriere – für mein Leben!«[71] Die Narration solcher Reflexionen in Form von erlebter Rede lässt den Umkehrschluss zu, unter welchen Bedingungen der Tod als akzeptabel gilt, nämlich für Menschen, die a) alt, b) ohne Kinder, c) ohne familiäre oder berufliche Pläne und d) ohne Karriere sind. Es ist somit ablesbar, was für den Autor ein Leben lebenswert macht.

Der Onkologe, der als Krebspatient einen Rückfall erleidet, räumt sogar eine Diskrepanz ein zwischen seinen üblichen professionellen Empfehlungen und seinem eigenen Verhalten als Patient. Obwohl er aus beruflicher Perspektive wisse, dass es »wichtig«[72] sei, über den Tod zu sprechen, meidet er selbst dieses Thema gegenüber seiner Frau während seiner Behandlung. Und mit Eintreten eines als »Heilung« definierten Zustands bestehe keine »Notwendigkeit«[73] mehr zur Thematisierung (Strategie 2). Die Konfrontation mit der Sterblichkeit führt also nicht zu einer dauerhaften Auseinandersetzung mit der eigenen Endlichkeit, sondern deren Verdrängung wird beibehalten. Für die Krebsbehandlung wie für den Tod überhaupt gilt die Tabuisierung bisweilen gar als hilfreich und die gedankliche Zuwendung zum Leben als notwendige Bedingung für eine Heilung:

> »Der Patient muß mit seiner Krankheit leben. In dem Maße, in dem es dem Patienten nicht mehr wichtig ist, daß er Krebs hat, wenn seine Gedanken aufhören, ständig um diesen Punkt zu kreisen, wenn er wieder Freude an den schönen Dingen des Lebens gewinnt, kann die Heilung beginnen.«[74]

Zur Verdrängung von Gedanken an den Tod trägt auch die Therapie selbst bei (Strategie 3), deren neuer Alltag den alten ersetzt: »Diese Geschäftigkeit,

71 W. Gössling: Am Leben bleiben, S. 133.

72 Ebd., S. 110.

73 Ebd.

74 L. Frenzel, Den Tod überleben, S. 112.

dieses Beschäftigtsein, bewahrt mich vor den großen Sorgen und Fragen, die nach oben drängen, sobald ich zur Ruhe komme.«[75] Die Schritte auf dem Weg der Therapie (Weg-Metaphorik) dienen nicht zuletzt dazu, dem Thema Sterben möglichst aus dem Weg zu gehen, denn »es ging mir stets darum, dem Tod auszuweichen. Niemals sprach ich mit meinen Ärzten über den Tod selbst, immer nur über die Möglichkeiten, wie ich ihn abwenden könnte.«[76] Diese Fokussierung wird auch als Ursachenerklärung im Rahmen der subjektiven Theorie für den Heilungserfolg herangezogen: »Ich kann nur sagen, dass ich Hoffnung brauchte, um zu überleben. Ich brauchte Erzählungen über das nahezu Unmögliche, über den Erfolg, über die Möglichkeit einer Heilung gegen jede statistische Wahrscheinlichkeit.«[77] Offenbar soll die Publikation der eigenen autobiografischen Erzählung für ihre Leserschaft nun wiederum Ähnliches leisten, wodurch sie zusätzliche Legitimation erhält.

Auch die Imagination von Formen des Weiterlebens nach dem Tod (Strategie 4) kann man zur Verdrängung des Gedankens an die Endlichkeit des menschlichen Daseins zählen.[78] In vier der zehn Autobiografien des Korpus werden Formen postmortaler Fortexistenz zumindest angedeutet. Es ist kaum überraschend, dass dies am ausführlichsten geschieht bei der Lepraärztin und Nonne Ruth Pfau, die ihren Tod als Vereinigung mit Jesus imaginiert. Insofern ist für sie der Tod »die endgültige Faszination, die Faszination, jemand endlich in die Arme zu fallen, um den ich ein Leben lang geweint habe.«[79] Nicht erst im Tod wird jedoch dem Leben als Ganzen ein Sinn zugewiesen. Sinnzuschreibungen können sich auch auf Episoden, etwa der Krankheit oder Heilung, richten oder auf bestimmte Situationen, wenn z.B. die Rettung aus Todesgefahr während ihrer Tätigkeit in Pakistan von der christlichen Lepraärztin Pfau so beschrieben wird:

> »da sagte das Dorf, keiner wäre da durchgekommen, aber das Leprateam, mit dem habe es schon was auf sich, dem passiere nichts, der Herrgott könne es sich nicht leisten, die zu verlieren –. […] Es ist zu oft und zu wundersam

---

75 W. Gössling, Am Leben bleiben, S. 25.

76 Ebd., S. 183.

77 Ebd., S. 202.

78 Vgl. De Marchi, Luigi: Der Urschock. Unsere Psyche, die Kultur und der Tod, Darmstadt: Luchterhand 1988, S. 25–59; Solomon, Sheldon/Greenberg, Jeff/Pyszczynski, Tom: Der Wurm in unserem Herzen. Wie das Wissen um die Sterblichkeit unser Leben beeinflusst, München: DVA 2016, S. 127.

79 R. Pfau: Verrückter kann man gar nicht leben, S. 57.

> gutgegangen, als daß wir nicht hätten die Überzeugung entwickeln müssen: daß es mit dem Leprateam etwas Besonderes auf sich habe –.«[80]

Das vermeintlich zweckrationale Handeln des »Herrgotts« nährt hier die Vorstellung eines besonderen Schutzes – und eines besonderen Werts des eigenen Lebens. Andere lebensbedrohlich erkrankte Ärzte lehnen jedoch eine Sinnzuschreibung ausdrücklich ab, wie etwa Heimann im Hinblick auf seinen Schlaganfall: »Ich höre auf, einen Sinn hinter alldem zu suchen. Es hat mich halt erwischt.«[81] Auch der Onkologe Gössling verweigert sich jeder weiteren Ausdeutung seiner Krebserkrankung: »Es gibt meiner Ansicht nach kein ›Warum‹, keine Begründung, keinen höheren Sinn in der Krankheit. Es gibt keine Absicht, nur eine statistische Abweichung, die zufällige Mutation eines Gens [...].«[82] Gleichwohl zeigen selbst solche Negationen, dass die Frage nach einem »Sinn« für relevant gehalten wird und zumindest von der Leserschaft erwartet werden könnte, sonst würde die Möglichkeit einer solchen Sinnzuschreibung überhaupt nicht thematisiert.

4. Fazit

Die Konfrontation von Ärztinnen und Ärzten mit ihrem eigenen Tod unterscheidet sich in den untersuchten Autobiografien in mancher Hinsicht nicht allzu sehr von Nicht-Fachleuten. Anders ist allerdings die Art und Weise des Umgangs mit den medizinischen Aspekten bedrohlicher Krankheiten, die immer auch eine fachliche Perspektive erkennen lässt, wie z.B. in der Erwähnung von Statistiken und Überlebenswahrscheinlichkeiten. Gleichwohl weisen selbst erkrankte Medizinerinnen und Mediziner die Relevanz dieser Zahlen für den eigenen, individuellen Krankheitsfall zurück. Wer nicht selbst erkrankt ist, setzt sich in einer Autobiografie kaum mit der eigenen Sterblichkeit auseinander. Und diejenigen, die aufgrund von Krankheit dazu gezwungen werden, zeigen sich in ihrer narrativen Rückschau von der Möglichkeit ihres Todes überrascht. Auch sie wenden sich in den Texten meist schnell wieder von ihrer eigenen Endlichkeit ab. Das Vermeiden einer Konfrontation mit dem

80 Ebd., S. 87–88.

81 D. Heimann: Wie ein Wunder, S. 58.

82 W. Gössling: Am Leben bleiben, S. 226.

unausweichlichen Ende des Lebens wird bisweilen geradezu als gesundheitsfördernd eingeschätzt.

Insgesamt zeigt sich im Untersuchungskorpus ein enger Zusammenhang zwischen der Konstruktion einer narrativen, autobiografischen Identität und der Ursachenzuschreibung für Krankheit oder Heilung. Diese Aspekte dienen neben der hervorgehobenen Besonderheit der individuellen Erlebnisse zugleich als Legitimation der autobiografischen Publikationen. Oft erfüllt die Narration des eigenen Lebens die Funktion eines Vorbilds (in Fällen erfolgreicher Heilung) oder (seltener) eines mahnenden Beispiels, so dass in jedem Fall eine Nähe zur Ratgeberliteratur festzustellen ist.

Ein Rat, der sich den meisten Autobiografien entnehmen lässt, lautet, sich zwar mit der eigenen Gesundheit auseinanderzusetzen, jedoch nicht so sehr mit dem eigenen Tod. Selbst diejenigen Autorinnen und Autoren, die sich ihrer Endlichkeit stellen (müssen), zeigen, wie schnell sie sich davon wieder abwenden. Es gibt Hinweise darauf, dass eine solche ›Konfrontation im abgesicherten Modus‹ nicht nur ein Merkmal des ärztlichen Umgangs mit lebensbedrohlichen Situationen darstellt, sondern in ähnlicher Form z.B. auch in Massenmedien vorliegt, die tagtäglich erst über alle möglichen Quellen der Lebensgefahr durch Unfälle, Verbrechen, Katastrophen oder gesundheitsschädliche Lebensführung berichten und bei der Leserschaft den Gedanken an die Sterblichkeit wachrufen, um dann sogleich Maßnahmen zu präsentieren, mit denen sich diese Gefahren eindämmen lassen.[83] Es wäre deshalb eine Aufgabe für die weitere Forschung zu prüfen, ob sich ähnliche Strategien bei der Auseinandersetzung mit dem eigenen Tod auch in der – öffentlichen wie privaten – Kommunikation anderer gesellschaftlicher Gruppen nachweisen lassen.

---

83 Für die Boulevardpresse vgl. Schütte, Christian: »Tod und Sterblichkeit im Weltbild der Boulevardpresse«, in Christian Kreuz/Robert Mroczynski (Hg.), Sprache, Kultur, Mentalität. Sprach- und kulturwissenschaftliche Beiträge zur Analyse von Mentalitäten, Münster: Lit 2016, S. 175–206, hier S. 194–196.

Imaginative Kompetenzen im Kontext des Sterbens
Eine philosophische Analyse für die medizinische Praxis

Alma K. Barner

1. Die instruktive Imagination

Was könnten wir als Familie am Wochenende unternehmen? Wie wird meine Schwester auf das Geschenk reagieren? Diese Fragen regen unsere Imagination an. Bei der Überlegung, was wir am Wochenende tun könnten, stelle ich mir daraufhin vielleicht unterschiedliche Szenarien vor: Wir könnten in den Zoo gehen, oder, bei schlechtem Wetter, ins Museum. So trägt meine Imagination zu einer Entscheidung bei.

Die Philosophie unterscheidet oft zwei grundlegend verschiedene Gebrauchsformen der Imagination: die *fantastische* und die *instruktive* Verwendungsweise.[1] Bei der fantastischen Verwendung zielt die Imagination darauf ab, über die Realität, in der wir leben, hinauszugehen. Paradigmatische Beispiele sind fantasievolles Spiel, Science-Fiction-Romane, Videospiele, Träume und Tagträume. Die instruktive Verwendungsweise zielt darauf ab, dass wir etwas über die Welt, in der wir leben, lernen. Wie im obigen Beispiel verwenden wir sie im Alltag häufig zur Planung und bei der Entscheidungsfindung. Sie hilft uns bei der Vorbereitung auf Herausforderungen, der Vorhersage von Ereignissen oder dem Verständnis anderer.[2]

1 Vgl. Kind, Amy/Kung, Peter: »Introduction: the puzzle of imaginative use«, in: Amy Kind/Peter Kung (Hg.), Knowledge through imagination, Oxford: Oxford University Press 2016, S. 1–37.

2 Vgl. Nanay, Bence: »The role of imagination in decision-making«, in: Mind and Language 31.1 (2016), S. 126–142, https://doi.org/10.1111/mila.12097; Byrne, Ruth M. J.: The rational imagination. How people create alternatives to reality, Cambridge, MA: MIT Press 2005.

In diesem Aufsatz richte ich mein Augenmerk auf die instruktive Verwendungsweise der Imagination. Meine Ausgangsfrage lautet: Wie können Ärzt*innen ihre Imaginationsfähigkeit instruktiv im Kontext des Sterbens gebrauchen, unter Berücksichtigung der Grenzen dieser Methode? Ich möchte dabei sowohl Ärzt*innen als auch Patient*innen als Sterbende betrachten. Zur Veranschaulichung der instruktiven Imagination im Kontext des Sterbens sind hier einige Anwendungsbeispiele: Die instruktive Imagination kann Ärzt*innen als Entscheidungshilfe zur besseren Planung des eigenen Lebensendes dienen. Wie wird es mir als Sterbendem gehen? Welche Vorkehrungen sind zu treffen? Möchte ich in meiner Arbeitsstätte medizinisch behandelt werden? Wie soll ich meine Patientenverfügung aufsetzen? Wenn sich Ärzt*innen ihren eigenen Tod vorstellen, malen sie sich vielleicht verschiedene Szenarien aus und entscheiden, welches sie für am wahrscheinlichsten halten. Als Ärztin kann ich mich in die Lage meines zukünftigen Selbst versetzen und hypothetische Szenarien nutzen, um meine zukünftigen Präferenzen als Sterbende zu bestimmen. Vor dem Hintergrund empirischer Studien, die die Präferenzen von Sterbenden darlegen, kann ich mich fragen, wer ich in der Statistik sein könnte.

Betrachten wir sterbende Patient*innen aus der ärztlichen Perspektive. *End-of-Life*-Situationen sind im klinischen Kontext oft komplexe und schwierige Entscheidungssituationen. Zwei Herausforderungen stellen sich dabei besonders: Erstens sind viele Patient*innen zu krank, um aktiv an Entscheidungsprozessen teilzunehmen.[3] Zweitens haben viele ihre Wünsche und Präferenzen im Vorfeld nicht artikuliert oder festgehalten.[4] Zugleich ist unbestritten, dass Patient*innen bei der Entscheidungsfindung mitzubeteiligen sind.[5] Ärzt*innen können die instruktive Imagination nutzen, um ihre ster-

---

3 Vgl. Keij, Sascha M. et al.: »Patient-related characteristics considered to affect patient involvement in shared decision making about treatment: A scoping review of the qualitative literature«, in: Patient Education and Counseling 111 (2023), https://doi.org/10.1016/j.pec.2023.107677.

4 Vgl. Korsah, Emmanuel Kwame/Schmollgruber, Shelley: »Barriers and facilitators to end-of-life care in the adult intensive care unit: A scoping review«, in: International Journal of Africa Nursing Sciences 19 (2023), https://doi.org/10.1016/j.ijans.2023.100636.

5 Vgl. Sold, Markus/Schmidt, Kurt W.: »Therapiebegrenzung und Therapiereduktion – praktisch umgesetzt«, in: Nikola Biller-Adorno/Settimio Monteverde/Tanja Krones/Tobias Eichinger (Hg.), Medizinethik, Wiesbaden: Springer VS 2021, S. 347–393, hier S. 366, https://doi.org/10.1007/978-3-658-27696-6.

benden Patient*innen medizinisch und menschlich besser zu begleiten. Die instruktive Verwendungsweise der Imagination im Falle bewusstloser Patient*innen hat sich bereits etabliert. So schreiben der Ethiker Kurt W. Schmidt und der Intensivmediziner Markus Sold: »[d]ie regelmäßig im Behandlungsverlauf neu zu stellende Frage beim bewusstlosen Intensivpatienten lautet: *Stellen wir uns vor*, der Patient hätte alle aktuellen Angaben zu seiner Diagnose und Prognose gehört [...]: Was würde der Patient jetzt in Bezug auf die weitere Behandlung sagen?«[6]. Mithilfe hypothetischer Szenarien lassen sich mögliche Patient*innenwünsche und Bedürfnisse durchspielen und so die Entscheidungsfindung voranbringen. Unsere Vorstellungskraft ermöglicht es uns außerdem, Perspektiven zu wechseln.[7] Mithilfe der Imagination können Ärzt*innen versuchen, sich in die Lage ihrer sterbenden Patient*innen zu versetzen: Stell Dir vor, wie es wäre, Deine sterbende Patientin zu sein! Wie ergeht es ihr? Wie fühlt es sich an, dort zu liegen? Welche Empfindungen hat sie? Die Hoffnung besteht, dass die instruktive Imagination die Kommunikation zwischen Ärzt*innen, Patient*innen und Angehörigen verbessert und zur Optimierung von Behandlung und Pflege beiträgt. Auch soll so ein empathischer Umgang mit Patient*innen gefördert werden. Man denke hier beispielhaft an die öffentliche Forderung dreier schwerkranker Ärzt*innen nach mehr Empathie von Seiten ihrer Behandler.[8]

Im Gegensatz zur fantastischen Verwendungsweise müssen instruktive Imaginationen *realistisch* sein. Meine weiterführende Frage lautet: Sind Ärzt*innen überhaupt in der Lage, komplexe Situationen des Sterbens realistisch zu imaginieren? Im nächsten Abschnitt argumentiere ich gegen die These, dass sie dies aus bestimmten prinzipiellen Gründen nicht können. Aus meiner Sicht ist die Methode der instruktiven Imagination jedoch nur nutzbar, wenn ihre Grenzen berücksichtigt werden. In Abschnitt 3 zeige ich aus diesem Grund wesentliche Grenzen der ärztlichen Imagination im Kontext des Sterbens auf. Abschnitt 4 führt den Begriff des »kompetenten Imaginierers« ein: Medizinisches Personal kann seine Imaginationsfähigkeit

6 M. Sold/K. W. Schmidt: Therapiebegrenzung und Therapiereduktion – praktisch umgesetzt, S. 349 (Herv. AB).

7 Vgl. Stueber, Karsten, R.: »Empathy and the imagination«, in: Amy Kind (Hg.), The Routledge Handbook of Philosophy of Imagination, London/New York: Routledge Taylor & Francis Group 2016, S. 368–379.

8 Vgl. Apondo, Sandra/Bein, Thomas/Schönhofer, Bernd: »Diagnose Krebs: Wenn Ärzte schwer erkranken«, in: Deutsche Medizinische Wochenschrift 147.12 (2022), S. 807–811, https://doi.org/10.1055/a-1816-4618.

verbessern. Ich stelle Methoden vor, um die Imagination zu trainieren und einige dieser Grenzen zu überwinden.

2. Das Sterben als transformative Erfahrung

In ihrem viel zitierten Buch *Transformative Experience* (2014) führt Laurie Paul den Begriff der ›transformativen Erfahrung‹ ein.[9] Eine Erfahrung ist transformativ genau dann, wenn man durch sie etwas lernt, was man selbst im Prinzip nicht auf anderem Wege (zum Beispiel durch Erzählungen) lernen könnte, und wenn sich durch sie die eigene Sichtweise und persönliche Vorlieben grundlegend ändern.[10] Transformative Erfahrungen sind tiefgreifend lebensverändernd. Pauls Beispiele sind, Eltern zu werden, eine schwere Krankheit durchzustehen, aber auch das eigene Sterben zu erleben.[11] Evan Thompson betrachtet den individuellen Sterbeprozess, der schließlich im Tod endet, als die ultimative transformative Erfahrung.[12] Nach ihm ist sie ultimativ, weil der Tod endgültig, unvermeidlich und allumfassend ist, und weil diese Erfahrung einen selbst notwendigerweise fundamental verändert.[13]

Während die Imagination in alltäglichen Situationen zur Entscheidungshilfe und Planung sehr nützlich sein kann, vertritt Paul die pessimistische These, dass wir uns transformative Erfahrungen, wie das Sterben, grundsätzlich nicht realistisch vorstellen können. Transformative Erfahrungen sind so radikal neu, dass uns bei ihnen einfach der nötige Erfahrungsschatz fehlt, um sie auch nur ansatzweise realistisch vorstellen zu können. Unsere Imaginationen sind daher zur Planung und Entscheidungshilfe bei Angelegenheiten des Ster-

9 Vgl. Paul, Laurie A.: Transformative Experience, New York: Oxford University Press 2014, hier S. 15–17, https://doi.org/10.1093/acprof:oso/9780198717959.001.0001.

10 Vgl. ebd.

11 Vgl. ebd., S. 111.

12 Vgl. Thompson, Evan: »Death: The ultimate transformative experience«, in: Enoch Lambert/John Schwenkler (Hg.), Becoming Someone New: Essays on Transformative Experience, Choice, and Change, Oxford: Oxford University Press 2020, S. 269–288, https://doi.org/10.1093/oso/9780198823735.003.0016. Der Tod selbst ist keine Erfahrung, unter der Annahme, dass das Leben mit dem Tod endet. Ich möchte außerdem Nahtoderfahrungen ausschließen, die gewöhnlich transformativer Natur sind.

13 Vgl. ebd.

bens schlichtweg nutzlos.[14] Wir müssen das Sterben selbst schon erlebt haben, um uns vorstellen zu können, wie es ist, zu sterben.

Amy Kind, eine führende Philosophin auf dem Gebiet der Imagination, hält dieses Urteil für vorschnell, da es aus ihrer Sicht unserer Imaginationsfähigkeit nicht gerecht wird.[15] Auch ich vertrete einen optimistischeren Ansatz. Sehen wir uns dafür etwas genauer an, wie Imagination funktioniert. Wenn wir die Imagination instruktiv verwenden, geht es uns nicht darum, dass die imaginierten Szenarien wahr sind oder wahr sein werden, sondern dass sie realistisch sind. Was bedeutet das konkret? Wenn ich mich frage, wie es sich für meine sterbende Patientin anfühlt, vor mir zu liegen, kann es für diesen Zweck relevant sein, mir ihre momentane Gefühlslage, ausgewählte Überzeugungen und Wünsche und ihre Schmerzen vorzustellen. Ob ich mir dabei realistisch vorstelle, wie sich ihre Kleidung auf der Haut anfühlt, oder wie das Zimmer aus ihrer Perspektive aussieht, ist dabei nicht relevant. Wenn ich mir hingegen vorstelle, wie es für meine Patientin ist, hier im Krankenhaus im Sterben zu liegen, anstatt zuhause, kann es durchaus relevant sein, mir vorzustellen, wie das Zimmer aus ihrer Perspektive erscheint. Wenn ich als junge Ärztin überlege, ob ich später als Sterbende in meiner Arbeitsstätte behandelt werden möchte, ist es wichtig, sich die Zustände dort vorzustellen, wie sie sein werden, und nicht, wie sie momentan sind. Und wenn sich Ärzt*innen überlegen, welche zukünftige Todesursache sie bei sich selbst für am wahrscheinlichsten halten, kann es richtig sein, sich eine große Bandbreite an unterschiedlichen Szenarien vorzustellen. Diese Beispiele illustrieren, dass eine große Vielzahl sehr unterschiedlicher Szenarien im Kontext des Sterbens nützlich für Entscheidungsfindung, Planung und empathische Kommunikation sind. Diese Szenarien müssen nur in bestimmten Aspekten realistisch sein. Der Zweck des Imaginierens bestimmt, welche Aspekte jeweils relevant sind.[16]

Paul bestreitet, dass die gegenwärtigen Ressourcen der Erfahrung von jemandem, der einen Sterbeprozess selbst nicht durchgemacht hat, ausreichen,

---

14 Vgl. L.A. Paul: Transformative Experience, S. 54–56.

15 Vgl. Kind, Amy: »What imagination teaches«, in: Lambert/Schwenkler, Becoming Someone New (2020), S. 133–146, https://doi.org/10.1093/oso/9780198823735.003.0008.

16 An anderer Stelle habe ich davon gesprochen, dass die Imagination *selektiv akkurat* sein muss. Vgl. Barner, Alma K.: »Imagining the Actual vs. Possible Future. An Argument for Discontinuism of Collective Mental Time Travel«, in: Anja Berninger/Íngrid Vendrell Ferran (Hg.), Philosophical Perspectives on Memory and Imagination, New York: Routledge 2022, S. 52–74, hier S. 55, https://doi.org/10.4324/9781003153429.

um die geeigneten Materialien für die Vorstellung davon, wie es ist zu sterben, bereitzustellen.[17] Konzentrieren wir uns auf Erfahrungen des Sterbens aus der Innenperspektive. Dieser Begriff umfasst meiner Ansicht nach viele unterschiedliche Sterbeerfahrungen. Es ist davon auszugehen, dass Sterbeprozesse Personen auf unterschiedliche Weise beeinflussen. Bestimmte Einzelerfahrungen können transformativ sein. Laut Anand Vaidya ist ein gutes Beispiel dafür, die Nachricht von der todbringenden Krankheit zu erhalten.[18] Sehr viele Einzelerfahrungen ähneln jedoch denen Nichtsterbender und sind nicht transformativ. Es ist auch davon auszugehen, dass nicht jede Gesamterfahrung des Sterbeprozesses transformativ ist.

Hindernisse beim Imaginieren des Sterbens aus der Innenperspektive sind zum einen die Komplexität und zum anderen die Neuartigkeit der Erfahrungen. Amy Kind empfiehlt hier, die komplexe Erfahrung in ihre Einzelteile zu zerlegen und diese zuerst zu imaginieren: das erste Mal eine Palliativstation zu sehen, auf einmal im Rollstuhl zu sitzen, Gefühle von Angst, Kontrollverlust und Ungewissheit. Sie schreibt: »Dennoch [...] müssen wir uns an den kleinen Dingen festhalten, die wir uns hier und da vorstellen können, und uns dann von dort aus den Weg nach oben bahnen.«[19]

Oben habe ich einige Beispiele für instruktive Imaginationen im Kontext des Sterbens angeführt. Diese verdeutlichen, dass das Imaginieren von Einzelerfahrungen für die instruktive Verwendungsweise der Imagination gewöhnlich ausreicht und die Gesamterfahrung nicht vorgestellt werden muss. Die Einzelerfahrungen, die denen Nichtsterbender ähneln, sind dabei leichter vorzustellen. Wir können Paul also recht geben, dass grundlegend neuartige Erfahrungen sich nicht realistisch imaginieren lassen, weil uns dafür der relevante Erfahrungsschatz fehlt. Es ist jedoch zugleich festzuhalten, dass radikal neuartige transformative Erfahrungen nicht in jedem Erleben des Sterbens auftreten müssen und dass es für den instruktiven Gebrauch der Imagination gewöhnlich ausreicht, sich einzelne Aspekte der komplexen Situation vorzustellen. Im nächsten Abschnitt betrachte ich weitere konkrete Grenzen der ärztlichen Imagination.

---

17 Vgl. L.A. Paul: Transformative Experience, S. 54–56, S. 111.

18 Vgl. Vaidya, Anand J.: »Terminal Illness and Transformative Experience«, in: The Philosopher's Magazine 04 (2024), https://www.philosophersmag.com/essays/323-terminal-illness-and-transformative-experience vom 04.06.2024 [28.6.2024].

19 A. Kind: What Imagination Teaches, S. 143 (Übers. AB).

3. Ärzt*innen mit Grenzen

Nur unter Berücksichtigung ihrer Grenzen lässt sich meiner Ansicht nach die Imagination als Methode nutzbar machen. Fehlendes Wissen über die Präferenzen, Bedürfnisse und das subjektive Erleben von Sterbenden ist allgegenwärtig. Ärztliche Imaginationen unterliegen zahlreichen Beschränkungen, die hier nicht alle behandelt werden können. Ich konzentriere mich im Folgenden auf erfahrungsbezogene Imaginationen. Dies sind Imaginationen, deren Ziel es ist, die subjektive Perspektive der sinnlichen und körperlichen Erfahrung der Sterbenden aus der Innenperspektive zu repräsentieren. Dabei stelle ich Grenzen vor, die sich aus der professionellen Identität als Ärzt*in ergeben und solche, die sich aus der kognitiven Architektur der Imagination und Erinnerung ergeben.

Die spontanen Inhalte unserer Imaginationen des Sterbens basieren auf unserem Wissen und unseren Erinnerungen, die aus der Wahrnehmung gespeist sind. Wie bereits vom Philosophen Thomas Nagel an prominenter Stelle erläutert und von Laurie Paul aufgegriffen, ist unsere Vorstellungskraft durch unsere persönlichen Erfahrungen begrenzt.[20] Ärztliche Fachrichtungen unterscheiden sich erheblich in ihrem direkten Kontakt mit Tod und Sterben. Palliativmediziner*innen haben umfassende berufliche Erfahrungen und spezifisches Wissen über Sterbeprozesse, während Augenärzt*innen typischerweise weniger damit konfrontiert sind. Dies führt zu berufsgruppenspezifischen Unterschieden in der Imagination. Palliativmediziner*innen konzipieren ihnen bereits gut bekannte Sterbeprozesse deutlich realistischer als ihre Kolleg*innen anderer Fachrichtungen.

In anderer Hinsicht können berufliche Erfahrungen die Imagination systematisch verzerren. Ein Beispiel hierfür ist die fundamentale Wissenslücke zwischen der Außen- und der Innenperspektive. Während Fachrichtungen mit umfangreicher Sterbeerfahrung den Sterbeprozess aus der Außenperspektive betrachten, erleben Sterbende ihn subjektiv. Die Herausforderung, diese Wissenslücke zu überbrücken, ist zentral in der philosophischen Debatte, wobei kontrovers diskutiert wird, ob und inwieweit die Imagination hier erfolgreich sein kann.[21] Ein Konsens besteht darin, dass sog. *Qualia*, also subjektive Sin-

20 Vgl. Nagel, Thomas: »What is it like to be a bat?«, in: The Philosophical Review 83 (1974), S. 435–450, hier S. 439.

21 Vgl. Maibom, Heidi L.: »Limits of Perspective Taking«, in: Procedia – Social and Behavioral Sciences 97 (2013), S. 511–516, https://doi.org/10.1016/j.sbspro.2013.10.266.

neserfahrungen wie die des Schmerzgefühls, die man nicht aus erster Hand kennt, auch nicht durch bloße Imagination erschlossen werden können, sondern nur durch direkte Erfahrung. Ein gutes Beispiel sind chronische Schmerzen. Ohne persönliche Erfahrungen von chronischem Schmerz ist es unmöglich, ihre subjektive Qualität zu kennen und demnach realistisch vorzustellen, wie sich diese für eine*n Patient*in oder mich selbst anfühlen. Ein weiteres Hindernis besteht darin, dass Ärzt*innen mit umfangreicher Sterbeerfahrung dazu neigen können, ihre Imaginationen stark von ihren eigenen Erfahrungen aus der Außenperspektive leiten zu lassen. Dabei mögen ihnen ihre persönlichen Schmerzerfahrungen zunächst nicht als Bausteine für imaginierte Szenarien einfallen. Wenn ich beispielsweise über detailliertes Wissen zu den Pathomechanismen verfüge, vermag ich mir spontan vorstellen, wie aufgrund meiner eigenen Krebserkrankung vermehrt Glykoproteine im Blut zirkulieren. Diese Vorstellung mag zwar bildhaft sein, aber sie ist keine erfahrungsbezogene Imagination, da sie keine subjektive Erfahrung widerspiegelt.

Wissen, Erfahrungsschatz und professionelles Selbstverständnis können zu kognitiven Verzerrungen führen, die die ärztlichen Imaginationen des Sterbens beeinflussen. Ärzt*innen neigen dazu, sich unwahrscheinliche, aber bedrohliche Nebenwirkungen von Behandlungen eher vorzustellen als nicht-ärztliche Patient*innen, was zu erhöhter Ängstlichkeit führen kann.[22] Auch könnten sie die Wirksamkeit ihrer bevorzugten Behandlungsmethoden bei unheilbaren Krankheiten überschätzen. Die professionelle Identität kann ebenfalls eine präzise Darstellung des Sterbens erschweren, indem sie diskriminierende Erfahrungen, wie *Medical Gaslighting* (also die Praxis, bei der medizinisches Personal Symptome oder Erfahrungen von Patient*innen systematisch in Frage stellt, bagatellisiert oder ignoriert) oder andere psychosoziale Belastungen von Patient*innen vernachlässigt.

Neben den Grenzen, die sich aus der professionellen Identität ergeben können, sind auch die kognitiven Grenzen unserer Imagination zu berück-

---

22 Bei einer von Medscape 2023 durchgeführten Umfrage zum Thema, wie sich Ärzt*innen als Patient*innen fühlen, gaben 47 % der befragten Ärzt*innen an, dass ihr medizinisches Wissen Ängste vor Therapien verstärke. Vgl. Gottschling, Claudia/van den Heuvel, Michael: »Report: So fühlen Ärzte, wenn sie zu Patienten werden. Behandelt man sie wirklich bevorzugt?« In: Medscape (29. November 2023), https://deutsch.medscape.com/diashow/49005013?ecd=ban_ret_0112_ded octorsaspatients_mscpad_demkt [28.06.2024]. Über gesteigerte Ängstlichkeit aufgrund von Fachwissen im Rahmen ihrer Krebsbehandlung berichten auch S. Apondo/T. Bein/B. Schönhofer: Diagnose Krebs: Wenn Ärzte schwer erkranken, S. 807–811.

sichtigen. Oben habe ich bereits erwähnt, dass die spontanen Inhalte unserer Imagination auf unseren Erinnerungen beruhen. Erinnerungen sind stark selektiv und können systematisch verzerrt werden, abhängig von Persönlichkeitsmerkmalen, psychischer Konstitution und unbewusst konstruierten Narrativen über uns selbst.[23] Kognitive Verzerrungen können durch das Selbstverständnis als Ärzt*in verstärkt werden und beeinflussen, was in der Imagination vorgestellt werden kann. Ein*e Ärzt*in, der sich als äußerst kompetent wahrnimmt, neigt beispielsweise dazu, sich eher an Erfolge als an Misserfolge zu erinnern. Folglich werden spontan auftretende Schwierigkeiten bei Behandlungen möglicherweise vergessen und tauchen daher nicht in seinen Imaginationen des Sterbens auf.

Die Qualität unserer Vorstellungen hängt maßgeblich von der Qualität der damit verbundenen mentalen Bilder ab. Die Fähigkeit, mentale Bilder zu formen, variiert beträchtlich zwischen Individuen. Empirische Forschung zeigt ungefähr eine Gaußsche Glockenkurve in Bezug auf diese Fähigkeit:[24] Auf der einen Seite des Spektrums befinden sich Personen mit Aphantasie, die nicht in der Lage sind, mentale Bilder zu generieren. Auf der anderen Seite stehen Personen mit Hyperphantasie, die äußerst detaillierte und sogar photographische mentale Bilder erzeugen können.[25] Unter der Annahme, dass Ärzt*innen dieses Spektrum abbilden, ist damit zu rechnen, dass etwa 25 bis 50 Prozent von ihnen eine weniger ausgeprägte Fähigkeit zur bildhaften Imagination haben.[26]

Beim bildhaften Imaginieren ist entscheidend, wie gut die mentalen Bilder das darstellen können, was sie repräsentieren sollen. Ein weiteres Hindernis, sich in die Innenperspektive eines Sterbenden hineinzuversetzen, ist

23 Vgl. Dings, Roy/Newen, Albert: »Constructing the Past: the Relevance of the Narrative Self in Modulating Episodic Memory«, in: Review of Philosophy and Psychology 14 (2023), S. 87–112; Schacter, Daniel L./Guerin, Scott A./St. Jacques, Peggy L.: »Memory distortion: an adaptive perspective«, in: Trends in Cognitive Sciences 15.10 (2011), S. 467–474, https://doi.org/10.1016/j.tics.2011.08.004.

24 Vgl. McKelvie, Stuart J.: »The VVIQ as a Psychometric Test of Individual Differences in Visual Imagery Vividness: A Critical Quantitative Review and Plea for Direction«, in: Journal of Mental Imagery 19.3 (1995), S. 1–106, hier S. 11–17.

25 Vgl. Zeman Adam: »Aphantasia and hyperphantasia: exploring imagery vividness extremes«, in: Trends in Cognitive Sciences 28.5 (2024), S. 467–480, https://doi.org/10.1016/j.tics.2024.02.007.

26 Vgl. S. McKelvie: The VVIQ as a Psychometric Test of Individual Differences in Visual Imagery Vividness, S. 11–17.

ein Merkmal, das ich *Primat des Visuellen* nenne. Unsere Fähigkeit zur visuellen Imagination ist signifikant besser entwickelt als die Imagination anderer Sinnesmodalitäten.[27] Um sich die Situation einer sterbenden Person realistisch vorzustellen, müssten wir jedoch ein breites Spektrum teils komplexer Körper- und Schmerzempfindungen simulieren.

Unsere Vorstellungskraft bezüglich des Schmerzgefühls ist begrenzt, da unser Schmerzgedächtnis unzureichend entwickelt ist; selbst wenn wir Schmerzen erleben, können wir uns später oft nicht mehr daran erinnern, wie sie sich angefühlt haben.[28] Auch das Imaginieren von Bewegungsabläufen ist in der Tendenz nur gut entwickelt für habituelle oder trainierte Bewegungsabläufe.[29] Die Imagination des Körpergefühls ist im Allgemeinen schlecht ausgeprägt. Die Vorherrschaft des Visuellen wird auch deutlich, wenn wir die kombinatorische Fähigkeit der Imagination betrachten. Es fällt uns relativ leicht, visuelle Inhalte zu kombinieren, um neue Inhalte zu schaffen. Hingegen ist es erheblich schwieriger, Erfahrungen in anderen Sinnesmodalitäten zu kombinieren.

Betrachten wir abschließend Grenzen, die sich daraus ergeben, dass Ärzt*innen meist körperlich gesund sind. Medizinisches Personal mit eigenen Erfahrungen als (schwer) chronisch Kranke kann sich leichter vorstellen, wie es ihren Patient*innen geht und welche Herausforderungen das eigene Sterben mit sich bringen kann. Studien zeigen, dass bestimmte Grenzen der Imagination allein durch ihre Abhängigkeit von individuellen körperlichen Fähigkeiten des Imaginierenden erklärt werden können. Rucińska und Gallagher demonstrieren, dass jede erfahrungsbezogene Imagination auf impliziten körperschematischen und sensomotorischen Prozessen beruht, d.h. auf vorbewussten, subpersonalen, sensomotorischen Prozessen, die eine dynamische Rolle bei der Steuerung und Regulierung der Körperhaltung und

---

27 Dies wird in der Forschung zur Imagination im Allgemeinen als gegeben vorausgesetzt.

28 Vgl. Waisman, Anna/Joel Katz, Joel: »The autobiographical memory system and chronic pain: A neurocognitive framework for the initiation and maintenance of chronic pain«, in: Neuroscience & Biobehavioral Reviews 162 (2024), https://doi.org/10.1016/j.neubiorev.2024.105736.

29 Vgl. Guillot, Aymeric: »Neurophysiological Foundations and Practical Applications of Motor Imagery«, in: Anna Abraham (Hg.), The Cambridge Handbook of the Imagination, Cambridge Handbooks in Psychology, Cambridge MA: Cambridge University Press 2020, S. 207–226, hier S. 208–210.

-bewegung spielen.[30] Sie weisen auch auf die Beteiligung expliziter motorischer Prozesse in der Imagination hin.[31] Maria Jimena Clavel Vazquez und Adriana Clavel-Vazquez schlussfolgern daraus, dass es daher für nichtbehinderte Personen schwer bis unmöglich ist, sich annähernd realistisch die Erfahrung vorzustellen, wie es ist, körperlich behindert zu sein.[32] Catriona Mackenzie und Jackie Leach Scully argumentieren ähnlich, dass falschen Vorhersagen über die Lebensqualität von Menschen mit Behinderungen durch die Abhängigkeit der Imagination von den körperlichen Fähigkeiten der Imaginierenden verursacht werden.[33] Auf unser Thema bezogen bedeutet dies, dass sich körperlich nicht beeinträchtigte Ärzt*innen nur Erfahrungen des Sterbens realistisch vorstellen können, bei denen keine großen körperlichen Einschränkungen vorkommen. Dies schließt eine große Bandbreite von typischen Sterbeerfahrungen aus.

Kehren wir nun zurück zu unserer zentralen Frage: Können Ärzt*innen die komplexe Situation des Sterbens realistisch imaginieren, d.h. also akkurat in den relevanten Hinsichten? In Abschnitt 2 habe ich argumentiert, dass es zumindest im Prinzip möglich ist, sich Erlebnisse des Sterbens aus der Innenperspektive vorzustellen. Dieser Abschnitt sollte verdeutlichen, dass es unwahrscheinlich ist, dass sie beim spontanen Imaginieren die subjektive Perspektive des Sterbenden in Bezug auf ihre sinnlichen und körperlichen Qualitäten realistisch erfassen.

4. Imagination als Kompetenz

In der Philosophie der Imagination gilt es als unkontrovers, dass die Vorstellungskraft trainierbar ist.[34] Sie ist nicht nur eine mentale Fähigkeit, sondern

30 Vgl. Rucińska, Zuzanna/Gallagher, Shaun: »Making imagination even more embodied: imagination, constraint and epistemic relevance«, in: Synthese 199 (2021), S. 8143–8170, https://doi.org/10.1007/s11229-021-03156-x.

31 Vgl. ebd., S. 8152.

32 Vgl. ebd., S. 1396.

33 Vgl. Mackenzie, Catriona/Scully, Jackie L.: »Moral imagination, disability and embodiment«, in: Journal of Applied Philosophy 24.4 (207), S. 335–351, https://doi.org/10.1111/j.1468-5930.2007.00388.x.

34 Vgl. Kind, Amy: »Learning to Imagine«, in: British Journal of Aesthetics 62.1 (2022), S. 33–48, hier S. 33, https://doi.org/10.1093/aesthj/ayab037.

vermag eine Kompetenz zu sein. Amy Kind hat insbesondere einen kompetenzbasierten Ansatz der Imagination entwickelt.[35] Das bedeutet, dass Ärzt*innen ihre Imaginationen durch Training verbessern können. Je kompetenter sie sich das Sterben vorstellen, desto erfolgreicher können sie die Imagination zur Planung, Entscheidungsfindung und dem empathischen Umgang mit Patient*innen einsetzen. Im Folgenden stelle ich eine Auswahl von Techniken und Trainingsmöglichkeiten vor, die es Ärzt*innen ermöglichen, ihre Vorstellungen des Sterbens zu verbessern. Auf diese Weise soll auch das bisher noch kleine Forschungsfeld zum ›Training der Imagination‹ vorangebracht werden.

Mit einigen Ausnahmen, wie Schriftsteller-Ärzt*innen, ist davon auszugehen, dass medizinisches Personal sich im Alltag nicht bewusst Zeit zum Imaginieren nimmt und daher ungeübte Imaginierer sind. Wie bei jedem Training sollten zunächst die Hintergrundbedingungen angemessen sein. So konnte gezeigt werden, dass Entspannungstechniken sowie erhöhte Aufmerksamkeit und Konzentration die Imaginationsfähigkeit verbessern.[36] Die Augen zu schließen ist eine weitere effektive Methode, die Qualität der Bilder zu erhöhen. Imaginationsübungen, die in einer Umgebung durchgeführt werden, die der imaginierten sehr nahekommt, ermöglichen außerdem genauere und detailreichere mentale Repräsentationen.[37] Ein grundlegendes Problem ist jedoch, dass Imaginieren nicht einfach durch vermehrtes Imaginieren alleine verbessert werden kann. Die von mir skizzierten Methoden haben eines gemeinsam: Sie stimulieren und regen die Imagination auf neue Weise mithilfe externer Materialien an.

---

35 Vgl. Kind, Amy: »The Skill of Imagination«, in: Ellen Fridland/Carlotta Pavese (Hg.), The Routledge Handbook of Philosophy of Skill and Expertise, New York, NY: Routledge 2020, S. 335–346; A. Kind: What Imagination Teaches, S. 133–146.

36 Vgl. Janssen, Jeffrey J./Sheikh, Anees A.: »Enhancing athletic performance through imagery: An overview«, in: Anees A. Sheikh/Errol R. Korn (Hg.), Imagery in Sports and Physical Performance, Amityville, NY: Baywood Publishing Company 1994, S. 1–22.

37 Vgl. Guillot, Aymeric/Collet, Christian/Dittmar, André: »Influence of Environmental Context on Motor Imagery Quality«, in: Biology of Sport 22 (2005), S. 215–226.

4.1 Faktenbasiertes Wissen als begriffliche Imagination

Betrachten wir die philosophische Unterscheidung zwischen Wissen-wie (*knowledge-how*) und Wissen-dass (*knowledge-that*)[38]: Wenn ich nicht weiß, *wie* sich eine Erfahrung anfühlt, kann ich dennoch sog. Wissen-dass über diese Erfahrung haben. Wenn ich nicht weiß, *wie* sich Neuropathien anfühlen, kann ich dennoch wissen, *dass* sie sehr unangenehm sind und *dass* sie einen am Schlaf hindern können. Wissen-dass ist faktenbasiert, nicht erfahrungsbasiert. Als Ärztin kann ich mein faktenbasiertes Wissen darüber, wie es ist zu sterben, vergrößern, ohne meine direkten sinnlichen Erfahrungen darüber erweitern zu müssen. Faktenbasiertes Wissen kann dann in imaginierten Szenarien als wahr festgelegt werden und so instruktive Imaginationen signifikant verbessern. Wenn ich weiß, dass Sterbende sich häufig besonders schwach fühlen, kann ich in der Imagination stipulieren, dass ich mich schwach fühle. Dies nennt man auch die begriffliche Imagination im Gegensatz zur bildhaften oder erfahrungsbezogenen Imagination.[39] Dieser Mechanismus erklärt, warum medizinisches Personal mit viel beruflicher Erfahrung mit Tod und Sterben in bestimmten Hinsichten besonders realistisch imaginieren kann, ohne die Innenperspektive zu kennen. Die begriffliche Imagination ist so in gewisser Weise in der Lage, die Grenzen der sinnlichen Erfahrung, die der Erinnerung und die der bildhaften Imagination (man denke an das *Primat des Visuellen*) zu überwinden. Wünsche, Überzeugungen und Präferenzen von Sterbenden sind typischerweise wesentliche Bestandteile instruktiver Imaginationen des Sterbens. Diese werden paradigmatisch mithilfe der begrifflichen Imagination vorgestellt.

Im Gegensatz zur erfahrungsbezogenen Imagination, sind die Grenzen der begrifflichen Imagination die des Denkens selbst; alles, was ich mir ausdenken kann, selbst wenn es unmöglich ist, kann ich so imaginieren. Ich kann in der Imagination stipulieren, dass meine sterbende Patientin eine wiedergeborene Audrey Hepburn ist. Im Rahmen unseres Interesses an instruktiver

38 Vgl. Pavese, Carlotta: »Knowledge How«, in: Edward N. Zalta/Uri Nodelman (Hg.), The Stanford Encyclopedia of Philosophy (2022), https://plato.stanford.edu/archives/fall2022/entries/knowledge-how/[28.06.2024].

39 Vgl. Van Leeuwen, Neil: »The Meanings of ›Imagine‹ Part I: Constructive Imagination«, in: Philosophy Compass 8 (2013), S. 220–230, https://doi.org/10.1111/j.1747-9991.2012.00508.x.

Imagination des Sterbens, ist es deshalb entscheidend, die begriffliche Imagination mit fundierten Quellen zu leiten. Dies erfordert aus ärztlicher Sicht eine sorgfältige Erweiterung des eigenen Wissens über die Sterbesituation mittels realistischer Darstellungen, empirischer Daten und anderer geeigneter Quellen. In der Praxis sollten eine sorgfältige Anamnese, Gespräche mit Angehörigen und die Berücksichtigung sozialer und psychologischer Faktoren dabei selbstverständlich sein.[40] Es ist ebenso wichtig, eigene Annahmen kritisch zu hinterfragen. Die Kenntnis der Grenzen der Imagination, wie in Abschnitt 3 erläutert, kann dabei helfen, potenzielle kognitive Verzerrungen zu identifizieren und imaginierte Szenarien entsprechend anzupassen und zu korrigieren.

4.2 Phänomenologische Berichte von Krankheit

Eine Einschränkung der vorherigen Methode besteht darin, dass sie Imaginationen des sinnlichen Erlebens aus der subjektiven Perspektive des Sterbenden nicht unmittelbar verbessern kann. Die nachfolgende Methode zielt darauf ab, Imaginationen der Innenperspektive mittels phänomenologischer Ansätze zu fördern.[41] Insbesondere die Arbeiten von Havi Carel und Kay Toombs haben das Forschungsfeld der Phänomenologie der Krankheit geprägt, indem sie detaillierte Beschreibungen der sinnlichen Erfahrungen schwer kranker Menschen liefern.[42] Die Auseinandersetzung mit phänomenologischen Berichten von chronisch Kranken und Sterbenden kann so die erfahrungsbezogene Imagination von Ärzt*innen direkt verbessern. Diese Berichte sind besonders wertvoll, da sie eine hohe introspektive Genauigkeit bieten und aus erster Hand erlebte Erfahrungen darstellen.[43]

---

40 Vgl. Della Santina Christopher/Bernstein Richard H.: »Whole-patient assessment, goal planning, and inflection points: their role in achieving quality end-of-life care«, in: Clinics in Geriatric Medicine 20 (2004), S. 595–620, https://doi.org/10.1016/j.cger.2004.07.010.

41 Die Phänomenologie ist eine deskriptive Wissenschaft, die sich auf die Erfassung der Strukturen sinnlicher Erfahrungen aus der Innenperspektive konzentriert.

42 Vgl. Toombs, S. Kay: »The meaning of illness: a phenomenological approach to the patient-physician relationship«, in: The Journal of Medicine and Philosophy 12 (1987), S. 219–240, https://doi.org/10.1093/jmp/12.3.219; Carel, Havi: The Phenomenology of Illness, Oxford: Oxford University Press 2016, https://doi.org/10.1093/acprof:oso/9780199669653.001.0001.

43 Als alternative Methode gilt die Beschäftigung mit Literatur. Martha Nussbaum argumentiert, dass Literatur besonders gut geeignet ist, uns Einblicke in die Gedanken-

Carel beschreibt im Kontext ihrer chronischen Krankheit zum Beispiel den Verlust des Grundvertrauens in den eigenen Körper.[44] Das Vertrauen, dass unser Körper auf reguläre Weise funktioniert, selbst wenn alles andere um uns herum ins Wanken gerät, ist laut ihr tief in uns verankert.[45] Ein kranker Körper jedoch entwickelt ein Eigenleben, das chaotisch und abgekoppelt vom Selbst erscheint, was zu tiefer Verunsicherung führen kann.[46] Auch das Gefühl der persönlichen Unzerstörbarkeit geht verloren.[47] Unkontrollierbare Vorgänge im eigenen Körper werden plötzlich Realität. Alltägliche Aktivitäten werden zu anspruchsvollen Aufgaben, die Aufmerksamkeit und Planung erfordern.

Phänomenologische Berichte können Ärzt*innen als Vorgaben für ihre Imaginationen dienen. Dies ist jedoch nicht ihr einzig möglicher Einsatz. Erfahrungen Sterbender weisen strukturelle Ähnlichkeiten zu eigenen Erfahrungen auf. Durch die Beschäftigung mit phänomenologischen Berichten können Ärzt*innen lernen, welche eigenen Erfahrungen sie in ihre Imaginationen einfließen lassen können. Universelle Empfindungen wie Scham, Verletzlichkeit oder Verlust der Körperkontrolle (z.B. bei Niesen oder Erbrechen) können identifiziert und verglichen werden. Eine weitere Übung besteht darin, gemeinsame phänomenologische Merkmale in unterschiedlichen Erfahrungen zu finden, wie die soziale Isolation während des Corona-Lockdowns und die Isolation Schwerstkranker. Ebenso lassen sich gemeinsame Erfahrungen herausarbeiten, die Gesunde und Schwerstkranke teilen, die jedoch in unterschiedlichen Kontexten auftreten, wie starke Erschöpfung nach einem Sprint oder bereits nach wenigen Treppenstufen.

---

welt anderer Menschen zu gewähren. Vgl. Nussbaum, Martha: Cultivating Humanity: A Classical Defense of Reform in Liberal Education, Cambridge, MA: Harvard University Press 1997. Für meine Zwecke soll die begriffliche Grenze zwischen Literatur und Phänomenologie fließend sein. Solange literarische Texte oder Textbestandteile die Kriterien i) introspektive Genauigkeit und ii) Realitätsbezogenheit erfüllen, können sie unmittelbar zur Verbesserung der ärztlichen Imagination herangezogen werden. Eine ausführliche Diskussion über die verschiedenen Wege, auf denen literarische Texte die Imagination fördern können, würde den Rahmen dieses Artikels sprengen.

44 Vgl. H. Carel: The Phenomenology of Illness, S. 92–93.

45 Vgl. ebd., S. 92.

46 Vgl. ebd., S. 92–93.

47 Vgl. ebd., S. 42. Vgl. S.K. Toombs: The meaning of illness: a phenomenological approach to the patient-physician relationship, S. 230–231.

4.3 Imaginatives Spiel mit Requisiten

Vazquez und Vazquez argumentieren, dass jeder, der seine Imaginationskompetenz verbessern möchte, dafür sein Repertoire an *tatsächlichen* Erfahrungen erweitern muss.[48] Zum Abschluss möchte ich deshalb einige Beispiele nennen, wie Ärzt*innen ihre eigenen Erfahrungen, auch die ihrer Körperlichkeit, mithilfe von Requisiten im imaginativen Spiel erweitern können.

Eine Möglichkeit ist die Verwendung von Hilfsmitteln, um körperliche Einschränkungen zu simulieren, die denen chronisch oder schwerstkranker Menschen entsprechen. Unter dem Konzept des *Instant Aging* wurden spezielle Anzüge entwickelt, die es ermöglichen, körperliche Schwächen des Alters direkt zu erleben.[49] Zum Einsatz kommen dabei spezielle Bandagen, Gewichte und Rückenpanzer, um Bewegungseinschränkungen erlebbar zu machen. Übungen könnten das Tragen dieser Anzüge während eines Arbeitstages oder das Nutzen eines Rollstuhls während des Urlaubs sein. Derartige Übungen zielen darauf ab, die Grenzen der individuellen Körperlichkeit zu überwinden. Es ist empirisch belegt, dass sie die Empathie erhöhen können.[50] Das vorliegende Kapitel thematisierte bisher die Imagination als ausschließlich mentale Fähigkeit. Der Philosoph Kendall Walton entwickelte eine prominente Theorie der Imagination, der zufolge das Als-ob-Spiel mit Requisiten unter Erwachsenen auch eine klassische Form der Imagination darstellt.[51]

Andere Übungen könnten weitere subjektive Aspekte des Krankseins erlebbar machen, wie sie von Carel beschrieben werden. Durch das Tragen eines kontinuierlichen Glukose-Monitors über die Weihnachtsfeiertage, mit dem Ziel, den Blutzuckerspiegel im Bereich 70 bis 120 mg/dl zu halten, lassen sich

48 Vgl. Clavel Vázquez, María Jimena/Clavel-Vázquez, Adriana: »Robustly embodied imagination and the limits of perspective-taking«, in: Philosophical Studies 180 (2023), S. 1395–1420, hier S. 1414, https://doi.org/10.1007/s11098-023-01936-4.

49 Vgl. Hibbeler, Birgit: »Medizinstudium: In 30 Sekunden 60 Jahre älter«, in: Deutsches Ärzteblatt International 108 (2011), A-1218.

50 Vgl. Filz. Sascha A.: Instant Aging. Selbsterfahrung des Alterns, London: Südwestdeutscher Verlag für Hochschulschriften 2015; Varkey Prathibha/Chutka Darryl S./Lesnick Timothy G.: »The Aging Game: improving medical students' attitudes toward caring for the elderly«, in: Journal of the American Medical Directors Association 7 (2006), S. 224–229, https://doi.org/10.1016/j.jamda.2005.07.009.

51 Vgl. Walton, Kendall. L.: Mimesis as Make-Believe. On the Foundations of the Representational Arts, Cambridge, MA: Harvard University Press 1990.

krankheitsbedingte Einschränkungen des Alltags erfahren. Schauspielübungen mit anschließender Reflexion können ebenfalls hilfreich sein. In Abschnitt 2 habe ich die transformative Erfahrung vorgestellt, die Nachricht zu erhalten, dass man an einer todbringenden Krankheit leidet. Dieses Szenario kann im improvisierten Rollenspiel aus Patientensicht dargestellt werden.

5. Fazit

Der vorliegende Aufsatz setzte sich philosophisch mit der ärztlichen Imagination des Sterbens unter Berücksichtigung seiner Grenzen auseinander. Mein Interesse galt dabei ausschließlich der instruktiven Verwendungsweise der Imagination. Auf den ersten Blick scheint die Aufgabe, sich die Erfahrungen des Sterbens realistisch vorzustellen, besonders herausfordernd zu sein. Der spontanen Imaginationsfähigkeit von Ärzt*innen sind eine Reihe von Grenzen gesetzt. In der Philosophie wird die Imagination jedoch als trainierbar verstanden. Eine kompetente Verwendung der Imagination kann meiner Ansicht nach bei der Entscheidungshilfe und Planung wertvolle Dienste leisten und die Empathie fördern. In diesem optimistischen Sinne schlug ich im letzten Teil des Aufsatzes Methoden vor, um ärztliche Imaginationen des Sterbens zu verbessern. Ob derartige Übungen im Rahmen von ärztlichen Weiterbildungen zur Förderung der Empathie angeboten werden sollten, muss sich in der Folge empirisch zeigen.

Self-Reflection on Experiences in Palliative Care

Kirsten Brukamp

1. Palliative care: experiences and self-reflection

Physicians often face death in clinical practice, particularly in palliative care. Experiences with severely diseased and dying patients may significantly impact their own attitudes towards disease and death. Both the influences on and the consequences of such encounters have not yet been fully elucidated on the empirical level. Concerning these topics, palliative care specialists may be regarded as a paradigmatic group for physicians and health care professionals in general. Therefore, this paper examines the following research question: Which effects does the self-reflection on the practical experiences with patients' death, dying, and the end of life exert on physicians in palliative care?

The research question is addressed from a medical standpoint by considering recent medical literature sources on experiences and emotions in palliative care. These sources depict a variety of topics that take into account patients and relatives on the one hand and physicians and health care professionals on the other hand. For the research question, only the second perspective is considered. The focus lies on physicians' self-reflection. Consequently, not all experiences and difficulties that health care professionals perceive are analyzed, in particular not all emotions, but only those that become contents of self-reflection. This distinction between emotions and self-reflection on emotions is occasionally difficult to make. Nevertheless, the dedicated topic is physicians in their relationships to themselves. Emotions in general are considered less informative for the research topic. Therefore, the entire spectrum of emotions in palliative care cannot be reviewed here. Rather, literature references are sought regarding reflections, self-assessments, conclusions, and inferences about the self.

Concerning methods, international, peer-reviewed publications on empirical studies in medical journals are considered for the recent time period from 2016 to 2024, supported by additional papers that illuminate and explain the frameworks of the topic. English and German publications are included. Studies stem from a broad international background, such as from Germany, Switzerland, the United Kingdom, Denmark, France, Estonia, the United States of America, Japan, and Taiwan. Given the predominantly English literature, this manuscript is also written in the English language. Empirical studies are selected for the full range of palliative care, both in-hospital and out-patient, as well as hospice care. The inclusion of publications is not based on a systematic literature review because the articles are highly heterogeneous in approaches, target groups, methods, and conclusions, a fact that precludes the comparisons of details and suggests individual valuations of papers.

After an introduction to the topic (section 1), the term self-reflection is analyzed (section 2). Grief is a frequent emotion in health care (section 3). Despite the relative lack of dedicated investigations, empirical studies occasionally address self-reflection in palliative care (section 4) and coping strategies as well as educational interventions to arrive at it (section 5). The conclusions provide a summary of the results (section 6).

2. Self-reflection

Existential situations evoke strong emotions in the short term. Their long-lasting effects on health care practitioners can be mediated by delayed reflections. Self-reflection is a psychological term that refers to the reflection of one's own self regarding inner, mental processes, such as emotions and thoughts. Self-reflection may contribute to self-knowledge, self-concept, and self-image. It is not the same as self-awareness, which refers to a conscious experience of oneself.

Within a universe of self-related terms and associated non-self terms, self-reflection may be regarded as a component of self-perception, relating to introspection and metacognition.[1]

---

1 See Morin, Alain: »Toward a glossary of self-related terms«, in: Frontiers in Psychology 8 (2017), article 280, https://doi.org/10.3389/fpsyg.2017.00280.

The concepts of reflection and metacognition have undergone changes when they entered health care from their psychological origins.[2] One definition reads:

> »reflection is commonly framed as an ongoing systematic, disciplined, back-and-forth mental activity of observing, questioning, analyzing, exploring, and refining thoughts/actions for gaining clarity in understanding and achieving productive outcomes«.[3]

In contrast, metacognition involves the regulation of cognitive processes.[4] Nevertheless, this concept is also widely debated in the literature.[5]

Self-reflection constitutes an important component in cognitive behavioral therapy,[6] in which it is part of supervision. It may be defined as »[t]he conscious understanding of one's own emotions, feelings, thoughts, and attitudes at the time of their occurrence, and the ability to continuously follow and recognize them«.[7] From a psychotherapy stance, the relationship between self-reflection and emotions may be described as follows:

> »Self-reflection is not attention that gets carried away by emotions, overreacting and amplifying what is perceived. Rather it is a neutral mode that maintains self-reflectiveness even amidst turbulent emotions. [...] in most cases cognitive and emotional reactions are simultaneous and both occur at the same time during self-reflection«.[8]

The European Association for Palliative Care (EAPC) recommends six sections in the syllabus on the suggested curriculum for palliative care: basics of pal-

---

2 See Merkebu, Jerusalem/Veen, Mario/Hosseini, Shera/Varpio, Lara: »The case for metacognitive reflection: a theory integrative review with implications for medical education«, in: Advances in Health Sciences Education: Theory and Practice (2024), https://doi.org/10.1007/s10459-023-10310-2.

3 Ibid.

4 See ibid.

5 See ibid.

6 See Prasko, Jan/Mozny, Petr/Novotny, Miroslav/Slepecky, Milos/Vyskocilova, Jana: »Self-reflection in cognitive behavioural therapy and supervision«, in: Biomedical Papers of the Medical Faculty of the University Palacký, Olomouc, Czechoslovakia 156.4 (2012), pp. 377–384, https://doi.org/10.5507/bp.2012.027.

7 Ibid.

8 Ibid.

liative care, pain and symptom management, psychosocial and spiritual aspects, ethical and legal issues, communication, as well as teamwork and self-reflection.[9] The latter section includes knowledge on teamwork, networking and delegation, as well as burnout prevention.[10] The final category demands comprehension for »[o]ne's own way how to manage burdens«, »[o]ne's own way how to manage personnel concern«, and »[t]he chance of debriefing oneself by supervision«.[11] According to the contexts of this paper, only the final entries relate to self-reflection, in the sense that self-reflection helps to develop self-help strategies and that supervision promotes self-reflection.

3. Grief and behavior

Health care professionals may be deeply touched by their experiences with dying patients. Within the wide spectrum of potential emotions, grief is a frequent reaction that may lead to changes in behavior and promote self-reflection. Nevertheless, only few personal narratives enter into the literature. One conclusion from a hospital practitioner, who prefers to remain anonymous, is: Sometimes, everything that can be done is not enough, and sometimes, it is too much; at the end of life, the human being is most important.[12]

The grief that health care professionals experience is not the same as that of loved ones, relatives, and close friends. Nevertheless, it is also individually shaped because professionals establish different types of relationships with dying patients, in particular regarding the time and the intensity of contact. The following quotation stems from a publication by clinical research coordi-

---

9 See European Association for Palliative Care (EAPC): Recommendations of the European Association for Palliative Care (EAPC) for the development of undergraduate curricula in palliative medicine at European medical schools. Report of the EAPC steering group on medical education and training in palliative care, 2013, Vilvoorde, Belgium: EAPC, https://dadun.unav.edu/bitstream/10171/34516/1/Recommendations%20of%20the%20EAPC%20for%20the%20Development%20of%20Undergraduate%20Curricula%20in%20Palliative%20Medicine%20At%20European%20Medical%20Schools.pdf [08.08.2024].

10 See ibid.

11 Ibid.

12 See Anonymous: »Alles, was in unserer Macht steht«, in: Ethik in der Medizin 34 (2022), pp. 687–688, https://doi.org/10.1007/s00481-022-00728-4.

nators.[13] They do not provide clinical care for patients in the narrow sense of the term. Instead, they build a rather functional relationship by focusing on research issues, for which patients become participants who occasionally, but not always, benefit from research interventions. Given this seemingly distant relationship in a potentially non-productive research endeavor, the experience of grief in the team is remarkable:

> »Knowing that patients with serious illnesses die did not protect or prepare us for the waves of emotion we experienced when a patient in our study died. Some of us have had personal losses after which we also thought: ›Maybe I do not have the right to be upset‹— a childhood friend we are no longer close to dies, or we learn that a good friend has had a miscarriage—and our grief is confounded by our feelings of guilt. We experience disenfranchised grief: grief that is not openly acknowledged, socially accepted, or publicly mourned. For us, there is no place to grieve with the patient's family or the clinical care team.«[14]

The authors highlight that their grief cannot be easily expressed in their roles, leading to exclusion from the community of mourners, who at least receive the chance to comfort themselves mutually. This experience leads to the insight that all stakeholder groups in health care should be included in measures that address sorrow, for example bereavement rounds,[15] supervision, personal advisory meetings, or religious services. This includes not only physicians, nurses, therapists, and typical palliative care staff, but also overlooked groups in this field, such as research personnel, housekeeping, and lay volunteers.

Do health care professionals turn away too soon from dead patients? The noise of clinical medical practice may contradict cultural conventions, and it may disturb the dignity of the dead, family members, and hospital personnel.[16]

---

13 See Deary, Emma C./Daskalakis, Elizabeth/Abrahm, Janet L./Morris, Sue E./Amonoo, Hermioni L.: »At a loss: patient deaths and clinical research coordinators«, in: Journal of Clinical Oncology 41.16 (2023), pp. 3072–3073, https://doi.org/10.1200/JCO.23.0004 0.

14 Ibid.

15 See ibid.

16 Fürholzer, Katharina: »Post-mortem dignity between piety and professionalism. Plea for a moment of silence in everyday clinical practice«, in: Ethik in der Medizin 35 (2023), pp. 529–544, https://doi.org/10.1007/s00481-023-00787-1.

4. Reflection on experiences: empirical studies

Subjective learning outcomes were assessed in medical students who cared for seriously ill patients during an elective course in Germany.[17] Coping strategies included »writing a reflection paper« as part of the reflection phase, i.e. a paper that provided the basis for a reflection seminar.[18] The students' emotional condition was evaluated, e.g. feeling »overwhelmed« when meeting a patient, regarding the topic social and self-competence.[19] Student competences may be distinguished according to knowledge, skills, and attitude.[20] Self-assessment items, which students rated after the course, included the following examples: »I have all the skills and competences I need to be aware of my feelings and maintain a balance between empathy and professionalism while meeting with a severely ill patient« and »I can handle being directly confronted with my own mortality.«[21] The latter sentence received the lowest learning gain in comparison to all evaluation items.[22] In summary, the authors emphasize the mutual influences between emotions, reflection, and professionalism. The students showed difficulties to relate existential experiences to themselves and to draw personal conclusions.

A study from Switzerland identified topics that were important for conversations about approaching death.[23] Several focus groups were offered to major stakeholders, namely not only health care professionals, but also patients and patient representatives.[24] Among the four main themes that were identified from the empirical material, the following one acknowledges the im-

17 See Thyson, Tabea/Schallenburger, Manuela/Scherg, Alexandra/Leister, Anne/Schwartz, Jacqueline/Neukirchen, Martin: »Communication in the face of death and dying – how does the encounter with death influence the patient management competence of medical students? An outcome-evaluation«, in: BMC Medical Education 22.1 (2022), p. 25, https://doi.org/10.1186/s12909-021-03060-5.

18 Ibid.

19 Ibid.

20 See ibid.

21 Ibid.

22 See ibid.

23 See Felber, Sibylle J./Guffi, Tommaso/Brem, Beate G./Schmitz, Felix M./Schnabel, Kai P./Guttormsen Schär, Sissel/Eychmüller, Steffen/Zambrano, Sofia C.: »Talking about dying and death: Essentials of communicating about approaching death from the perspective of major stakeholders«, in: Palliative and Supportive Care (2023), pp. 1–10, https://doi.org/10.1017/S1478951523001621.

24 See ibid.

portance of the connection between emotions and self-reflection: »Recognizing and reflecting on own emotions and reactions«.[25] Its subthemes included »[r]eflecting on own beliefs and emotions« and »[b]eing aware of own insecurities«.[26] Self-care strategies are recommended.[27]

A study in Japan examined the learning processes of young medical residents who had graduated up to five years ago.[28] The residents provided care for dying patients and participated in semi-structured interviews.[29] Residents' perceptions included »feelings of guilt and powerlessness both as a person and as a doctor« in the category »mixed feelings associated with providing care for dying patients« and »the importance of facing patients', families' and one's own emotions« in the category »reflections on the experience of providing care for dying patients«.[30] Accordingly, attending physicians should »[t]ake various approaches to promoting residents' deep reflection on their experiences«.[31] Overall, the residents' experiential learning was viewed as depending on the reflection on their experiences.[32] The authors highlight that »identities as doctors« are shaped by existential questions.[33]

Spiritual care is frequently regarded as essential in hospice care in Taiwan, and an interview study investigated experiences of physicians and nurses with spiritual care in a palliative care unit in a hospital with a Buddhist background.[34] The interviewees, who were largely non-religious, referred to the »providers' lack of preparedness« as a challenge for providing spiritual care.[35] One quotation from the interviews mentions »the inability to notice«,

---

25 Ibid.

26 Ibid.

27 See ibid.

28 See Arai, Kazuko/Saiki, Takuya/Imafuku, Rintaro/Kawakami, Chihiro/Fujisaki, Kazuhiko/Suzuki, Yasuyuki: »What do Japanese residents learn from treating dying patients? The implications for training in end-of-life care«, in: BMC Medical Education 17.1 (2017), p. 205, https://doi.org/10.1186/s12909-017-1029-6.

29 See ibid.

30 Ibid.

31 Ibid.

32 See ibid.

33 Ibid.

34 See Tao, Zoe/Wu, Poshu/Luo, Amber/Ho, Tzu-Lin/Chen, Ching-Yu/Cheng, Shao-Yi: »Perceptions and practices of spiritual care among hospice physicians and nurses in a Taiwanese tertiary hospital: a qualitative study«, in: BMC Palliative Care 19.1 (2020), p. 96, https://doi.org/10.1186/s12904-020-00608-y.

35 Ibid.

states that »you may not be mature enough to explore«, and refers to »worries of noticing things that you're unable to help with«.[36] These citations imply tasks of both personal and professional development in health care, for which physicians and nurses may show ignorance and the failure to notice patient problems that the former should address, a phenomenon that could be due to personal insecurities and educational deficits concerning spiritual care.

5. Coping strategies and education: empirical studies

A study in France investigated general practitioner residents concerning their knowledge of end-of-life care for dying patients.[37] Residents experience an impact of clinical duties on their personal lives.[38] This includes the difficulty to talk about death with patients. The residents reported a statistically significant »desire to avoid caring for dying patients« as a factor of »[d]istress in end-of-life care management«.[39] The residents' personal life was affected by the interaction between residents and their relatives, anxiety, insomnia, revival phenomenon, nightmares, and anorexia.[40] They reported a wish for »systematic psychological support in at risk departments« on a statistically significant level.[41]

The participants in a volunteer end-of-life training program in the United Kingdom (UK) used reflective diaries for several months.[42] Guidance included questions about thoughts, feelings, evaluation of the experience as good or bad, and the sense that could be recognized in a situation.[43] The qualitative

36 Ibid.

37 See Haardt, Victoire/Cambriel, Amélie/Hubert, Sidonie/Tran, Marc/Bruel, Cédric/Philippart, Francois; REQUIEM Study group: »General practitioner residents and patients end-of life: involvement and consequences«, in: BMC Medical Ethics 23.1 (2022), p. 123, https://doi.org/10.1186/s12910-022-00867-9.

38 See ibid.

39 Ibid.

40 See ibid.

41 Ibid.

42 See Germain, Alison/Nolan, Kate/Doyle, Rita/Mason, Stephen/Gambles, Maureen/Chen, Hong/Smeding, Ruthmarijke/Ellershaw, John: »The use of reflective diaries in end of life training programmes: a study exploring the impact of self-reflection on the participants in a volunteer training programme«, in: BMC Palliative Care 15 (2016), p. 28, https://doi.org/10.1186/s12904-016-0096-5.

43 See ibid.

data from the diaries illustrated the importance of self-awareness, personal growth, reconstruction of meaning, and coping strategies.[44]

Verbatim exercises are employed in some hospice and palliative medicine fellowship programs, such as one in the United States of America (USA).[45] The clinicians composed word-for-word accounts of their encounters with patients and clients.[46] This method promotes reflection, self-awareness, resilience, mindfulness, and reduction of burnout risk.[47]

A qualitative visual analysis was performed for images that physicians created at the end of a one-year palliative care fellowship in the United States of America (USA).[48] The images, which included both paintings and photographs, predominantly contained portraits and references to nature, but rarely to suffering.[49] The authors suggest that the images communicate positive perceptions of death, and they attribute this to the successful acquisition of physician skills during the time of the specialized clinical experience.[50] Thereby, physicians integrated scientific approaches and humanistic perspectives.[51] The metaphor of journey was discernible in the visual narratives, alluding to transition and transformation at the end of life.[52]

A study in Denmark assessed spiritual care training in the hospice setting among employees with qualitative and quantitative methods.[53] Participants

---

44 See ibid.

45 See Powers, Christopher R./Snipes, Garrett E./Harbin, Katie Boykin/Fischer, Andrew/Anderson, Nancy/Cheng, Kevin/Ford-Scales, Kristi/Siefert, Bryan C.: »Integration of the verbatim exercise into a hospice and palliative medicine fellowship«, in: Palliative Medicine Reports 4.1 (2023), pp. 133–138, https://doi.org/10.1089/pmr.2022.0025.

46 See ibid.

47 See ibid.

48 See Arnold, Bruce L./Lloyd, Linda S./von Gunten, Charles F.: »Physicians' reflections on death and dying on completion of a palliative medicine fellowship«, in: Journal of Pain and Symptom Management 51.3 (2016), pp. 633–639, https://doi.org/10.1016/j.jpainsymman.2015.09.006.

49 See ibid.

50 See ibid.

51 See ibid.

52 See ibid.

53 See Chahrour, Wafie Hussein/Hvidt, Niels Christian/Hvidt, Elisabeth Assing/Viftrup, Dorte Toudal: »Learning to care for the spirit of dying patients: the impact of spiritual care training in a hospice-setting«, in: BMC Palliative Care 20.1 (2021), article 115, https://doi.org/10.1186/s12904-021-00804-4.

reported the need for spiritual self-reflection, self-awareness, and introspection in order to provide spiritual care for patients in existential distress.[54]

Despite the recommendations from the European Association for Palliative Care,[55] self-reflection is not necessarily taught as part of palliative care education in European medical schools, for example in Estonia.[56] According to data collection on educational curricula and questionnaire surveys for university employees in Denmark, teaching gaps in the four medical schools were identified for self-reflection, teamwork, spirituality, and ethics.[57]

6. Conclusions

The empirical studies, which were evaluated here, span a wide range of health care systems and cultures. They also focus on diverse concepts, research questions, methods, and target groups. Despite their heterogeneity, some thoughts emerge repeatedly. Table 1 summarizes diverging contexts and aspects of self-reflection in palliative care.

Literature sources declare palliative care a valuable reason for development, both as a person and as a physician. This development is mediated by self-reflection. Negative emotions may overwhelm health care professionals in palliative care. Grief, powerlessness, and guilt provide sources of discomfort for personnel in this area, and this discomfort is not only emotionally disturbing, but also intellectually challenging.

---

54 See ibid.

55 See EAPC 2013.

56 See Suija, Kadri/Mason, Stephen R./Elsner, Frank/Paal, Piret: »Palliative care training in medical undergraduate education: a survey among the faculty«, in: BMC Palliative Care 23.1 (2024), p. 19, https://doi.org/10.1186/s12904-024-01351-4.

57 See Brask-Thomsen, Maria Kolind/Jespersen, Bodil Abild/Grønvold, Mogens/Sjøgren, Per/Neergaard, Mette Asbjoern: »Danish medical schools do not meet international recommendations for teaching palliative medicine«, in: Danish Medical Journal 65.10 (2018), p. A5505.

Table 1: Self-reflection in palliative care: contexts and aspects.

Categories	Subcategories	References
Personal development	Maturity	Tao et al. 2020
	Growth	Powers et al. 2023
	Personal growth	Germain et al. 2016
	Reconstruction of meaning	Germain et al. 2016
	Positive perceptions of death	Arnold et al. 2016
Professional development	Identity as a physician	Arai et al. 2017
	Professionalism	Thyson et al. 2022
	Empathy	Thyson et al. 2022
	Patient perception	Tao et al. 2020
Negative emotions	Grief	Deary et al. 2023
	Powerlessness	Arai et al. 2017
	Guilt	Arai et al. 2017
	Difficulty to talk about death with patients	Haardt et al. 2022
	Impact of clinical duties on personal lives	Haardt et al. 2022
Interventions	Self-care strategies	Felber et al. 2023
	Reflective diaries	Germain et al. 2016
	Reflection paper	Thyson et al. 2022
	Verbatim exercise	Powers et al. 2023
	Psychological support	Haardt et al. 2022
	Bereavement rounds	Deary et al. 2023
	Participatory theater	Chahrour et al. 2021
	Visual arts	Arnold et al. 2016

Interventions may promote self-reflection. Coping strategies provide opportunities to reflect and overcome obstacles towards successful development. Coping may take varieties of routes that cannot all be reviewed here in a comprehensive manner. A distinct literature corpus on coping exists in the areas of psychology, medical psychology, and psychotherapy. Therefore, the coping strategies named here only provide a glimpse at a restricted selection of methods that were referenced in the papers on recent empirical studies in palliative care. Visual, narrative, and creative methods may promote and improve access to self-reflection.

The research question focuses on the relevance and recognition of self-reflection in palliative care, based on the experiences and emotions in this particular field of health care. In contrast, empirical studies more often investigate the perception of emotional reactions. Negative emotions are frequently associated with mourning, powerlessness, guilt, insecurity, and hurdles for communication. Nevertheless, studies increasingly take into account self-reflection and coping strategies that promote reflection, leading to an expanding corpus on this topic in the recent literature.

Self-reflection is viewed as a mental activity that helps to cope with experiences and emotions. Thereby, it may contribute to both personal and professional development in palliative care.

Physicians should receive more educational support to engage with their experiences, emotions, and self-reflection in palliative care, be it during their studies in medical school, during clinical specialization, and for continuing education. This support should also extend to all stakeholders, such as health care professionals and volunteers, within their specific contexts, respectively, such as during their professional work in clinical care and as part of volunteer training programs.

Wie sterben Ärzt*innen?
Ein Lehrprojekt aus der Medizinethik

Friederike Bock, Leonie Bohlinger, Yu Li, Hannah Merx, Melis Taş, Anna Siemens, Bettina Hitzer[1]

1. Eine Einleitung aus Sicht der Medizinethik

Der Tod ist ein Tabu. Diese Aussage ist fast ein Gemeinplatz. Sie springt uns nur zu oft in großen Lettern entgegen – auf Zeitungstiteln, im Internet und mit imaginären Großbuchstaben in vielen Gesprächen. Damit führt sie sich selbst sehr schnell ad absurdum. Denn wo so viel über das (angebliche) Tabu Tod geredet wird, kann es mit dem Tabu nicht weit her sein. Darum folgt auf die Rede vom Tabu auch meist sehr schnell der Hinweis auf den nunmehr erfolgten Tabubruch: Endlich wird geredet. Ist das alles also nur eine rhetorische Strategie, die das Reden über den Tod interessanter, die Sprecher*innen wagemutiger, die Zeitung auflagenstärker machen soll?

Der Tod ist ein Grenzbegriff. Wir können zwar über ihn sprechen. Uns steht ein Begriff zur Verfügung – DER TOD – aber was das über den rein medizinischen Vorgang hinaus ist, entzieht sich uns. Eine Grenze des Erkennens ist erreicht. Dies fasste Epikur in den vielzitierten Satz, der dem Tod den Schrecken nehmen sollte: »solange wir da sind, ist der Tod nicht da, wenn aber der Tod da ist, sind wir nicht da«.[2] Die epikureische Angstbewältigung hat nur höchst unzureichend funktioniert. Allerdings stellt sich bei genauerem Hinsehen heraus, dass manches, was Todesangst genannt wird, etwas anderes zum Objekt hat: die Angst vor dem Sterbeprozess etwa oder die Angst vor dem Verlust liebgewonnener Menschen. Als ein solchermaßen vielfach angstbesetztes Unbekanntes tendiert der Tod womöglich immer wieder in

1 Die ersten fünf Autorinnen teilen sich die Erstautorschaft dieses Textes.

2 Epikur: Wege zum Glück, hg. u. übers. v. Rainer Nickel, Düsseldorf/Zürich: Artemis & Winkler 2005, S. 117.

Richtung Tabu, selbst wenn seine Zugehörigen – die Toten, die Trauernden, die Sterbebegleiter*innen, die vielgestaltigen Formen des Gedenkens – in unserer Gesellschaft äußerst präsent sind.

Thomas Macho und Kristin Marek postulieren gar eine »neue Sichtbarkeit des Todes« in unserer heutigen Gesellschaft.[3] Diese neue Sichtbarkeit kann auf einen reichen Fundus historischer Bilder zurückgreifen, eine »inflationäre Bilderflut«, die allerdings gegen Ende des 19. Jahrhunderts langsam zurückgegangen ist.[4] Zumindest gehört die These von der Verdrängung des Todes seither zu den einflussreichen Selbstbeschreibungen der Moderne.[5] Walter Benjamin ergänzte diese These 1936 um die Beobachtung einer anderen Form des Hinausdrängens des Todes mit weitreichenden Konsequenzen: »Ehemals kein Haus, kaum ein Zimmer, in dem nicht schon einmal gestorben war. […] Heute sind die Bürger in Räumen, welche rein vom Sterben geblieben sind, Trockenwohner der Ewigkeit, und sie werden, wenn es mit ihnen zu Ende geht, von den Erben in Sanatorien oder in Krankenhäusern verstaut.«[6] Benjamin machte damit bereits in den 1930er Jahren darauf aufmerksam, dass das Sterben immer seltener zuhause stattfindet. Zusammen mit der zunehmenden Mobilität der Gesellschaft führt dies dazu, dass heute viele Menschen bis weit in ihr Erwachsenenalter hinein keinen einzigen ihnen nahestehenden Menschen im Sterben aus der Nähe begleitet haben. Neben der neuen Sichtbarkeit des Todes und der Pluralisierung von Praktiken im Umgang mit Sterben und Tod im Allgemeinen steht also ein Verlust an individueller Naherfahrung von Sterben.

Das »unmenschliche« Sterben im Krankenhaus ist seit den 1960er Jahren zu einem wichtigen Topos der Gesellschafts- und vor allem der Medizinkritik geworden. Die Medikalisierung und Technisierung des Sterbens wurde ebenso beklagt wie die Verdrängung des Sterbens und der Toten ins Abseits marginalisierter Räume – mit Paravents umstellte Betten von Sterbenden, has-

---

3 Macho, Thomas/Marek, Kristin (Hg.): Die neue Sichtbarkeit des Todes, Paderborn: Fink 2007.

4 Macho, Thomas/Marek, Kristin: »Die neue Sichtbarkeit des Todes«, in: dies., Die neue Sichtbarkeit des Todes, S. 9–21, hier S. 9.

5 Besonders einflussreich war hier: Ariès, Philippe: L'homme devant la mort, Paris: Le Seuil 1977.

6 Benjamin, Walter: »Der Erzähler. Betrachtungen zum Werk Nikolai Lesskows«, in: Aufsätze, Essays, Vorträge. Gesammelte Schriften, Bd. II 2, hg. v. Rolf Tiedemann/Hermann Schweppenhäuser, Frankfurt a.M.: Suhrkamp 1977, S. 438–465, hier S. 449.

tig beiseitegeschaffte und in Abstellkammern »deponierte« Leichen.[7] Immer stärker richtete sich die Aufmerksamkeit von Medizinsoziolog*innen, Psychiater*innen und Psycholog*innen auf die Frage, wie sich dieses Verstecken und die damit einhergehende Sprachlosigkeit auf den ärztlichen und pflegerischen Umgang mit Sterbenden auswirken. Als einflussreich erwies sich eine in Kalifornien durchgeführte Studie der Soziologen Barney G. Glaser und Anselm Strauss, die 1965 unter dem Titel *Awareness of Dying* publiziert wurde.[8] Glaser und Strauss kamen hier zu dem Ergebnis, dass das implizite Sprechverbot dazu führte, dass sowohl Ärzt*innen als auch Pflegefachkräfte die Krankenzimmer der Sterbenden mieden und ihnen weniger Aufmerksamkeit schenkten. Hinter der Vermeidung verbarg sich mehr als nur das gutgemeinte Bemühen um Schonung der Sterbenden, wie wenige Jahre zuvor der Psychologe August M. Kasper auf einer Tagung der *American Psychological Association* meinte. Seines Erachtens war es die oft unbewusste Todesangst der Ärzt*innen, die diese überhaupt erst dazu veranlasste, ihren Beruf zu ergreifen – als Versuch, den Tod mit dem ausschließlichen Fokus auf Heilung abzuwehren.[9]

Angesichts der problematischen Folgen für die Sterbenden und ihre Familien, aber letztlich auch für Ärzt*innen und Pflegende, die die kognitive und emotionale Last der Verdrängung zu tragen hatten, formierte sich in den 1960er Jahren das *death awareness movement*, das einen neuen, möglichst angstfreien und unverstellten Umgang mit Tod und Sterben durch *death education* ermöglichen wollte.[10] Vier Dimensionen des Wissens über Tod und Sterben stehen im Mittelpunkt des Unterrichts über Sterben, Tod und Trauer (USTT), wie das Konzept seit den 1970er Jahren im deutschen Sprachraum

---

7 Vgl. u.a. Sudnow, David: Passing on: The social organization of death, New Jersey: Prentice Hall 1967; Illich, Ivan: Die Nemesis der Medizin. Von den Grenzen des Gesundheitswesens, aus d. Amerikan. übers. v. Nils Thomas Lindquist, Reinbek bei Hamburg: Rowohlt 1977 (amerikan. Original 1975); Elias, Norbert: Über die Einsamkeit der Sterbenden in unseren Tagen, Frankfurt a.M.: Suhrkamp 1982.

8 Vgl. Glaser, Barney G./Strauss, Anselm: Interaktion mit Sterbenden. Beobachtungen für Ärzte, Schwestern, Seelsorger und Angehörige, aus d. Amerikan. übers. v. Gisela Bischof-Elten, Göttingen: Sammlung Vandenhoeck 1974 (amerikan. Original 1965).

9 Vgl. Kasper, August M.: »The Doctor and Death«, in: Herman Feifel (Hg.): The Meaning of Death, New York/Toronto/London: McGraw-Hill Book Company 1959, S. 259–270.

10 Vgl. Wittkowski, Joachim/Paré, Pierre-Marc: »Unterrichtung über Sterben, Tod und Trauer (Death Education)«, in: Héctor Wittwer/Daniel Schäfer/Andreas Frewer (Hg.): Sterben und Tod. Ein interdisziplinäres Handbuch, Stuttgart: Metzler ^{2}2020, S. 361–364, hier S. 361.

genannt wird. Es geht um kognitives Wissen, um eine affektive Auseinandersetzung, um die Dimension des Verhaltens und Handelns sowie um eine Reflexion und Bewusstwerdung der eigenen Werte. Lange wurde keine dieser Dimensionen in den Lernzielen des Medizinstudiums explizit berücksichtigt. Erst 2009 wurde das Fach Palliativmedizin als Querschnittsbereich 13 in die ärztliche Approbationsordnung aufgenommen. Damit wurden erstmals in sehr begrenztem Maße kognitive und handlungsbezogene Aspekte der Sterbebegleitung in die ärztliche Ausbildung integriert.

Wertebezogene Aspekte der Sterbebegleitung werden im Rahmen des Faches Geschichte, Theorie und Ethik der Medizin berücksichtigt, insbesondere in den Debatten um eine Neuregelung der Suizidassistenz. Die erfahrungsbezogene Dimension des Umgangs mit Sterben und Tod bleibt dagegen in der Regel außen vor. Das ist nicht nur Folge der eng getakteten Lehrpläne für Medizinstudierende, sondern auch der Unkenntnis und Unsicherheit darüber, wie eine solche Auseinandersetzung didaktisch sinnvoll gestaltet werden kann. Dabei unterstreicht eine Reihe von Studien die Wichtigkeit einer solchen Auseinandersetzung für (angehende) Ärzt*innen. Ärztliche Angst vor dem eigenen Tod und Sterben führt oft dazu, dass Aufklärungsgespräche über ein palliatives Therapieangebot und das herannahende Sterben hinausgezögert werden oder ganz unterbleiben.[11] Findet ein Aufklärungsgespräch dennoch statt, wird es von den Ärzt*innen als äußerst belastend empfunden.[12] Einige Studien deuten zudem darauf hin, dass Ärzt*innen mit starker eigener Todesangst eher dazu neigen, trotz fehlender Heilungsaussichten kurative Maßnahmen fortzuführen, weniger mit anderen Akteuren der Palliativversorgung zusammenzuarbeiten und schwer erkrankte Patient*innen ohne ausreichende Indikation länger im Krankenhaus zu behalten.[13]

---

11 Vgl. Rodenbach, Rachel A./Rodenbach, Kyle E./Tejani, Mohamedtaki A./Epstein, Ronald M.: »Relationships between personal attitudes about death and communication with terminally ill patients: How oncology clinicians grapple with mortality«, in: Patient Education and Counseling 99.3 (2016), S. 356–363; Black, Kathy: »Health care professionals' death attitudes, experiences, and advance directive communication behavior«, in: Death Studies 31.6 (2007), S. 563–572.

12 Vgl. Cochrane, Joyce B./Levy, Marvin R./Fryer, John E./Oglesby, Carole A.: »Death anxiety, disclosure behaviors, and attitudes of oncologists toward terminal care«, in: Omega 22.1 (1990), S. 1–12.

13 Vgl. Schulz, Richard/Aderman, David: »Physicians' death anxiety and patient outcomes«, in: Omega 9.4 (1978), S. 327–332; Cochrane, J.B. et al.: Death anxiety; Álvarez-del-Río, Asunción et al.: »Facing Death in Clinical Practice: a view from physicians in

Doch die Angst vor dem eigenen Sterben und Tod hat offenbar nicht nur Auswirkungen auf die ärztliche Kommunikation und Entscheidungsfindung, sondern auch auf das psychische Wohlbefinden der Ärzt*innen selbst. Viele werden rückblickend von Zweifeln und Schuldgefühlen belastet. Der Versuch, sich aus Selbstschutz von den eigenen Gefühlen zu distanzieren, kann sich langfristig als schädlich erweisen und schränkt zudem die Empathiefähigkeit im Patientengespräch ein.[14] Erfahrungsbezogene Ausbildungsprogramme, die eigene Ängste und Abwehrhaltungen bewusst machen und Bewältigungsperspektiven aufzeigen, können die Ängste vor dem Sterben zwar nicht immer vermindern.[15] Doch deuten neuere Forschungsergebnisse darauf hin, dass die bewusste Reflexion der eigenen Ängste den emotionalen und moralischen Stress der Ärzt*innen und Pflegenden reduziert und ihre Kommunikationsfähigkeit und Entscheidungsfindung verbessert.[16]

Wie aber lässt sich diese erfahrungsbezogene Auseinandersetzung in die medizinische Lehre integrieren? Das hier vorgestellte Lehrprojekt hat hierfür den Weg eines theaterpädagogisch begleiteten Rollentausches mit doppeltem Effekt gewählt. Die Studierenden wurden auf unterschiedlichen Ebenen mit der Frage nach der eigenen Sterblichkeit konfrontiert – und zwar mit Blick auf ein mögliches Spannungsverhältnis zum ärztlichen Selbstverständnis. Am Ende des Lehrprojektes ist ein Dokumentartheaterstück entstanden, das aus der Auseinandersetzung mit empirischem Material (Pathographien von Ärzten, Interviews) erwuchs. Durch das Entwerfen und Einüben von Rollen auf der Bühne wurde diese Auseinandersetzung näherungsweise zur verkörperten Erfahrung. Diese Erfahrung blieb naturgemäß bruchstückhaft, denn, wie

Mexico«, in: Archives of Medical Research 44.5 (2013), S. 394–400; Busch, Holger: »Einstellungen zu Sterben und Tod«, in: Héctor Wittwer/Daniel Schäfer/Andreas Frewer (Hg.): Sterben und Tod. Ein interdisziplinäres Handbuch, Stuttgart: Metzler ²2020, S. 233–240. Anders agierten die Ärzt*innen allerdings im Blick auf lebensbegrenzend erkrankte Neugeborene. Hier tendierten Neonatolog*innen mit einem höheren *death anxiety score* dazu, schneller Vorschläge zur Therapiebegrenzung zu akzeptieren, vgl. Draper, Emma J. et al.: »Relationship between physicians' death anxiety and medical communication and decision-making: A systematic review«, in: Patient Communication and Counseling 102 (2019), S. 266–274.

14 Vgl. E.J. Draper et al.: Relationship, S. 272.

15 Vgl. J. Wittkowski/P.-M. Paré: Unterrichtung, S. 362.

16 Vgl. Clare, Emma/Elander, James/Baraniak, Amy: »How healthcare providers' own death anxiety influences their communication with patients in end-of-life care: A thematic attitude«, in: Death Studies 46.7 (2022), S. 1773–1780, hier S. 1776.

auch Martin Heidegger herausstellt: »Wir erfahren nicht im genuinen Sinne das Sterben der Anderen, sondern sind höchstens immer nur ›dabei‹.«[17]

2. Das Lehrprojekt aus Studierendensicht

Die folgenden Abschnitte sind aus der Sicht der Teilnehmerinnen entstanden – wir sind fünf Studierende aus dem klinischen Abschnitt (d.h. 3.-5. Studienjahr). Wir konnten uns das Projekt als Wahlpflichtfach anrechnen lassen.

2.1 (Angehende) Ärzt*innen und der Tod

Die meisten Medizinstudierenden beginnen ihr Studium mit dem Ziel, andere zu retten und zu heilen. Held*innen in Weiß zu werden, und somit, scheinbar, klug, empathisch, souverän und prestigeträchtig. Zusätzlich geht das Berufsbild mit einer starken Romantisierung einher, die durch die Gesellschaft und mittlerweile auch durch die sozialen Medien gestützt wird. In der Realität geht der Arztberuf wie alle sozialen Berufe mit starker psychischer Belastung und Verantwortung einher. Anders als öffentlich vermittelt, können Ärzt*innen nun einmal nicht immer heilen. Sie begleiten auch schwere Krankheitsverläufe, wissen nicht immer die genauen Diagnosen, leiden unter Alltagsstress, sehen schwere (Familien-)Schicksale und erleben den Tod und das Sterben ihrer Patient*innen.

Das Medizinstudium dagegen sieht eine Beschäftigung mit dem Thema Tod erst spät im Curriculum vor und diese bleibt weitgehend abstrakt. Dadurch ergeben sich wenig Möglichkeiten, über diesbezügliche Ängste und Sorgen zu sprechen. Dabei ist es wichtig, sich darüber auszutauschen und auf den Umgang mit dem Thema Tod und Sterben vorzubereiten. Aus diesem Grund sind Lehrangebote, die bewusst ethisch und persönlich herausfordernde Themen aufgreifen und diskutieren, sehr wertvoll. Wir können Patient*innen nur adäquat behandeln, wenn wir den Sterbeprozess kennen. Wir können ihnen dann die nötige Empathie entgegenbringen, wenn wir ihr Leid sehen.

Auch die Patient*innen können darunter leiden, dass das Thema in der Klinik gemieden wird. Sich aktiv und künstlerisch mit dem Tod und der eigenen Sterblichkeit zu beschäftigen, ermöglicht eine authentische Kommunikation mit Patient*innen, die den Behandlungsverlauf positiv beeinflussen kann. Das

17 Heidegger, Martin: Sein und Zeit, Tübingen: Niemeyer [15]1979, S. 253.

Thema Tod und Sterben bringt im Berufsalltag wichtige ethische Aspekte mit sich, mit denen sich Ärzt*innen beschäftigen müssen. Da ist eine Auseinandersetzung im Studium wichtig, um ein Verständnis für ethische Prinzipien zu entwickeln. Dabei fängt es mit alltäglichen Fragen an: Wann empfehle ich eine palliative Therapie? Wie viel Zeit soll ich mir für das Patientengespräch nehmen? Welche Therapieoptionen sind vertretbar? Aber auch auf Extremsituationen wie die Frage nach einer Organspende oder die Notwendigkeit der medizinischen Triage müssen zukünftige Ärzt*innen vorbereitet werden, Fragen, die in der Gesellschaft viel diskutiert werden.

Medizinstudierende machen während ihrer Studienzeit und davor bereits erste persönliche Erfahrungen. Innovative Lehrangebote könnten einen Raum bieten, um über eigene Erlebnisse zu reflektieren und diese in die neue ärztliche Rolle einzuordnen. Sie könnten helfen, negative Glaubenssätze aufzulösen und eigene Bewältigungsstrategien zu entwickeln, um die Resilienz zu verbessern. Gerade im stressigen Berufsalltag ist es wichtig, einen geübten Umgang mit Belastungen zu besitzen.

2.2 Kreativität im Medizinstudium?

Es ist allgemein bekannt, dass das Medizinstudium mit einem vergleichsweise großen Lernaufwand verbunden ist. Studierende sollen Behandlungsleitlinien kennen, Fakten auswendig lernen und diese möglichst gut an die Patient*innen vermitteln können. Das Medizinstudium hat in Deutschland einen starren Rahmen. Es ist verschult, alle Studierenden müssen das Gleiche wissen und können. In vorgefertigten Lernplänen wird vorgegeben, welche Themen für das Examen an welchem Tag relevant sind. Kurzum: Es gibt wenig Spielraum für Kreativität, und wer das so möchte, kann das Studium hinter sich bringen, ohne eigene Perspektiven zu entwickeln und außerhalb der gewohnten linearen Denkmuster zu denken.

Aber ist es nicht trotzdem von Vorteil, bei manchen Themen noch genauer hinzuschauen, sich eine eigene Meinung zu bilden und sich kreativ damit auseinanderzusetzen? Als wir uns dem Thema auf kreative Art und Weise näherten, passierte es mehr oder weniger automatisch, dass wir eigene Perspektiven auf das Thema entwickelten und Haltungen festigten. Und stellt dies nicht eine gute Grundlage zur Auseinandersetzung mit schwierigen Entscheidungssituationen dar?

Darüber hinaus gibt es aber noch weitere Gründe, warum sich Medizinstudierende manchen Themen kreativ nähern sollten. So ist es im späteren

Berufsalltag keinesfalls so, dass Leitlinien oder auswendig gelernte Fakten in jeder Situation weiterhelfen. Auch hier ist oft Kreativität gefragt. Und Kreativität ist eine Fähigkeit, die man lernen und üben kann. Ebenfalls nicht zu unterschätzen ist, dass kreatives Arbeiten Abwechslung und neue Impulse in einen sonst eher monotonen Studienalltag bringt und so zum Wohlbefinden der Studierenden beitragen kann. Außerdem kann es hilfreich sein, eigene kreative Fähigkeiten zu schulen, um später schwierige Situationen im ärztlichen Alltag für sich selbst emotional zu verarbeiten. Die Beteiligung an einem kreativen Projekt und das Erschaffen von etwas Eigenem tragen auch dazu bei, das Selbstbewusstsein zu stärken. Besonders für Medizinstudierende, die normalerweise selten die Gelegenheit haben, ihre eigenen Ideen in ihre Arbeit einzubringen, kann kreatives Schaffen eine Form der Bestätigung bieten, die nicht durch das Bestehen einer Multiple-Choice-Klausur erreicht werden kann.

2.3 Unser Arbeitsprozess

Die Entwicklung des Stückes lässt sich in drei Phasen unterteilen. In der ersten Phase haben wir uns mit dem Thema vertraut gemacht. Dabei haben sich Fragen herauskristallisiert, die wir später adressiert haben. Für die zweite Phase wurden Personen aus dem Gesundheitssystem interviewt, die in ihrem Alltag besonders viel mit Trauer und Tod konfrontiert sind. Zum Abschluss, in der dritten Phase, haben wir das Stück niedergeschrieben und inszeniert.

Erste Phase

Um uns kennenzulernen und uns in das Thema einzufinden, haben wir eine *Creative Writing*-Aufgabe bekommen. Hierbei haben alle Teilnehmende des Wahlfachs einen Text zu dem Prompt geschrieben: »Sie sind der Tod. Heute beenden Sie das Leben eines Menschen. Wie sehen Ihre Gedanken und Gefühle aus?«. Beim Vergleich unserer Geschichten haben wir festgestellt, dass der Tod sehr unterschiedlich von uns charakterisiert wurde. Der Tod war in einigen Versionen neutral bis unbeteiligt, in anderen Versionen auch gehässig oder aber frustriert darüber, das Leben von Menschen nehmen zu müssen. Gleichzeitig haben die Geschichten unterschiedliche Interpretationsmöglichkeiten von Leben und Tod aufgezeigt. In manchen Versionen wurde der Tod als eine Art Erlösung dargestellt, in anderen als etwas, wovor viele sich fürchten, oder der Tod war lediglich ein Teil des Lebens.

Auch haben wir die Autobiographie des amerikanischen Neurochirurgen Paul Kalanithi *Bevor ich jetzt gehe* (Original: *When breath becomes air*, 2016) besprochen. Später haben wir das Buch als Inspiration für die Entwicklung des Theaterstücks benutzt. Kalanithi schildert hier seine Motivation, Neurochirurg zu werden, seine Erfahrungen seit seiner Krebsdiagnose (fast) bis zu seinem Tod. Auf seine letzten Seiten folgt ein Nachwort seiner Frau Lucy Kalanithi, in dem sie sein Sterben und ihren Umgang mit der Trauer schildert. Besonders eindrücklich für uns war es zu beobachten, wie Kalanithi nach und nach aus seiner Arztrolle heraustritt und die Patientenrolle annimmt und akzeptiert. Außerdem haben wir über das Bild diskutiert, das er wählte, um das Verhältnis von Arzt und Patient*innen zu beschreiben: der Arzt als »Schäfer« und die Patient*innen als »verlorene Schafe«. Ein wichtiger Gedankenanstoß war für uns auch seine Feststellung, dass er von sich erwartet hätte, seine Diagnose besser zu verkraften, weil er zuvor Patient*innen bei ähnlichen Schicksalsschlägen betreut hatte.

Begleitend haben wir mit der Theaterpädagogin Kerstin Reichelt (Magdeburg) erste Theaterübungen gemacht.

Zweite Phase

Jede Teilnehmerin des Wahlfachs hat eine Person interviewt, die von Berufs wegen viel mit dem Tod und dem Sterbeprozess konfrontiert ist. Wir entschieden uns dafür, einen Seelsorger, eine Palliativschwester, eine Psychoonkologin, einen Hausarzt und einen Medizinstudenten, der in der Intensivpflege arbeitet, zu interviewen. Die Interviews wurden aufgezeichnet und wir haben später uns bedeutsam erscheinende Passagen ausgewählt, um sie im Theaterstück als Tonspur einzuspielen. Gemeinsam haben wir vorab einen Fragenkatalog erarbeitet, der aus folgenden Fragen bestand:

- Gibt es Sterbeprozesse, die Sie miterlebt oder begleitet haben, die Ihnen besonders eindrücklich in Erinnerung geblieben sind oder Sie besonders berührt haben?
- Sind alle Menschen vor dem Tod gleich?
- Was macht einen würdevollen Tod aus?
- Sterben Ärzt*innen anders als andere Menschen?
- Hat sich durch Ihre Erfahrungen in der Arbeit Ihre persönliche Haltung zum Tod verändert?

Abgesehen von den Interviewfragmenten haben wir auch Charaktereigenschaften unserer Interviewpartner oder Schilderungen aus deren Berufsalltag in das Stück einfließen lassen. Zum Beispiel tröstet im Stück eine Ärztin ihre

Kollegin, indem sie sie an der Hand hält. Davon hat der Seelsorger uns erzählt. Auf diese Weise hat er versucht, einem zutiefst erschütterten Patienten Trost zu geben. Inspiriert vom Interview mit der Palliativschwester haben wir eine Szene in unser Stück hineingeschrieben, in der die Palliativärztin andeutet, dass sie sich im privaten Leben nur wenig mit dem Thema Tod auseinandersetzen möchte.

Zu der Frage »Sterben Ärzt*innen anders als andere Menschen?«, der Kernfrage unseres Stückes, kamen von allen Interviewpartner*innen ähnliche Antworten: Alle stellten fest, dass es keinen signifikanten Unterschied gebe, dass aber Ärzt*innen die Erwartungshaltung hätten, einen Weg zur Heilung zu finden, da sie wegen ihres Berufes darauf konditioniert seien. Dies könnte das »Loslassen« erschweren.

Dritte Phase

Wir alle haben die Gestaltung einer eigenen Rolle verantwortlich übernommen und uns gegenseitig Feedback gegeben. Dazu gehörte es, einen Monolog des eigenen Charakters zu verfassen sowie die daran geknüpften Interaktionen für das Stück zu gestalten.

2.4 Das Dokumentartheaterstück

Das Stück besteht aus sieben Szenen. Eine zentrale Rolle spielt der personifizierte Tod als beobachtende, sich aber auch zu Wort meldende Rahmenfigur. Daneben treten vier ärztliche Figuren auf, die durch eine lebensbegrenzende Diagnose abrupt aus ihrer ärztlichen Rolle gerissen werden und sich, konfrontiert mit der eigenen Endlichkeit, in der Patient*innenrolle wiederfinden. In der Auseinandersetzung mit der Textgrundlage von Kalanithi arbeiteten wir diesen Rollenwechsel als zentrales Element heraus, das durch die Diagnosestellung als plötzlich drohender Tod mitten im Leben besonders deutlich zutage tritt. Daher entschieden wir uns, unser Stück auf das Szenario der unerwarteten lebensbedrohlichen Diagnose zu fokussieren. Abgestimmt auf die Bilder auf der Bühne werden ausgewählte Fragmente aus den im Vorfeld geführten Interviews eingespielt. Die Texte der Figuren sind überwiegend direkte oder abgewandelte Zitate aus den Interviews oder aus dem Kalanithi-Buch.

Im kurzen Intro betritt der Tod die Bühne, nimmt seinen erhöhten Platz auf einem Hocker im hinteren seitlichen Bühnenbereich ein und bringt mit einer Fernbedienung eine Reihe elektrischer Kerzen zum Leuchten. Es folgt der Auftritt der übrigen vier Darstellerinnen in neutraler Alltagskleidung. Dabei wird asynchron ein Zitat gesprochen: »Wieviel Mühsal und Schmerzen es uns kostet, auf die Welt zu kommen, wissen wir nicht, sie aber wieder zu verlassen, ist verbürgtermaßen keine Kleinigkeit.«[18]

*Abb. 1: Der Tod (Yu Li), Dokumentartheaterstück »Wie sterben Ärzt*innen?«, Aufführung in Rostock, 8. Dezember 2023*

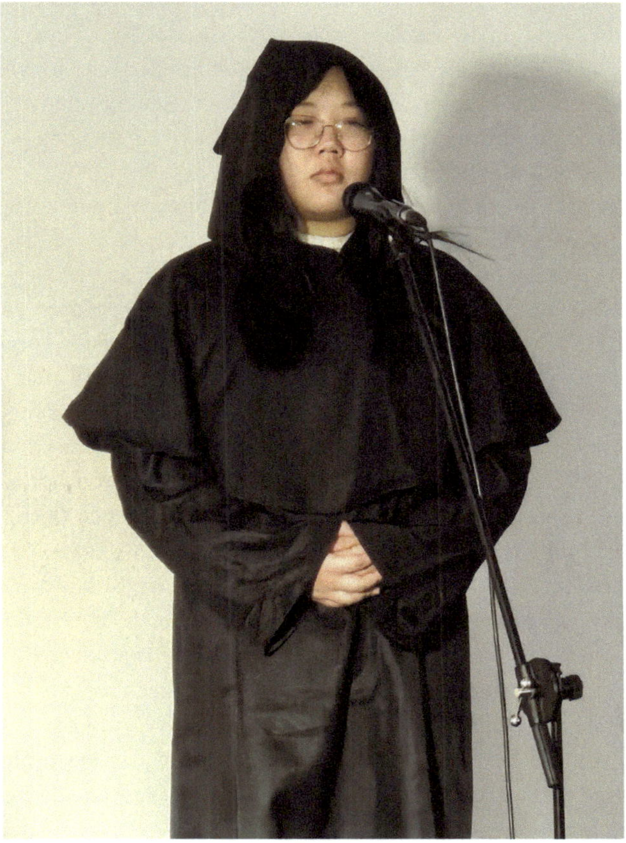

18 Browne, Thomas; zitiert nach: Kalanithi, Paul: Bevor ich jetzt gehe. Die letzten Worte eines Arztes an seine Tochter, übers. v. Gaby Wurster, München: Albrecht Knaus Verlag ^{4}2016, S. 62.

In der darauffolgenden ersten Szene werden als Hinleitung zur Frage, wie Ärzt*innen mit dem eigenen Tod umgehen, zunächst verschiedene Formen des Sterbens auf der Bühne dargestellt. Daran anknüpfend wird ein Fragment eines mit einem Arzt geführten Interviews eingespielt, in dem er sich an seine erste Erfahrung mit dem Tod einer Patientin erinnert: »[W]eil das jetzt so der erste Mensch war, der in meinem, in meiner Zuständigkeit gestorben ist, hatte ich vor allem Sorge, ob die wirklich tot war. [...] Und bin alle fünf Minuten den Raum hingegangen und hab geguckt, ob die jetzt wirklich gestorben war.«

Anschließend, in der zweiten Szene, stellt sich der Tod in einem kurzen Monolog vor, der mit den Worten beginnt: »Ich bin der Tod, der alle gleich macht.« Durch die Aussage des Todes, Ärzt*innen seien für seine Arbeit eine besonders herausfordernde Berufsgruppe, wird zur Fragestellung »Wie sterben Ärzt*innen?« übergeleitet.

In der dritten Szene stellen sich die vier ärztlichen Figuren vor. Weiße Kittel signalisieren ihren Beruf. Sie präsentieren sich sehr unterschiedlich in Auftreten, Haltung und später auch in ihren Reaktionen auf das Herannahen des Todes: Da ist zunächst eine siegesgewisse Figur, die überzeugt davon ist, sich durch auf wissenschaftlichen Erkenntnissen basierendes körperliches Training und ausgewogene Ernährung ein langes Leben verschaffen zu können. Danach folgt Frau Dr. Help, »einzige Hausärztin im Umkreis von 15 km«, abgehetzte »Allesschafferin«, die dermaßen beschäftigt ist, dass sie weder an sich selbst noch an den Tod viel denkt. An dritter Stelle tritt eine Neurochirurgin nach vorne auf die Bühne, überzeugt von ihrer eigenen Überlegenheit sowie der ihrer Disziplin, der »Königsdisziplin in der Medizin«. Zuletzt erscheint Frau Dr. Michel, eine Palliativmedizinerin, die weiß, dass der Tod zum Leben dazugehört, aber dennoch keineswegs dazu bereit ist, sich mit ihrem eigenen Lebensende auseinanderzusetzen. Drei dieser Figuren greifen Eigenschaften, Haltungen und Verhaltensweisen von Menschen auf, von denen uns in den Interviews berichtet wurde. Die Rolle der Neurochirurgin geht dagegen auf Kalanithis Buch zurück. Wir haben die Figuren bewusst überzeichnet, um bestimmte Eigenschaften hervorzuheben und die Schwere des Theaterstücks etwas abzumildern.

»Der Tod beginnt mit der Diagnose«: Zentral für das Theaterstück ist die vierte Szene, in der der Tod einen weißen Kittel überzieht und damit selbst in die ärztliche Rolle schlüpft. Er teilt den Figuren die potentiell tödliche Diagnose mit und reißt sie so aus ihrem ärztlichen Arbeitsalltag. Mit dem Eintauschen des Arztkittels gegen ein Patientenhemd wird auf der Bühne der Wechsel zur Rolle der Patient*in symbolisch vollzogen. Das geschieht teils ängstlich, teils widerwillig. Eine Figur ist wie erstarrt und bekommt das Patientenhemd vom Tod angelegt, eine andere schleudert ihren Arztkittel zunächst voller Wut zu Boden, bevor sie von der Bühne stürmt.

*Abb. 2: Die Wut angesichts der Diagnose (Hannah Merx), Dokumentartheaterstück »Wie sterben Ärzt*innen?«, Aufführung in Rostock, 8. Dezember 2023*

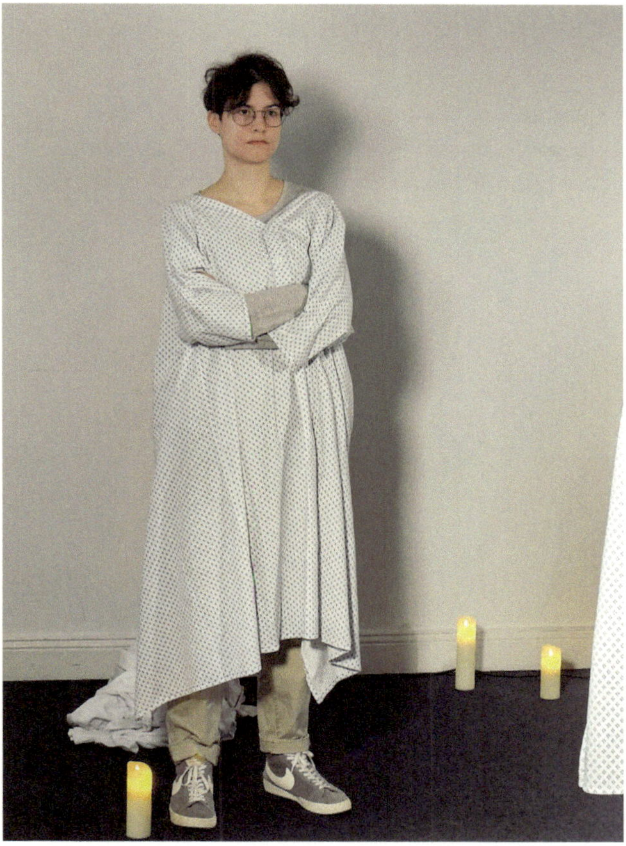

In der fünften Szene verharren die Figuren wie eingefroren in ihren Positionen vom Ende der vorigen Szene. Währenddessen wird *I am afraid* aus dem Oratorium *The Sacred Veil* (2020) von Eric Whitacre eingespielt, das dieser nach Texten eines Freundes komponiert hat, dessen Frau an Krebs verstorben ist. Die Darstellerin, die zuvor die Bühne verlassen hat, spricht dazu den ins Deutsche übersetzten Text ins Mikrophon: »Ich fürchte, wir haben etwas gefunden…«, teilweise in schnellem Sprechtempo, um das überfordernde Einprasseln schlechter Nachrichten im Fachjargon zu veranschaulichen (»Fünfzehn Zentimeter große retroperitoneale zystische Masse mit komplexer interner Septierung«). Die Musik hat etwas Überwältigendes und zugleich Klagendes an sich. Währenddessen geht die Darstellerin, die den Tod spielt, herum und bietet den erstarrten Figuren Trost an, den diese teils ablehnen, teils akzeptieren.

*Abb. 3: Der tröstende Tod (Leonie Bohlinger, Yu Li), Dokumentartheaterstück »Wie sterben Ärzt*innen?«, Aufführung in Rostock, 8. Dezember 2023*

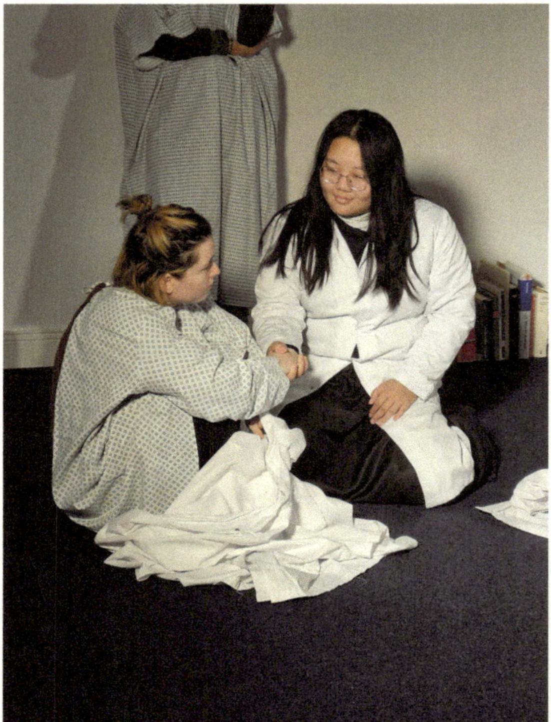

*Abb. 4: Bewältigung I (Leonie Bohlinger, Friederike Bock), Dokumentartheaterstück »Wie sterben Ärzt*innen?«, Aufführung in Rostock, 8. Dezember 2023*

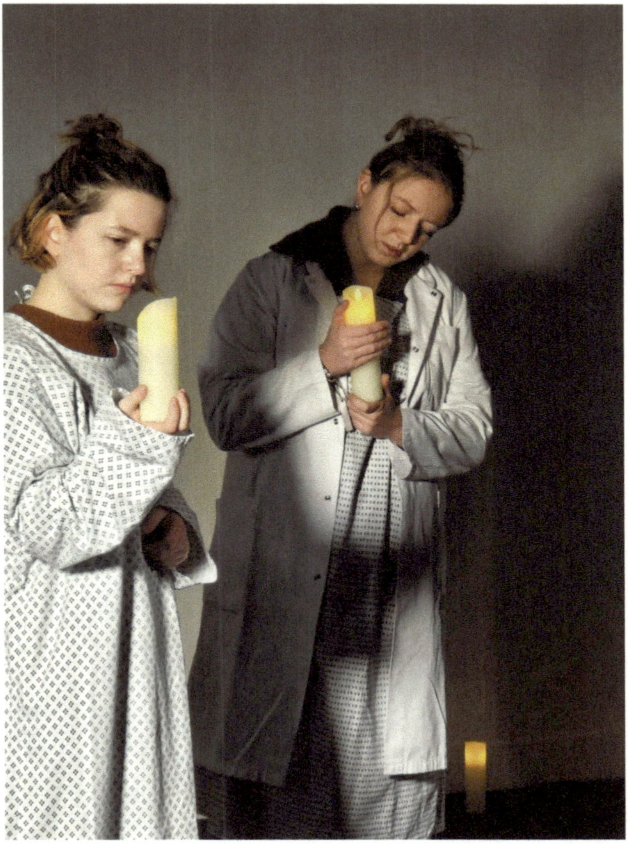

Eine Besonderheit, die uns bei Ärzt*innen in einer solchen Situation im Unterschied zu nicht-ärztlichen Patient*innen in unserer Textarbeit auffiel, ist die Nutzung von Fachliteratur. In der sechsten Szene beginnt deshalb auf der Bühne eine angespannte Recherche, die immer verzweifelter und chaotischer wird. Das Blättern wird hektischer, Bücher und Zeitschriften werden frustriert zu Boden geworfen. Zwischendurch sind immer wieder Ausrufe der Figuren zu hören: »Ich hatte noch so viel vor!«, »Ich bin nun selbst das verlorene, verwirrte Schaf«. Es herrscht Orientierungslosigkeit in Anbetracht der auf einmal verlorenen Zukunft, in deren Erreichen man so viel Arbeit, Energie, Verzicht und Hoffnung investiert hat: »Ich habe im Leben eine Zukunft aufgebaut, die ich nun nicht mehr erleben werde. [...] mit der körperlichen Schwächung brechen die Träume und meine Identität in sich zusammen.« Es gibt keinen erkennbaren Weg mehr, nur eine »schroffe, gleißend weiße Wüste, als hätte ein Sandsturm die Spuren alles Bekannten ausgelöscht.«[19]

*Abb. 5: Bewältigung II (Melis Taş), Dokumentartheaterstück »Wie sterben Ärzt*innen?«, Aufführung in Rostock, 8. Dezember 2023*

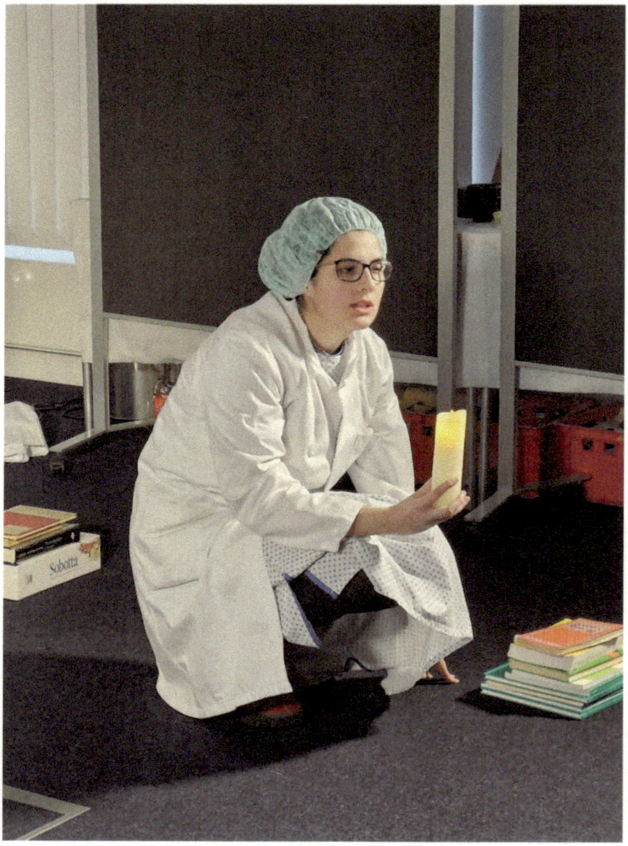

19 Alle Zitate aus: P. Kalanithi: Bevor ich jetzt gehe, S. 118.

Nach einem Moment des Innehaltens beginnen die Figuren in der siebten Szene langsam, die auf der Bühne verteilten Bücher und Zeitschriften wieder aufzuräumen. Dies ist unser Bild für die beginnende Bewältigung der Situation. Zwei der ärztlichen Figuren ziehen sogar den Kittel wieder über das Patientenhemd. Jede der Figuren bekommt vom Tod nacheinander eine der elektrischen Kerzen in die Hand gedrückt, macht eine kurze Aussage über ihren aktuellen Umgang mit der Situation und verharrt anschließend in einer Körperhaltung, die die Aussage unterstreicht, sodass ein Standbild entsteht.

*Abb. 6: Schlussszene (Hannah Merx, Leonie Bohlinger, Friederike Bock, Yu Li, Melis Taş), Dokumentartheaterstück »Wie sterben Ärzt*innen?«, Aufführung in Rostock, 8. Dezember 2023*

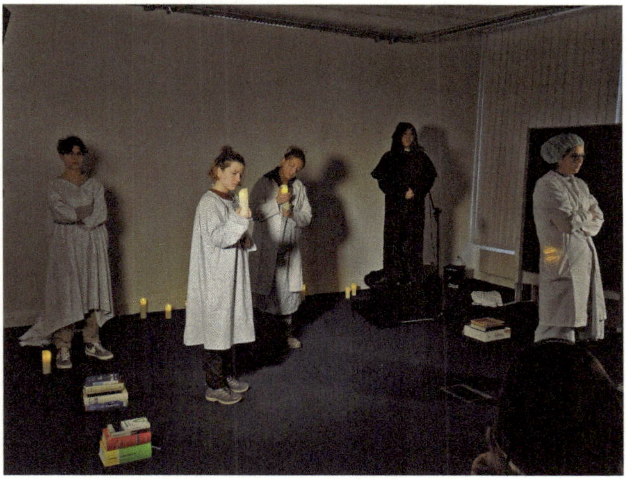

Es wird deutlich, dass die Bewältigung einer terminalen Krankheitsdiagnose ein Prozess ist, der individuell unterschiedlich verläuft und an jedem Punkt auch stagnieren kann – zum Ende des Stückes stehen die Figuren an unterschiedlichen Positionen auf der Bühne. Das Verhältnis der Figuren zu ihrer Kerze im Standbild veranschaulicht dabei jeweils, wie sie mit der ihnen verbleibenden Zeit umgehen: Die kämpferische Figur ist nicht in der Lage, die eigene Endlichkeit anzuerkennen, steht trotzig mit verschränkten Armen da, das Licht achtlos neben sich auf dem Boden abgestellt. Die Figur der Neurochirurgin trägt wieder den Kittel, hat das Licht in die Kitteltasche gesteckt: In ihrem Leben spielt die Arbeit wieder die Hauptrolle, solange es eben geht. Die Palliativmedizinerin betrachtet ihr Licht vorsichtig-distanziert mit Unsicherheit und Ambivalenz. Die Figur, die zu Beginn als überlastete Hausärztin in Erscheinung trat, hält ihr Licht nahe vor sich wie etwas Kostbares, Zerbrechliches. Sie hat es geschafft, sich umzuorientieren hin zur bestmöglichen Ausschöpfung der verbleibenden Zeit in Akzeptanz der Tatsache, dass das Leben ein absehbares Ende hat.

2.5 Rezeption des Stückes

In unserem Stück geht es um den Rollenwechsel von Ärzt*innen zu Patient*innen aus der Perspektive von Medizinstudierenden. Folglich kommen alle drei Gruppen als Rezipient*innen in Frage. Insgesamt traten wir zweimal mit unserem Stück auf, einmal vor Kommiliton*innen, das zweite Mal vor Expert*innen zum Thema Tod und Sterben aus dem Bereich Medizin und Geisteswissenschaften.

Erster Auftritt (Generalprobe): Dienstagabend 18 Uhr, Magdeburg, im Studentenklub »Kiste« vor ca. 40 Medizinstudierenden

Nach dem Ende des Stückes wurde nicht geklatscht. Auch als das Licht ausging, wir alle abgegangen und hinter dem Vorhang verschwunden waren, kam nur schwacher Applaus. War das Ende nicht als solches erkennbar gewesen? Hat niemand verstanden, dass es vorbei ist? Dachten die Zuschauenden, unsere Figuren müssten sterben, damit es vorbei ist, so wie in unserem Anfangsbild? Oder haben wir so viele Fragen und Emotionen produziert, dass sie auf das Ende nicht reagieren konnten?

Auch in der Fragerunde im Anschluss war die Reaktion zurückhaltend: Zwei Zuschauer*innen berichteten über Gefühle und Gänsehaut. Es gab zwei nicht direkt inhaltsbezogene Nachfragen und sonst wenig Lob oder Kritik. Erst mit denjenigen, die nach dem Stück für ein Getränk noch blieben, entstand ein Gespräch darüber, was in ihnen vorging. Die meisten berichteten, dass sie viele Gedanken mit nach Hause nehmen würden. Viele hatten Mühe, die vom Stück hervorgerufenen Gefühle einzuordnen. Dennoch fiel das Feedback positiv aus.

Wir vermuten, dass die Zuschauenden zunächst von ihren Emotionen überwältigt waren: Die meisten von uns sind weder lebensbedrohlich erkrankte Patient*innen noch fertig ausgebildete Ärzt*innen. Und dennoch werden wir vielleicht beide Rollen zu unterschiedlichen Zeitpunkten unseres Lebens ausfüllen. Susan Sontag beschreibt dieses Gefühl in ihrem Essay *Krankheit als Metapher* so:

> »Krankheit ist die Nachtseite des Lebens, eine eher lästige Staatsbürgerschaft. Jeder, der geboren wird, besitzt zwei Staatsbürgerschaften, eine im Reich der Gesunden und eine im Reich der Kranken. Und wenn wir alle es auch vorziehen, nur den guten Ruf zu benutzen, früher oder später ist doch jeder von uns gezwungen, wenigstens für eine Weile, sich als Bürger jenes anderen Ortes auszuweisen.«[20]

So konfrontierte unser Stück unsere Kommilitoninnen zum einen mit der Angst davor, in wenigen Jahren beruflich Überbringer*innen schlechter Nachrichten zu sein, und gleichzeitig mit der eigenen Sterblichkeit.

Zweiter Auftritt: Freitagmittag 13 Uhr, Rostock, auf der Tagung »Ärztliche Imaginationen des Lebensendes. Faktuale und fiktionale Konzeptionen des eigenen Alter(n)s, Sterbens und Todes« vor ca. 15 Expert*innen, die aus unterschiedlichen Fachdisziplinen zum Thema Tod und Sterben forschen.

Die Reaktion des Publikums fiel auch hier etwas verzögert, aber deutlich weniger zurückhaltend aus. In der anschließenden Fragerunde wurde viel diskutiert und es wurden direkte Bezüge zu Szenen und vorangegangenen Beiträgen hergestellt.

Insgesamt fand die Auswertung des Stückes eher auf Metaebene statt: Welches Arztbild ist erstrebenswert? Müssen Ärzt*innen Krankheit selbst erleben, um gute Ärzt*innen zu sein? »Der Tod beginnt mit der Diagnose« – stimmt das? Welche Ängste sind damit verbunden, zu Patient*innen zu werden? Sind Ärzt*innen wirklich »die schlimmsten Patient*innen«? Und wenn ja – wieso fällt der Rollenwechsel vom »Pastor zum Schaf«[21] so schwer? Sollten alle Ärzt*innen sich ihrer eigenen Sterblichkeit bewusst werden, da es – so ein Ausspruch, der in unserer Auseinandersetzung fiel – mehr kranke Ärzt*innen als mordende Staatsanwält*innen gibt?

Das Publikum in Rostock war gefasster, hatte bereits eine Haltung zum präsentierten Thema entwickelt und eine Sprache gefunden, um die damit verbundenen Gefühle auszudrücken. Auch für Palliativmediziner*innen gehört der Tod zum Alltag – damit verschwinden scheinbar die Berührungsängste.

---

20 Sontag, Susan: »Krankheit als Metapher«, in: Susan Sontag: Krankheit als Metapher. Aids und seine Metaphern, Frankfurt a.M.: Fischer 2009, S. 5–74, hier S. 9.

21 Dieses Bild verwendet Kalanithi in: P. Kalanithi: Bevor ich jetzt gehe, S. 118.

Die Palliativmedizinerin in unserem Theaterstück hatte eine bereits feststehende Haltung zum Tod, war aber als persönlich Betroffene trotzdem verloren. In welcher Beziehung stehen die ärztliche und persönliche Haltung zueinander? Diese Frage wurde von unseren Zuschauenden nicht aufgegriffen. Haben wir sie damit nicht erreicht, nicht berührt?

Und was ist mit Patient*innen?
Patient*innen suchen Hilfe und Halt, vielleicht auch Rettung bei Ärzt*innen. Diese Erwartung muss aber häufig enttäuscht werden: In der Realität ermahnen Ärzt*innen zum gesünderen Lebensstil. Für Haltgeben ist keine Zeit und durch den Ärztemangel kostet es Patient*innen viel Kraft, Hilfe einzufordern. Könnte unser Stück bei Patient*innen Verständnis für die »Götter in Weiß« erzeugen, sie vermenschlichen? Könnte dadurch die Kluft zwischen Ärzt*in und Patient*in, zwischen Helfenden und Bedürftigen, zwischen »Pastor« und »Schaf« verringert werden? Und würde dadurch die Arzt-Patienten-Beziehung verbessert werden?

Die »Vermenschlichung« von Ärzt*innen verbessert die moderne Arzt-Patienten-Beziehung auf zwei Weisen: Zum einen bietet sie einen Ausweg aus dem paternalistischen Arztbild, das eine gewisse Hilflosigkeit und Abhängigkeit für den Patienten bedeutet, hin zum *shared decision making*, bei dem Ärzt*innen die Rolle von Berater*innen einnehmen. Zum anderen könnte gegenseitiges Verständnis und gegenseitige Empathie dem Dienstleister-Modell vorbeugen, das ohne emotionale Bindung in vielen medizinischen Bereichen von Ärzt*innen und Patient*innen als unpersönlich empfunden wird.

Ärztliches Leben und Leiden wird in vielen Soaps, Fernsehsendungen und Groschenromanen popkulturell aufgegriffen – unsere etwas andere Auseinandersetzung könnte also möglicherweise auf breiteres Interesse stoßen. Und vielleicht sollten wir wirklich eines Tages mit dem Stück auf Tournee gehen, wie uns die Zuschauenden in Rostock geraten haben.

2.6 Und was nehmen wir jetzt mit?

Wir haben uns konkret mit dem Thema Tod und Sterben beschäftigt und dazu ein Theaterstück geschrieben und es aufgeführt. Noch nie zuvor haben wir uns im Rahmen unseres Studiums mit solch einer Intensität mit dem Thema Tod auseinandergesetzt. Nun sind wir dafür in besonderer Weise sensibilisiert.

Außerdem haben wir eine freundschaftliche Verbindung untereinander mitgenommen. Kreativ an einem Projekt zu arbeiten hat uns die Möglichkeit gegeben, uns schnell besser kennenzulernen. Wir haben uns zugestanden, Fehler zu machen, Ideen zu äußern, und uns gegenseitig dabei zugesehen, wie wir auf der Bühne als Anfängerinnen erste Schauspielerfahrungen machten. Wir mussten Mut beweisen, uns voreinander verletzlich zu zeigen. Wir hoffen, dass wir diesen Mut und das gewonnene Selbstbewusstsein uns auch in unserem beruflichen Alltag erhalten können.

Abb. 7: QR-Code zu Einblicken in die Theateraufführung des Wahlfaches »Wie sterben Ärzt:innen?«

Literarische Perspektiven

Implications of Fictional Death for Medicine

Reflections on A. J. Cronin's *The Citadel* via George Eliot's *Middlemarch*

Heike Hartung

1. Introduction

If death is an inevitable companion of every-day clinical life, it is also an inevitable component of literary narrative. The experience of the death of another person provides fictional characters with turning points, while it may also provide a text with narrative closure: death is inscribed within the structures of literature. In addition, literary texts express shifting cultural attitudes towards death, while they focus on the experience of dying, linking public and private meanings of death and dying. On the one hand, death has been perceived as a limit to representation and, thus, as a major challenge to literary aesthetics.[1] On the other hand, as Sigmund Freud has pointed out, the paradox of experiencing death in life may be undergone *only* in the realm of fiction: »Auf dem Gebiete der Fiktion finden wir jene Mehrheit von Leben, derer wir bedürfen. Wir sterben in der Identifizierung mit dem einen Helden, überleben ihn aber doch und sind bereit, ebenso ungeschädigt ein zweites Mal mit einem anderen Helden zu sterben.«[2]

A more specific form of fictional death is that encountered by the physician as a specialist in (medical) death. While there is a long tradition of dramatic satires on the medical profession, ranging from Jean-Baptiste Molière's *Le Malade imaginaire* (1673) to George Bernard Shaw's problem play *The Doctor's*

1 Hart Nibbrig, Christiaan L.: Ästhetik des Todes, Frankfurt a.M.: Insel 1995.

2 Freud, Sigmund: »Zeitgemäßes über Krieg und Tod [1915]«, in: ders.: Gesammelte Werke, Band 10, Frankfurt a.M.: Fischer 1999, pp. 323–355, here p. 344.

Dilemma (1906), doctors and physicians have played important roles in the realist novel.[3] Focusing on how fictional physicians are implicated in the deaths of their patients, I will examine in this chapter medical death as a certain type of fictional death. I will analyse the Scottish writer and physician A. J. Cronin's novel *The Citadel* (1937), showing how death is employed as a turning point for the novel's ›medical hero‹ Andrew Manson, asking what its implications are for the critique of British medicine the novel expresses. First, I will contextualize Cronin's novel in the 1930s, providing some of the details of its success and early reception. Second, I will provide a reading of *The Citadel* that focuses on a climactic scene of medical death to explore how its representation shapes ideas of medical reform through the lens of character development. Through a comparison of Cronin's physician protagonist with a classic Victorian example, George Eliot's medical practitioner Lydgate in her novel *Middlemarch* (1871–1872), I wish to show how literary representations of death relate to ideas of medical and moral failure. George Eliot's realist novel is famous for its representation of nineteenth-century medical reform, a tradition Cronin looks back to. In conclusion, I will reflect on the uses to which the fictional representation of (medical) death may be put.

2. A. J. Cronin and the success of *The Citadel*

Archibald Joseph Cronin, known as A. J. Cronin, was born in Cardross, Scotland, in 1896, into a middle-class family, which declined into poverty after his father's death when Cronin was seven years old. A poor but promising student, Cronin wins a Carnegie Foundation Scholarship, which enables him to study medicine at Glasgow University, where he graduates in 1919. He meets May Gibson, a fellow medical student, who becomes his wife, and they move to South Wales, where Cronin works as a General Practitioner, taking further

3 Significantly, the protagonist of Goethe's classic Bildungsroman *Wilhelm Meisters Lehrjahre* (1795–1796) chooses the profession of the physician to enhance and complete his development. Examples in the English novel, in addition to George Eliot's *Middlemarch* (1871–1872), include Mary Elizabeth Braddon's *The Doctor's Wife* (1864), Elizabeth Gaskell's *Wives and Daughters* (1866) and Wilkie Collins's *Heart and Science* (1883). On the relationship between the evolution of the medical profession and of the Victorian novel, see Sparks, Tabitha: The Doctor in the Victorian Novel: Family Practices, Aldershot: Ashgate 2009.

medical exams.[4] In 1926, he buys a rundown London practice, soon establishing himself as a successful private practitioner and becoming a wealthy man. In response to a breakdown in 1930, Cronin leaves London for a remote farm near Inverary with the intention to write a novel. The immediate success of his first novel, *Hatter's Castle* (1931), is documented as a fairy-tale start in Cronin's fictionalized autobiography, *Adventures in Two Worlds* (1952). But even the more down-to-earth narrative of Cronin's biographer Alan Davies points out the luck of Cronin's sending his manuscript to Victor Gollancz, who had recently founded his own publishing house:

> »Luck usually figures strongly in famous people's lives. Victor Gollancz Ltd had been trading for only a relatively short time when, quite by chance, Cronin chose to entrust them with his manuscript for *Hatter's Castle* in 1930. [...] He could not have chosen more wisely. At that time Gollancz was breaking new ground with innovative advertising methods as well as his trademark distinctive yellow dust covers. [...] The overriding factor in his decision to take on *Hatter's Castle* was Cronin's narrative power, which Gollancz claimed the author never lost.«[5]

Hatter's Castle was published largely to positive reviews. In its plot structure it remains within the familiar Victorian conventions of »a straightforward linear chronology [...] unfolded through the agency of the omniscient third-person narrator«.[6] In spite of its sensational, plot-oriented Gothic elements and villainous main character, Cronin's interest in medical matters is already apparent in the two minor physician characters of this first novel.

The Citadel, published in 1937, had an even greater impact: it sold 100.000 copies in the first three months, and was subsequently reprinted at the rate of 10.000 copies a week.[7] Together with Daphne du Maurier and Dorothy Say-

---

4 Salwak, Dale: A. J. Cronin, Boston: Twayne Publishers 1985, p. 12.

5 Davis, Alan: A. J. Cronin. The Man Who Created Dr Finlay, Richmond, Surrey: Alma Books 2011, p. 94.

6 D. Salwak: A. J. Cronin, p. 21.

7 Cronin's novel *The Citadel*, as well as many of his other books, were almost immediately translated into German (*Die Zitadelle*, 1938). They were popular, but also well-regarded as literary productions in the realist tradition of the English novel, as this quotation from a German paperback translation of another of his medicine-themed stories illustrates: »Seine Veröffentlichung [referring to *Die Zitadelle*] wurde zu einer Sensation, da die anklägerische Schilderung des englischen Ärztewesens hier von einem berufserfahrenen Manne stammte, der – wie Hermann Hesse äußerte – die Gefühls- und

ers, Cronin became one of the most popular novelists of the 1930s – and one of Gollancz's biggest sellers.[8] The success of the novel was augmented also by Gollancz founding the Left Book Club in 1936; the BBC ran a series of 10 readings of the novel in 1938, when a film adaptation was also produced.[9]

Contextualising Cronin's novel within the British political culture of the 1930s, Ross McKibbin points out that, according to a Gallup Poll in 1938, *The Citadel* »›impressed‹ more people than any other book except the Bible«.[10] McKibbin sees Cronin's specific contribution in his creation of »a middle-class type, the ›new man‹, a type who was to be central to *The Citadel*.« As he explains further, this ›new man‹ or ›medical hero‹ was »representative of the middle class as it evolved in the interwar years«:

> »This middle class was growing steadily, and the effect of that growth was to change the composition and spirit of the middle class as a whole. The old Edwardian middle class, and amalgam of a professional and business upper class and a clerical lower middle class, evolved into the commercial-administrative-technical middle-class characteristic of the late 1930s.«[11]

The plot of *The Citadel* revolves around the medical hero Andrew Manson, a well-trained and ambitious young Scottish doctor, modelled closely on Cronin's own (brief) medical career, who comes as assistant to a dying practitioner in a Welsh mining village. He fights for health against the poverty of his patients, their shocking housing conditions and the inertia of local medical authorities. He befriends another assistant GP, Denny, who tells him that contaminated water has led to several deaths from typhoid in the town. While the senior doctors are not interested in the problem, Denny and Manson eventually blow up

---

Wortgewalt eines modernen Dickens besaß.« (A. J. Cronin: Der neue Assistent, übers. v. Richard Hoffmann, Reinbek: Rowohlt, n. p.).

8 A. Davis: A. J. Cronin, p. 145.

9 Directed by King Vidor for MGM, the film, with a budget of one million dollars, was shot in South Wales and London. It received four Oscar nominations, including best actor (Robert Donat) and best picture. See O'Mahoney, S.: »A. J. Cronin and *The Citadel*: did a work of fiction contribute to the foundation of the NHS?«, in: Journal of the Royal College of Physicians Edinburgh 42 (2012), pp. 172–178, here p. 174.

10 McKibbin, Ross: »Politics and the Medical Hero: A. J. Cronin's *The Citadel*«, in: English Historical Review 123.502 (2008), pp. 651–678, here p. 651.

11 Ibid., p. 656.

the sewer, forcing the authorities to build a safe water supply. In Wales, Manson meets and marries Christine Barlow, a council schoolteacher of greater refinement than himself, who opens up a wider social life to him, but crucially encourages his idealist approach to medical knowledge. Manson becomes interested in lung disease caused by coal dust, which he observes in the Welsh miners he treats, and carries out research which earns him an MD degree. His research interests are discouraged when his work as Medical Officer for London's Coal and Mining Fatigue Board turns out to be tediously bureaucratic. He buys a run-down practice in London, drifting apart from his wife Christine when he becomes a successful but shallow society physician. The wealth which the successful West End practice brings him, after he has succumbed to »the temptations of money and sex«,[12] numbs his youthful idealism. The title reference to »citadel« stands for medical competency and integrity as the ideals to which Manson aspired,[13] as Christine reminds him: »›Don't you remember how you used to speak of life, that it was an attack of the unknown, an assault uphill – as though you had to take some castle that you knew was there, but couldn't see, on the top‹«.[14]

But the turning point for Andrew Manson, and his return to his former medical idealism, comes only when his former patient, the shoe repairer Harry Vidler, dies after a botched operation by the incompetent surgeon Dr Charles Ivory, one of Manson's business associates in London. This turning point is summarized in a contemporary review of the novel in this way:

> »He learns the tricks of the trade – the commissions paid by one consultant to another for a ›second opinion‹, the pandering to the wealthy *malade imaginaire*, the obstructiveness of old-fashioned, established pundits who prefer the death of a patient to new methods. It is the incompetence of a ›famous‹ operating surgeon, who, not to put too fine a point on it, murders Manson's shoe repairer on the operating table, that sends him rushing from Harley Street back to Hippocratic ideals [...].«[15]

This ironic synopsis with the blunt statement of medical incompetence as murder highlights the crudeness of this fictional use of medical death as character

12 S. O'Mahoney: A. J. Cronin and *The Citadel*, p. 173.

13 D. Salwak: A. J. Cronin, p. 63.

14 Cronin, A. J.: The Citadel [1937], London: Picador 2019, p. 349.

15 Eyles, Leonora: »Doctor's Dilemma« [Rev. of *The Citadel*], in: The Times Literary Supplement 1854 (1937), p. 591.

reform. It fits with the conventional narrative devices and popular formulaic genres Cronin used for his novels, which can also be described as ›topical novels‹, which present, in the case of *The Citadel*, potential solutions to problems within the medical profession.[16] The strong identificatory drive of the plot construction makes it difficult for the reader not to take Manson's side. The simplicity and topicality of the novel, together with Gollancz' marketing of it as a ›progressive‹ Left Book Club fiction, were responsible for the novel's being associated with the »country's health system – or lack of it« as its central political issue. Whereas the claim that *The Citadel* has »inspired the National Health Service«, inscribed on a recent reissue of the novel, may be too strong, a connection has been drawn between the scenes in the novel located in Wales concerning the miners' unions' medical aid societies and the establishment of the NHS in 1948 under Áneurin Bevan as Minister of Health:

> »When Bevan introduced the NHS he wrote: ›All I am doing is extending to the entire population of Britain the benefits we had in Tredegar for a generation or more. We are going to »Tredegarise« you‹. Cronin spent three formative years in this town (›Aberlaw‹ in The Citadel) and although there is no evidence that they met, it seems likely that they did. They were certainly exposed to the same influences and the Medical Aid Societies set up by the miner's unions in South Wales inspired Bevan to extend free healthcare to the entire nation.«[17]

3. ›Medical‹ death in *The Citadel*: Shoe repairman Harry Vidler's death as a turning point

The chapter towards the end of the novel, which deals with the botched operation, makes Andrew Manson its eye witness, focusing on his growing awareness of the incompetence of his business associate Ivory. With a flood metaphor the unconscious but rapid movement of Andrew's success is highlighted: »On and on rushed the spate of his success, a bursting dam sweeping him irresistibly forward in an ever-sounding, ever-swelling flood.«[18] He is shown to be intimate with filmstars, enjoying the exhilarating pace of his life.

16 D. Salwak: A. J. Cronin, p. 68.

17 S. O'Mahoney: A. J. Cronin and *The Citadel*, p. 174.

18 A. J. Cronin: The Citadel, p. 385.

The disruption of his »false sensation of strength« is clearly announced (in this way): »And then, out of high heaven, the bolt fell.«[19]

A medical story is now introduced, whose characters link Manson back to his beginnings of practicing in London: The Vidlers, »respectable, hard-working tradespeople« who keep a shop for repairing boots, consult him about the husband Harry Vidler's health. When Andrew calls on him to examine him, he is convinced »that the condition was cystic and although not dangerous, it was one which demanded operative treatment«.[20] When he suggests to the couple that Harry should immediately go into hospital, Mrs Vidler is adamant that Manson find a »private home« and a »private doctor to operate on him« so that he would get »the best treatment that could be had«.[21] Andrew calls his business associate Ivory to ask him to treat Vidler for a third of his usual fee.

The detailed description of the operation begins with a focus on place, on the private home, which had »never been intended for its present purpose«: »There was no lift and the operating theatre had once been a conservatory«, but is, nevertheless, described as »spotlessly aseptic«.[22] The timing of the operation – »the unusually late hour of two o'clock« on a Friday evening – is due to Ivory's convenience. Although he arrives punctually, Ivory's majestic preparations announce his self-importance and (unjustified) self-assurance:

> »He drove up with the anaesthetist and stood watching while his chauffeur carried in his large bag of instruments – so that nothing might interfere with his subsequent delicacy of touch. And, though he plainly thought little of the home, his manner remained as suave as ever. Within the space of ten minutes he had reassured Mrs Vidler, who waited in the front room, made the conquest of Miss Buxton and her nurses, then, gowned and gloved in the little travesty of a theatre, he was imperturbably ready.«[23]

---

19 Ibid., p. 387.

20 Ibid., p. 388. For a critique of the medical details of the scene, see O'Mahony: »The description of the botched operation by Ivory is unconvincing: exactly what sort of ›cyst‹ did this patient bleed from? It is not clear how a polyclinic comprising a physician, a surgeon and a microbiologist would bring cutting-edge medical care (our idea of ›specialised cooperation‹) to a market town in the West Midlands.« (S. O'Mahoney: A. J. Cronin and *The Citadel*, p. 175).

21 A. J. Cronin: The Citadel, pp. 388–389.

22 Ibid., p. 390.

23 Ibid., p. 390.

The focus turns to the patient, Harry Vidler, who is shown to be determined to face his ordeal »with courage«, smiling trustingly at Andrew. When Ivory starts to operate, Andrew sees his diagnosis justified, regarding it as a simple operation, not expecting any problems, and already thinking about his next appointment. As Andrew gradually begins to realise, the »imperturbable« manner of the surgeon – who is described as »calm, incisive, unruffled« – is in stark contrast with his repeated failure, during the operation, »to get behind the cyst«.[24] However, the surgeon's manner remains so smooth that Andrew initially regards his growing unease as irrational, arguing with himself that »there was nothing to be afraid of« and that the straightforward operation would soon be finished. The climax of the scene is reached when Ivory takes the knife »in slow motion« looking »like the great surgeon of fiction« when he makes the fatal cut which bursts the haemorrhagic cyst that kills the patient, Harry Vidler. Even as Andrew Mason realises that his colleague »can't operate, he can't operate at all«, Ivory continues his calm procedure: »He began to suture up his great incision. There was no swelling now. Vidler's stomach had caved-in, pallid, an empty look, the reason being that Vidler was dead.«[25]

After the operation, the behaviour and reactions of Ivory and Manson are contrasted: While Andrew is paralysed and unable to speak, Ivory »methodically« continues to stitch the wound in the dead body, lightly dismissing his own responsibility for the outcome of the operation. With a similar lack of guilt, Ivory addresses Vidler's widow, telling her (untruthfully) that »no power on earth could have saved him«, with the result that Mrs Vidler even feels grateful to him: »›That's the kindest thing you could have told me, doctor.‹ She spoke through her tears.«[26] Thinking of Harry Vidler's confidence in him before the operation, Manson, by contrast, is gripped by his own guilt:

> »He was sick, shattered, on the verge of collapse. He could not escape the vision of Harry Vidler, walking unaided to the table – ›I'll be better after this is over‹ – and ten minutes later, sagging on the stretcher, a mutilated, butchered corpse. He gritted his teeth together, covered his eyes with his hand.«[27]

---

24 Ibid., p. 391.

25 Ibid., pp. 392–393.

26 Ibid., p. 394.

27 Ibid., p. 394.

Only when the over-confident Ivory points out to him that, from his perspective on the medical procedure, no wrong had been done – »›He didn't die on the table. I finished before that – which makes it all right. No necessity for an inquest‹ – Manson is forced into speech, accusing Ivory of being »the worst botcher« and of »almost murder«.[28] The experience of this unnecessary medical death, which contrasts Manson's emotional reaction with Ivory's »cold-blooded nerve«,[29] leads to Manson's return to medical integrity. It makes Ivory his enemy, who reports him to a Medical Council for unethical behaviour. In an impassioned speech on the failures of British healthcare, Manson defends his research, arguing that the fault »is in the competitive system that forces doctors into rivalry when they should be united in a common effort«.[30]

4. Medical Death in *Middlemarch*: Bulstrode's scandal and Lydgate's dilemma

In Cronin's *The Citadel*, medical death is used as a turning point, which redirects the physician Andrew Manson onto his path of medical integrity. The novel pits its medical protagonist against a medical establishment, which is depicted as »corrupt, venal, unscientific and self-serving«.[31] Even if Cronin's novel encourages a one-dimensional approach to the medical profession, *The Citadel* is more complex than the medical romance fiction that becomes popular in the later twentieth century.[32] A comparison of Manson with the character Lydgate, who represents »a new kind of doctor«[33] in George Eliot's fictional universe, may therefore serve to illustrate the significance of medical death in realist fiction.

George Eliot's novel *Middlemarch* (1871–1872) looks back to the struggles for medical reform in England in the first half of the nineteenth century, which relate in important ways to transitions in the political, economic and social field. The novel's multiple plot lines include the topic of medical reform, which is

28 Ibid., p. 395.

29 Ibid., p. 395.

30 D. Salwak: A. J. Cronin, p. 63.

31 S. O'Mahoney: A. J. Cronin and *The Citadel*, p. 174.

32 See McAleer, Joseph: »Love, Romance, and the National Health Service«, in: Griffith, Clare V. et al. (eds.), Classes, Cultures, and Politics: Essays on British History for Ross McKibbin, Oxford: Oxford University Press 2011, pp. 173–191.

33 Bamforth, Iain: The Body in the Library. A Literary Anthology of Modern Medicine, London: Verso, p. 27.

expressed by the introduction of »more scientific methods into diagnosis and treatment« and in the focus on the structural revision of the medical profession personified in the figure of Lydgate.[34] My interest here is on a scene of ›medical‹ death, which involves Lydgate and his reputation as a doctor, putting him in a moral dilemma.

Although medicine was in mid-nineteenth-century Britain still »a dependent occupation« and not a »liberal profession«[35], Lydgate – like Manson – is introduced as an ambitious, scientifically inclined doctor, marked out by his training in London, Edinburgh and Paris, who is mistrusted by his fellow practitioners. His concern with medical reform brings him into contact with Mr Bulstrode, a wealthy banker who is also one of the main governors financing the New Hospital in Middlemarch. When Lydgate becomes the medical director of the hospital, his association with Bulstrode becomes closer, proving ultimately fatal to his reputation. Unlike Andrew Manson, whose wife Christine supports (and even reinforces) his medical ideals, Lydgate's marriage to the pretty, but shallow and self-absorbed Rosamond Vincy, further deepens his dependence on Bulstrode. When Rosamond's sense of entitlement and Lydgate's carelessness lead them into heavy debt, Lydgate asks the banker for a loan. Against this background, the ›Raffles case‹ which surrounds Bulstrode with scandal, implicates Lydgate as well.

John Raffles, a man who knows of Bulstrode's shady past and has blackmailed him, reappears in Middlemarch when he is mortally sick. Bulstrode receives him into his house, but his terror of public exposure leads him to hasten Raffle's death. He asks Lydgate to take care of the sick man, while lending a large sum to Lydgate, whom he had previously refused to bail out of his debt. But the story of Bulstrode's misdeeds (concerning his inheritance from his first wife) has already become public. Bulstrode's disgrace engulfs Lydgate: knowledge of the loan spreads, and he is assumed to be complicit with Bulstrode.

While there is also a question of medical treatment, or mistreatment, involved, Raffles' death is not a simple case of medical incompetence or mismanagement. When Lydgate examines his patient, he diagnoses Raffles' case as one

---

34 Furst, Lilian R.: »Struggling for Medical Reform in *Middlemarch*«, in: Nineteenth-Century Literature 48.3 (1993), pp. 341–361, here p. 342. See also Logan, Peter M.: »Conceiving the Body: Realism and Medicine in *Middlemarch*«, in: History of the Human Sciences 4.2 (1991), pp. 197–222; French, Roger and Andrew Wear (eds.), British Medicine in an Age of Reform, London: Routledge, 1991.

35 L. Furst: Struggling for Medical Reform in *Middlemarch*, p. 347.

of alcoholic poisoning for which he tries a new treatment based on »the publication of Dr. Ware's abundant experience in America« which contrasts with the »prevalent practice of allowing alcohol and persistently administering large doses of opium«[36]. Lydgate instructs Bulstrode, who insists on attending to Raffles personally, in this alternative treatment.

During the first night of his vigil, Bulstrode fulfils Lydgate's orders: »He did carry them out faithfully, although Raffles was incessantly asking for brandy, and declaring that he was sinking away [...].«[37] The internal struggle of Bulstrode is described, who weighs his own wish for security against Raffles' life, arguing within himself about the fallibility of »human prescriptions«, ultimately conceding that »intention was everything in the question of right and wrong«, while still obeying the doctor's orders.[38] When Lydgate returns on the next morning, he observes that Raffles' symptoms have got worse, but reaffirms his opinion that he might »come round«. He instructs Bulstrode further to administer moderate doses of opium in case of sleeplessness, repeating his order that no alcohol should be given. When Bulstrode decides to consign the patient to the care of his housekeeper, he neglects to tell her about Lydgate's instructions. When she asks him for brandy for Raffles in response to the sick man's demands, Bulstrode hands her the key to the wine-cooler, even removing the evidence on the next morning, after he has convinced himself that Raffles' life was ending. Although Bulstrode's desire is in favour of Raffles' death, his action is not quite as »cold-blooded« as that of Ivory in *The Citadel*. In spite of the ironic tone, the narrator's questions are not entirely rhetorical: »And who could say that the death of Raffles had been hastened? Who knew what would have saved him?«[39]

Lydgate, at least, is not quite sure of himself. When he returns in the morning to witness his patient's »final pause of the breath«, Lydgate's expression, »was not so much surprise as recognition that he had not judged correctly«[40], expressing doubt in his own treatment, but also unease at the situation:

36 Eliot, George: Middlemarch [1871–1872], ed. by Hornback, B. C., New York: Norton 2000, pp. 432–433; see L. Furst: Struggling for Medical Reform in *Middlemarch*, p. 357.

37 G. Eliot: Middlemarch, pp. 434–435.

38 Ibid., p. 435.

39 Ibid., p. 439.

40 Ibid., p. 349.

> »But he was uneasy about this case. He had not expected it to terminate as it had done. Yet he hardly knew to put a question on the subject to Bulstrode without appearing to insult him; and if he examined the housekeeper – why, the man was dead. There seemed to be no use in implying that somebody's ignorance or imprudence had killed him. And after all, he himself might be wrong.«[41]

Unlike the medical hero of Cronin's thesis novel, Lydgate is a more complex character, and the moral dilemma he faces is more intricate. At the scene of Raffles' death, the authorial narrator simply records Lydgate's unease. A later conversation with the empathetic Dorothea Brooke, the novel's principal female character and one of the Middlemarch landowners supporting reform, represents Lydgate's own thoughts on the matter, which link his medical perspective to the broader social setting with its moral ambiguities. He tells Dorothea that his treatment of the patient »was opposed to the dominant practice«, explaining further »his doubts at the last, his ideal of medical duty, and his uneasy consciousness that the acceptance of the money had made some difference in his private inclination and professional behaviour, though not in his fulfilment of any publicly recognized obligation«[42]. Even the housekeeper's neglect of his instructions, as he explains, cannot be seen as directly responsible for Raffles' death:

> »›It has come to my knowledge since,‹ he added, ›that Hawley sent some one to examine the housekeeper at Stone Court, and she said that she gave the patient all the opium in the phial I left, as well as a good deal of brandy. But that would not have been opposed to ordinary prescriptions, even of first-rate men. The suspicions against me had no hold there: they are grounded on the knowledge that I took money, that Bulstrode had strong motives for wishing the man to die, and that he gave me money as a bribe to concur is some malpractices or other against the patient – that in any case I accepted a bribe to hold my tongue. They are just the suspicions that cling the most obstinately, because they lie in people's inclination and can never be disproved. [...]«[43]

41 Ibid., p. 340.

42 Ibid., p. 471.

43 Ibid., p. 471.

Lydgate's dilemma is that medical integrity can be suspected and called into question, even in a case where treatment or mistreatment is a matter of medical opinion and not, as in the case of Ivory's botched operation, of incompetence, carelessness and greed. His failure, as he concedes, consists in having taken Bulstrode's money, leaving him »simply blighted – like a damaged ear or corn – the business is done and can't be undone«.[44] In spite of his medical ideals, then, Lydgate is not able to redeem his failure. He leaves Middlemarch, outdone both »by the massed forces of conservatism« of provincial life and the inflexible temper of his wife.[45] He turns into the wealthy practitioner Manson escapes from, continuing to regard himself as a failure and dying relatively young, as the narrator tells us at the novel's end:

> »He died when he was only fifty, leaving his wife and children provided for by a heavy insurance on his life. He had gained an excellent practice, alternating, according to the season, between London and a Continental bathing place; having written a treatise on Gout, a disease which has a good deal of wealth on its side. His skill was relied on by many paying patients, but he always regarded himself as a failure: he had not done what he once meant to do.«[46]

5. Conclusion

The comparison of these two fictional physicians illustrates the different purposes of literary representations of death. In both examples, we do not identify with the dying heroes – as in Freud's remark on the uses of fictional death. Instead, we identify with the medical hero's witnessing of death. In the case of Andrew Manson, who witnesses the death of his patient Harry Vidler, his cathartic guilt – contrasted with the cold-blooded unconcern of the incompetent surgeon – redeems the medical hero. Witnessing this frightful and unnecessary death engenders the narrative turning point, which brings Manson back to ethical medicine in a clear-cut moral solution, from which A. J. Cronin criticizes the »political-medical status quo«[47]. In the context of the 1930s in Britain,

44 Ibid., p. 471.

45 I. Bamforth: The Body in the Library, p. 27.

46 G. Eliot: Middlemarch, p. 512.

47 R. McKibbin: Politics and the Medical Hero, p. 657.

The Citadel thus serves as »a social exposé, an attack on unreformed British institutions«.[48]

In George Eliot's late nineteenth-century novel, the focus is on the emergence of medical reform in England in mid-century, centred on the new kind of doctor her character Lydgate represents whose ultimate defeat has both individual and social dimensions. In the case of Lydgate, who attends Raffles as physician and witnesses his death, a complex idea of failure – moral more than medical – complicates the issue, in which villains and heroes are less easily identified. In *Middlemarch*, the literary representation of death – both in the ›Raffles' case‹ and in Lydgate's own premature death – engenders moral ambiguities and the uneasy feeling of regret.

48 Ibid., p. 662.

Das wandelnde Paradox des erkrankten Arztes in Texten französischsprachiger Schriftstellerärzt*innen

Zwischen Ohnmacht, Kompetenzgewinn und der Dringlichkeit des Schreibens

Julia Pröll

1. Eine »Aura unverletzlicher Stärke«?[1] Das Tabu des Arztes in Todesnähe

Gleich zu Beginn von Georges Bernhard Shaws Theaterstück *The Doctor's Dilemma* (1906) entspinnt sich zwischen zwei Ärztekollegen ein Gespräch über die Figur des »sick doctor«[2]. Er sei nicht nur »the most tragic thing in the world«[3], er entbehre auch nicht einer gewissen absurden Komik, gleiche er doch einem »bald-headed man trying to sell a hair restorer«[4]. Das betretene Lächeln, das Leser*innen an dieser Stelle möglicherweise über die Lippen kommt, kann als Symptom (zu) starrer Rollenzuschreibungen und -erwartungen gelesen

1 Eckart, Wolfgang: »›Arzt, hilf dir selber!‹ – Der Arzt als Patient«, in: Martin Momburg/ Dietmar Schulte (Hg.), Das Verhältnis von Arzt und Patient. Wie menschlich ist die Medizin?, München: Wilhelm Fink 2010, S. 269–283, hier S. 269.

2 Shaw, Georges Bernhard: »The Doctor's Dilemma«, Act 1, in: The Literature Network, https://www.online-literature.com/george_bernard_shaw/doctors-dilemma/1/. Diesen Topos wird der Arztschriftsteller Jean Reverzy 1956 in seinem Roman *Place des Angoisses* (»Platz der Ängste«) aufgreifen. Der Tod von Ärzten wird als »plus triste que celle de tous les hommes« (»trauriger als der von allen anderen Menschen«, Übers. JP) aufgefasst. Reverzy, Jean: »Place des Angoisses«, in: Jean Reverzy, *Œuvres complètes*, Paris: Flammarion 2002, S. 175–252, hier S. 215. Sämtliche Übersetzungen stammen, auch im Folgenden, von der Verfasserin.

3 G.B. Shaw: Doctor's Dilemma, Act 1.

4 Ebd.

werden, die die ärztliche Konsultationssituation – auch abseits der Belletristik und auch noch im 21. Jahrhundert – charakterisieren. Auf der einen Seite das ärztliche Handeln als »rational and reliable activity«[5]; auf der anderen Seite die der Patient*innenrolle inhärente Suche nach »Hilfe und körperliche[r] Sicherheit«, die die Vorstellung einer »unerschütterliche[n] Gesundheit« von Ärzt*innen nach sich zieht.[6] Pathetisch – und publikumswirksam – wird das daraus resultierende Berufsethos eines »Leitbildgebers«[7] in der Mitte des 20. Jahrhunderts von Dr. Böhler verkörpert, dem Lazarettleiter eines sowjetischen Kriegsgefangenenlagers für deutsche Soldaten des Zweiten Weltkriegs in Heinz G. Konsaliks Bestseller *Der Arzt von Stalingrad* (1956). An seinen Kollegen Sellnow richtet Dr. Böhler folgende Aufforderung:

> »Wir müssen uns nicht unterkriegen lassen wie die Tausende, die verzweifeln, wenn die russischen Nächte kommen. Wir sind Ärzte, Werner... nicht nur mit dem Skalpell oder dem Stethoskop. Wir müssen Ruhe ausströmen, Vertrauen, Stärke... Wir müssen etwas vorleben, woran wir selbst nicht glauben. Aber wir müssen so tun, als glaubten wir und wären in diesem Glauben stark für die Zukunft! Wir müssen ein Beispiel sein, Werner, ein Abbild dessen, was jeder gerne sein möchte. Auch [...] wenn wir selbst dabei zerbrechen! Und dieser Zusammenbruch wiederum muß still sein, in irgendeiner Ecke, verborgen, wie es die Tiere tun, wenn sie sterben.«[8]

Hier wird eine moralische Vorbildfunktion propagiert, die ein Eingeständnis eigener Schwäche nicht toleriert. Robert Klitzmans *When Doctors Become Patients* (2007) – eine Sammlung von (kommentierten) biographischen Vignetten, in denen erkrankte Ärzt*innen ihre Erfahrungen schildern – bestätigt die performative Wirkkraft solcher literarischer Figurenzeichnungen bis in die Gegenwart, obwohl »Ärztegesundheit« seit den 1980er Jahren, mithin ca. ein viertel Jahrhundert nach Konsaliks Zeilen, mehr und mehr ins öffentliche Blickfeld gerät und bspw. schwere (Krebs-)Erkrankungen von Ärzt*innen zuneh-

5 Wistrand, Jonathan: »Doctors as Patients. An Interpretative Study of Two Literary Narratives«, in: Ars Medica 13.2 (2018), S. 5–22, hier S. 5.

6 W. Eckart: Arzt, hilf dir selber, S. 269.

7 Ebd.

8 Konsalik, Heinz G.: Der Arzt von Stalingrad, Köln: Lingen 1970, S. 20–21. Interessant ist hier anzumerken, dass Konsalik selbst über ein (nicht abgeschlossenes) Medizinstudium verfügt.

mend Enttabuisierung erfahren.[9] Die versammelten Zeugnisse Klitzmans zeigen aber nach wie vor u.a. den (Selbst-)Zwang zur Geheimhaltung eigener Erkrankungen. Das Resultat ist ein belastendes ›Doppelleben‹, das in Analogie zu queeren Lebensentwürfen geschildert wird, wobei das Öffentlich-machen der eigenen Erkrankung vielfach einem »›Coming-Out‹« gleichkommt.[10]

Besonders ergiebig erscheint im eben skizzierten Zusammenhang die Auseinandersetzung mit zeitgenössischen literarischen Texten von Schriftstellerärzt*innen – aufgrund der Expertise der Verfasserin ausschließlich aus dem französischsprachigen Raum.[11] Wendet sich diese Autor*innengruppe der erkrankten Arztfigur zu, erweist sich ganz besonders ihr ›doppeltes Schauen‹ als produktiv. Zum einen verfügen diese ›Doppelagent*innen‹ im Dienst von Literatur und Medizin – ganz im Sinne eines Zitats des Schriftstellerarztes Antoine Sénanque aus seinem Roman *Blouse* (»Arztkittel«), wonach

9 Hier ist vor allem Bernhard Mäulen zu erwähnen, vgl. z.B. Mäulen, Bernhard: »Die Gesundheit von Ärzten: Rückblick und Ausblick«, in: MMW. Fortschritte der Medizin 164.3 (2022), S. 12–16; Mäulen, Bernhard: Ärztegesundheit, München: Urban und Vogel 2007. Als tabubrechend erwies sich im deutschsprachigen Raum v.a. ein vielbeachteter Artikel vom Arzt Thomas Ripke, selbst an Krebs erkrankt, vgl. Ripke, Thomas: »Der kranke Arzt. Chance zum besseren Verständnis des Patienten«, in: Deutsches Ärzteblatt 97.5 (2000), S. A 237-A 240.

10 Vgl. Klitzman, Roman: »›Coming Out‹ as Patients. Disclosures of Illness«, in: Robert Klitzmann, When Doctors Become Patients, Oxford: Oxford Academic 2007, S. 145–178. Interessant ist, dass Patrick Autréaux, der jüngste der Korpusautor*innen, offen homosexuell lebt. Passend hierzu thematisiert er auch seine eigene Krebserkrankung offener als die anderen Autor*innen, greift er doch zu den Gattungen des Essays und der Autopathographie, nicht zur distanzierenden Fiktion oder zum mit Intimität und Geheimnis assoziierten Tagebuch.

11 Vgl. Pröll, Julia/Lüsebrink, Hans-Jürgen/Madry, Henning (Hg.): Médecins-écrivains français et francophones. Imaginaires – poétiques – perspectives interculturelles et transdisciplinaires. Würzburg: Königshausen & Neumann 2018. Um eine gewisse Homogenität der Krankheitsbilder zu gewährleisten, bleibt die Analyse hier außerdem auf körperliche Krankheiten beschränkt – trotz der Aktualität von ärztlicher Erschöpfung und Burnout. Zu diesen Krankheitsbildern, unter anderem beim eingangs erwähnten Jean Reverzy, vgl. Pröll, Julia: »Infiniment clairvoyant? Extrêmement aveuglé? Le personnage antithétique du médecin malade dans les écrits des médecins-écrivains français des XXème et XXIème siècles«, in: Valeria Gramigna (Hg.), Discordances, dissonances, dissemblances. La prose entre arts et sciences au XXIème siècle, Macerata: Quodlibet Editore, S. 33–46, hier S. 38–41.

»[m]an [...] die Dinge von innen sehen [muss], um sie zu begreifen«[12] – über eine privilegierte Innensicht, wenn es um den eigenen Berufsstand mitsamt der Idealisierungen und Tabuisierungen geht, die gerade im (eigenen) Krankheitsfall spürbar werden; zum anderen gestattet die Wahl des literarischen Mediums als wichtiges Komplement zu den (seltenen) vorhandenen Studien zum Thema[13] die hochgradige Individualisierung des ärztlichen Krankheitserlebens, ja die ›Destillation‹ der mit diesem assoziierten Gefühlslagen – beispielsweise Angst, Wut und Ohnmacht, die so gar nicht kompatibel scheinen mit der Funktion eines Leitbildgebers und die möglicherweise erst im Schutz der Fiktion oder des mit Intimität assoziierten Tagebuchs artikulierbar werden.

Um unterschiedliche Gattungen miteinander konfrontieren zu können, umfasst das Korpus sowohl Texte, in denen Autoren eigene Krankheitserfahrungen literarisch verarbeiten, als auch solche, die uns mit gänzlich fiktiven Figuren konfrontieren. Zur ersten, ausschließlich männlich besetzten Gruppe gehört René Allendys *Journal d'un médecin malade* (»Tagebuch eines kranken Arztes«), ein bereits 1944 erschienener ›Gründungstext‹, wenn es um autobiographische Selbstzeugnisse schwer erkrankter Ärzt*innen geht. Der Psychoanalytiker und Homöopath dokumentiert und reflektiert im Medium des Tagebuchs seine schwere Nierenerkrankung sowie seinen daraus resultierenden sechsmonatigen Kampf gegen den Tod, wie der Untertitel der Originalausgabe präzisiert.[14] Ebenfalls hier zu nennen ist die am anderen Ende des zeitlichen Spektrums angesiedelte autopathographische Trilogie des ehemaligen Notfallpsychiaters Patrick Autréaux, der sich in *Dans la vallée des larmes* (2009), *Soigner* (2010) und *Se survivre* (2013)[15] mit seiner Krankengeschichte – von der mit dreißig Jahren erhaltenen Diagnose eines malignen Lymphoms bis hin zur Heilung nach einer herausfordernden Chemotherapie

12 »Il faut voir les choses de l'intérieur pour comprendre.« Sénanque, Antoine: Blouse, Paris: Grasset 2004, S. 11. Da in diesem Roman ärztliches Burnout thematisiert wird, ist er nicht Teil des Korpus, s. Fußnote 11.

13 Vgl. Gerst, Thomas: »Der Arzt als Patient«, in: Rheinisches Ärzteblatt 8 (2024), S. 14–16. Häufig geraten unter dem Schlagwort ›Doctoring Doctors‹ auch eher die Behandler*innen von Ärzt*innen in den Blick. Vgl. z.B. Schneck, Stuart A.: »›Doctoring‹ Doctors and Their Families«, in: JAMA 280.23 (1998), S. 2039–2042. Behandler werden in den Korpustexten auch angesprochen, stehen aber nicht im Mittelpunkt.

14 Allendy, René: Journal d'un médecin malade ou six mois de lutte contre la mort, Paris: Denoël 1944.

15 »Im Tal der Tränen«, »Behandeln« und »Sich überleben«.

– auf ästhetisch anspruchsvolle Weise auseinandersetzt.[16] Zur zweiten Gruppe gehören die Romane *La bouilloire russe* (»Der russische Teekessel«) (2002) der Gynäkologin Marie Didier sowie *Un jour viendra où vous n'aimerez plus qu'elle* (»Ein Tag wird kommen, wo Sie nur noch ihn [den Tod] lieben werden«) (2007) des Allgemeinmediziners Jean-Marie Chevrier. Während uns Chevrier den an einem unheilbaren Lungenkarzinom erkrankten pensionierten praktischen Arzt Maximilien durch einen Erzähler in der dritten Person präsentiert und uns zu Zeug*innen seines unausweichlichen ›Sterben-Lernens‹ werden lässt, konfrontiert uns Didier – in der Ich-Form – mit dem (fiktiven) Tagebuch eines an einem Kolonkarzinom erkrankten Chirurgen. Nach erfolgreicher OP und Bestrahlung nimmt er, wie Autréaux aus der ersten Gruppe, seine ärztliche Tätigkeit wieder auf.

Dieser Überblick zeigt neben unterschiedlichen Krankheitsverläufen und Erzählverfahren auch die Vielfalt der involvierten medizinischen Fachdisziplinen. Dass gerade diese die literarische Ausgestaltung der Krankheitsthematik – zumindest in Teilen – beeinflussen, wird im Folgenden zumindest ansatzweise deutlich: So scheinen die Krankenhausroutinen den stationär tätigen Autréaux im Fall eigener Krankheit weniger zu verstören als den niedergelassenen Hausarzt Maximilien, der sich als Repräsentant einer »médecine de confort, sans enjeux vitaux, ou très rarement« (»einer Komfortmedizin mit nur selten lebensbedrohlicher Dimension«) begreift.[17] Im literarischen Schaffen des Psychiaters Patrick Autréaux spielt außerdem – im Unterschied zu den anderen Autor*innen des Korpus – die Reflexion über das gesprochene Wort und die therapeutische Rede (samt ihrer Grenzen) eine Rolle.[18]

Unabhängig von der jeweiligen medizinischen Spezialisierung verbindet die Texte ihre Sensibilisierung für die nach wie vor gern verschwiegene und verdrängte existenzielle Evidenz, dass »auch n' Doc mal abkratzen muss«[19], um es flapsig und kontrapunktisch zu Konsalik in den Worten des an Bauchspeicheldrüsenkrebs erkrankten Nachbarn von Maximilien zu formulieren. Hierzu richten die Texte ihr Interesse auf einen üblicherweise mit Macht assoziier-

16 Interessant ist anzumerken, dass keiner der zu behandelnden Korpustexte ins Deutsche übersetzt wurde. Nur der erste Band von Autréaux' Trilogie findet sich in englischer Übersetzung, vgl. Autréaux, Patrick: In the valley of tears, New York: The Unconscious in Translation 2019.

17 Jean-Marie Chevrier: Un jour viendra où vous n'aimerez plus qu'elle, Paris: Flammarion 2007, S. 27.

18 Vgl. z.B. seinen Essay La voix écrite (»Die geschriebene Stimme«), Paris: Verdier 2017.

19 J.-M. Chevrier: Un jour viendra, S. 133 (»les toubibs, faut bien que ça crève aussi«).

ten, männlichen ärztlichen Blick[20], der sich krankheitsbedingt auf die eigene Endlichkeit richten muss – eine ungewohnte, traditionell während der medizinischen Ausbildung weniger oder gar nicht eingeübte Blickrichtung, wenn wir uns W.G. Sebalds Deutung von Rembrandts berühmtem Gemälde *Die Anatomiestunde des Dr. Tulp* (1632) vergegenwärtigen.[21] Allerdings rückt der »Arzt-Patient«[22] nicht ausschließlich als eine defizitäre Figur in den Blick, die haltlos, desorientiert und von »reiner Panik«[23] ergriffen zurückbleibt, nachdem ihr die wissenschaftliche Evidenz keine Sicherheit mehr bietet und die existenzielle Evidenz des Todes alles überstrahlt. Der durch die Krankheit erzwungene ›Seitenwechsel‹ führt auch zur Revision des eigenen ärztlichen Selbstverständnisses, insbesondere im Hinblick auf eine bessere Patient-Arzt-Kommunikation.[24] Interessiert im Folgenden zunächst gerade diese Janusköpfigkeit des schwer erkrankten Arztes, dem Patrick Autréaux gleichzeitig ›extreme Klarsicht‹ und ein ›unendliches Geblendet-Sein‹ attestiert,[25] geht es in einem

---

20 Vgl. Foucault, Michel: Die Geburt der Klinik. Eine Archäologie des ärztlichen Blicks, München: Fischer 1988. Aus einer Genderperspektive ist interessant, dass auch Marie Didier einen männlichen Protagonisten auftreten lässt. Der Verlust von Stärke präsentiert sich demnach als Teil eines konventionellen patriarchalen Diskurses.

21 Im Rahmen seiner Lektüre des Gemäldes lenkt W.G. Sebald das Augenmerk auf den visuellen Fokus der Chirurgengilde und konstatiert eine Verleugnung des (eigenen) Todes seitens der ›aufrechten‹ Ärzteschaft: »Bezeichnenderweise sind ja die Blicke der Kollegen des Doktors Tulp nicht auf den Körper als solchen gerichtet, sondern sie gehen, freilich haarscharf, an ihm vorbei auf den aufgeklappten anatomischen Atlas, in dem die entsetzliche Körperlichkeit reduziert ist auf ein Diagramm, auf ein Schema des Menschen […].« (Sebald, Wilhelm G.: Die Ringe des Saturn, München: Fischer 1995, S. 27).

22 Fachliteratur zum Thema hat diesen Begriff geprägt (vgl. Stapf-Ringwald, Angelika: Der Arzt als Patient: Die Arzt-Arzt-Patient-Beziehung jeweils aus Sicht des Behandlers und des Behandelten, Oberhausen: NOEL-Verlag 2008).

23 Autréaux, Patrick: Dans la vallée des larmes, Paris: Gallimard 2016 [2009], S. 19.

24 Vgl. auch das Kapitel aus R. Klitzman: »›Us versus Them‹: Treating Patients Differently«, S. 257–272; ferner Apondo, Sandra: »Denkanstöße einer krebserfahrenen Kollegin. Ärztliche (Un)verwundbarkeit«, in: Deutsches Ärzteblatt 119.33-34 (2022), S. A1400-1405, hier S. A1403. Wie auch einige Korpustexte thematisiert die selbst an Krebs erkrankte Psychiaterin aber gerade auch die Spannungen, die sich aus dem Wunsch nach ›bedingungsloser‹ Identifikation und notwendiger professioneller Distanz ergeben.

25 Vgl. P. Autréaux: Dans la vallée, S. 10.

zweiten Schritt um die Funktionen, die die literarische Tätigkeit im skizzierten Kontext hat.[26]

2. Der Arzt als Patient: ein wandelndes Paradox zwischen maximaler Verunsicherung und extremer Klarsicht

2.1 Das folgenreiche Schwinden der Distanz: Selbstbild - medizinischer Fachjargon - Kollegenschaft

Vor allem der Augenblick der Mitteilung der Diagnose markiert vielfach eine Zäsur mit weitreichenden Auswirkungen, verliert doch »[d]ie ärztliche Persona« mit einem Schlag ihre »Insignien (der Macht)«[27]. Dieser Machtverlust affiziert insbesondere das eigene Selbstbild, den medizinischen Fachjargon und das Verhältnis zu Fachkollegen. Gerade bei Marie Didiers und Jean-Marie Chevriers fiktiven Arztfiguren ist die Krebsdiagnose der handlungseröffnende ›Donnerschlag‹, der die »Illusion unserer Unverwundbarkeit«[28] von der Autréaux noch im jüngsten der hier versammelten Korpustexte 2017 spricht, zerbersten lässt. Als der uns ausschließlich über sein Tagebuch zugängliche Ich-Erzähler aus Didiers *La bouilloire russe* (2002), ein 60-jähriger Chirurg, von einer befreundeten Koryphäe die Diagnose eines Kolonkarzinoms erhält, fällt ohne Vorwarnung die so lange getragene Ärztemaske.[29] Sichtbar wird die verletzliche Kreatur hinter dem ›Weißkittel‹: »Je ne suis plus un médecin. Seulement un homme en déroute.«[30] Mit dieser bislang unbekannten Seite seiner selbst gilt es nunmehr in Kontakt zu treten, was einen explizit als solchen titulierten Lernprozess[31] bedeutet und so das Tagebuch mit Elementen des Bildungs- oder Entwicklungsromans durchsetzt.

Auch im Fall von Maximilien, dem gerade pensionierten Hausarzt aus Jean-Marie Chevriers Roman *Un jour viendra où vous n'aimerez plus qu'elle* (2007)

---

26 Anders als die meisten erkrankten Ärztinnen und Ärzte, die in medizinischer Fachliteratur das Wort ergreifen, sind die Autor*innen nicht nur Arzt-Patienten, sondern haben als Schriftstellerärzt*innen eine weitere Doppelrolle inne.

27 S. Apondo: Denkanstöße, S. A1402.

28 P. Autréaux: La voix écrite, S. 96 (»illusion de notre invulnérabilité«).

29 Vgl. Didier, Marie: La bouilloire russe, Paris: Séguier 2002, S. 16.

30 Ebd., S. 11 (»Ich bin kein Arzt mehr, nur noch ein Mann am Abgrund.«).

31 Vgl. ebd., S. 16.

bedeutet die Diagnose die Konfrontation mit seiner bislang erfolgreich verdrängten Sterblichkeit. Als er in der Stille seines Wohnzimmers am Fenster – bezeichnenderweise fernab jeder technischen Apparatur – die Röntgenbilder seiner Lunge ans Licht hält und die beiden dort sich abzeichnenden schwarzen Schatten betrachtet, konstatiert er nüchtern: »Les deux trous noirs y étaient toujours. Par-là était entré l'homme mortel.«[32]

Ausgerechnet das eigene medizinische Fach- und Expertenwissen, bei ersten, wenig spezifischen Krankheitszeichen noch zur versichernden Selbstdiagnose und Selbstmedikation bemüht, um vor allem die Behandlung durch Kolleg*innen zu vermeiden,[33] wird in der Folge zur Bürde. Als René Allendy in seinem *Journal d'un médecin malade* (1944) realisiert, dass es die Untersuchungsergebnisse, die auf eine schwere Nierenfunktionsstörung hinweisen, auf sich selbst zu beziehen gilt, verlieren die im Tagebuch nüchtern und kommentarlos reproduzierten Laborwerte – »urée sanguine: 0,92 g; cholestérol: 2,72 g; albumine: 1 g«[34] – ihre Neutralität. Zwar gestatten sie ihm, eine Verdachtsdiagnose zu stellen, aufgrund des Schwindens der »Distanz des Biologen«[35], wie es Autréaux treffend formuliert, verlieren die vom Arzt-Patient selbst ins Spiel gebrachten Fachtermini wie Nephritis oder *Morbus Brightii* aber ihre diagnostische Präzision, werden zu »unscharfen Worten«[36]. Auch bekannte medizinische Fortschritte im Bereich der Nephrologie, die Allendy in Form von Berichten über Erfolge in Bezug auf Diagnosesicherungen durch die Möglichkeit von Biopsien vorliegen, geben ihm nicht, wie zu erwarten wäre, Anlass zur Hoffnung, sondern verwandeln sich in »Höllenmärchen« (»contes infernaux«)[37] – eine bildliche Ausdrucksweise, die das hohe Maß an Emo-

---

32 J.-M. Chevrier: Un jour viendra, S. 18 (»Die beiden schwarzen Löcher waren immer noch da. Durch sie hindurch war der Sterbliche eingetreten.«).

33 Vgl. ebd., S. 11. Er geht von einer hartnäckigen Bronchitis aus, gegen die er sich zunächst das Antibiotikum Amoxicillin verschreibt. Sein Verhalten spiegelt einen Befund der Fachliteratur (vgl. z.B. Mäulen, Bernhard: »Ärzte als Patienten – Ärzte als Behandler von Ärzten«, in: Deutsche Medizinische Wochenschrift 133 (2008), S. 30–33).

34 Allendy, René: Journal d'un médecin malade, Paris: Phébus 2001, S. 24 (»Harnstoff: 0,92 g; Cholesterin: 2,72 g; Albumin: 1 g«).

35 P. Autréaux: Dans la vallée, S. 23 (»distance du biologiste«).

36 R. Allendy: Journal, S. 25 (»mots vagues«).

37 Ebd. Dieser Verlust der Neutralität des medizinischen Diskurses ist eine Konstante in den Korpustexten. Auch noch für Patrick Autréaux entwickeln die Fachtermini nach der Diagnosestellung ein bedrohliches Eigenleben. Sie sprechen mit einer Stimme zu ihm, die zu Eis erstarren lässt (vgl. P. Autréaux: Dans la vallée, S. 22).

tionalisierung und Objektivitätsverlust zeigt, wenn der Arzt selbst zum ›Fall‹ wird.[38] Allerdings hegt Allendy auch Zweifel an den eigenen medizinischen Einschätzungen. Dies umso mehr, als er sich – von Ängsten überschwemmt – mehr und mehr einer ärztlichen Kardinaltugend, der Urteilskraft, verlustig gehen sieht. Dieser Verlust lässt ihn ein Gefühl der Ohnmacht, aber auch der Wut empfinden: »Moi, je suis absolument roulé, noyé, incapable d'avoir une opinion.«[39]

Selbst eine günstige Prognose vermag die Angst nicht zu lindern. Als ihn der befreundete behandelnde Arzt über das gute Ergebnis der Biopsie informiert – es seien keine Lymphknoten befallen, der Krebs habe nicht gestreut und der Tumor liege gut –, notiert Didiers Protagonist dennoch aufgewühlt in sein Tagebuch:

> »Oui, je sais, pronostic meilleur, et puis non je ne sais rien, je ne sais plus rien. Oubliées les formes cliniques du cancer du colon. […] [J]e sais trop le devenir d'une cellule indifférenciée, celui du franchissement d'une membrane basale, préliminaire à l'essaimage métastasique.«[40]

Sein blankes Entsetzen (»terreur«[41]) gründet nicht nur in dem ihn nach eigenen Aussagen von der ›Normalbevölkerung‹ unterscheidenden Fachwissen bezüglich der Unberechenbarkeit von Krebs, dessen Entstehungsmechanismen er im Zitat fachsprachlich genau zu benennen weiß; auch ein allgemeines Bewusstsein darüber, dass die Medizin – mehr praxisorientierte Erfahrungs- als exakte Naturwissenschaft[42] – keine genauen Vorhersagen über Zukünftiges

38 (Manchmal auch überschießende) Dramatisierung des eigenen Krankheitsgeschehens gerade durch Ärztinnen und Ärzte wird auch vielfach in der Fachliteratur nachgewiesen (vgl. z.B. Galam, Éric: »Soigner les médecins malades«, in: Vie professionelle 11 (2013), S. 420–423, hier S. 421).

39 R. Allendy: Journal, S. 19 (»Ich fühle mich absolut gelinkt, abgesoffen, unfähig zu einer Meinung.«) Bemerkenswert ist, dass schon Allendy, in einer Zeit tagebuchführend, als die Rolle des ärztlichen Leitbildgebers noch unantastbarer schien als gegenwärtig, bereits zur vulgären Umgangssprache greift.

40 M. Didier: La bouilloire, S. 10 (»Ja, ich weiß, bessere Prognose, und dann nein, ich weiß nichts, ich weiß nichts mehr. Die klinischen Formen des Kolonkarzinoms sind vergessen. […] Ich weiß zu viel über die Entwicklung einer undifferenzierten Zelle, über die Überwindung einer Basalmembran, die der Streuung von Metastasen vorausgeht.«).

41 Ebd.

42 Vgl. hierzu Erdogan, Bülent: »Moderne Medizin zwischen Erfahrung, Evidenz und Enhancement«, in: Rheinisches Ärzteblatt 10 (2016), S. 12–15.

treffen kann, macht es ihm unmöglich, beruhigt an einem Wort wie »Remission« festzuhalten. Anders als in den unzähligen, von ihm selbst erstellten Befunden, in denen er es emotional völlig unbeteiligt verwendete, springt es ihm nun buchstäblich – als Rache fast – »in die Fresse«, wobei das dem umgangssprachlichen Argot entlehnte »sauter à la gueule«[43] nicht nur den Distanzverlust zum Geschehen markiert, sondern auch die Rolle des ärztlichen Leitbildgebers brüchig werden lässt, der sich hier, wie schon Allendy, das Fluchen nicht verbietet.

Für die Arzt-Patienten verändert sich durch die Konfrontation mit eigener schwerer Krankheit aber auch der Bezug zur Kollegenschaft[44]. Vor allem Mängel in der medizinischen Krisenkommunikation sind es, die, insbesondere im Augenblick der Mitteilung schwerwiegender Diagnosen, schmerzhaft evident werden. Schon Allendy fühlt sich vom befreundeten Arzt, der ihn am Krankenbett untersucht, an einen ernsten, schwarzgekleideten Notar erinnert,[45] was auf die formelhafte Dimension seiner bürokratisch anmutenden Argumentation anspielt, als er aus den vorliegenden Cholesterinwerten seine Schlüsse zieht. Über das Einzelschicksal hinwegsehende Formelhaftigkeit erlebt mehr als ein halbes Jahrhundert später auch noch Patrick Autréaux, als ihn der Chirurg mit einem standardisierten »›nur Mut‹«[46] zurücklässt, nachdem er ihn mit der Krebs-Verdachtsdiagnose konfrontiert hat. Gerade fehlende emotionale Präsenz raubt dem Chirurgen den gewohnten erhabenen Nimbus, macht ihn vielmehr, in Autréaux Augen, zum ›Botschafter‹ einer »entsetzlichen Stille«[47] – untrügliches Symptom eines der Krankenhausroutine geschuldeten »existential neglect«[48], der sich nur notdürftig verborgen hält hinter Gesten konventioneller Höflichkeit.

Während Autréaux die Szene nüchtern und ohne starke emotionale Beteiligung protokolliert, obsiegt bei Chevriers Protagonist Maximilien in einer ähnlichen Situation die Wut. Als der befreundete Chirurg die Vorbehalte seines Patienten gegenüber dem Beginn einer Chemotherapie – einzige noch ver-

43 M. Didier: La bouilloire, S. 19.

44 Wie schon an anderer Stelle wird hier bewusst nicht gegendert, da die konsultierten Kollegen ausschließlich männlich sind.

45 Vgl. R. Allendy: Journal, S. 24.

46 P. Autréaux: Dans la vallée, S. 12 (»›bon courage‹«).

47 Ebd., S. 12 (»silence [...] terrible«).

48 Agledahl, Kari Milch et al.: »Courteous but not curious: how doctors' politeness masks their existential neglect. A qualitative study of video-recorded patient consultations«, in: Journal of Medical Ethics 37 (2011), S. 650–654.

bleibende Therapieform gegen sein Lungenkarzinom – mit einem routinierten »›Nichts ist verloren, wir werden uns um Dich kümmern‹«[49] abzutun sucht, bringt ein kumpelhaftes Schulterklopfen das Fass zum Überlaufen. In ihrer Banalität und ihrem ›bemühten Bestreben‹ eine tatsächlich gerade nicht vorhandene Gleichheit zwischen den beiden Gesprächspartnern vorzutäuschen, passt diese Geste so gar nicht zur Dramatik der Situation:

> »Et quand il reçut de sa part cette tape sur l'épaule qu'on accorde aux faibles et aux vaincus, il pensa: Pauvre con! Une vague de haine le submergea devant cet avatar de médicastre dont la lippe rosâtre, veinée d'une salive filante, venait lui annoncer sa fin, fonction qui incombe aux dieux, à ceux qui, là-haut, ont en charge le destin des hommes et ne sauraient s'incarner dans la piètre figure de ce messager vulgaire.«[50]

Mit Hilfe von umgangssprachlichen, pejorativen und das Gegenüber entwertenden Ausdrücken stellt Maximilien insbesondere die Legitimation des Kollegen in Frage, über Leben und Tod zu richten. Gerade indem er durch den Verweis auf den Speichel dessen (erbärmliche) Körperlichkeit hervorkehrt, macht er die Anmaßung eines göttlichen Privilegs lächerlich. Die durchaus auch mit einem kathartischen Effekt ausgestattete Wut lässt ihn schließlich aber auch über sein eigenes ärztliches Handeln reflektieren. Er muss ernüchtert erkennen, dass er all die Jahre als Arzt so agiert hatte, als gäbe es den Tod nicht, als wäre seinem ärztlichen Handeln nicht unweigerlich ein ›Immer-schon-verloren-haben‹ eingeschrieben gewesen:

> »Je travaillais dans l'à-peu-près et mes bons résultats eux-mêmes n'ont jamais empêché la lente dégradation des corps, la lente marche vers la destruction, la laideur. [...] J'étais payé pour une imposture et j'étais si malhonnête que je l'ai fait toute ma vie. En fait, mon attitude est le premier sursaut de mon honnêteté.«[51]

49 J.-M. Chevrier: Un jour viendra, S. 25 (»›Rien n'est perdu. On va s'occuper de toi.‹«).

50 Ebd. (»Und als er von ihm den Schulterklopfer bekam, den man Schwachen und Besiegten zuteilwerden lässt, dachte er: Du blöder Arsch! Eine Welle des Hasses überschwemmte ihn, als er diesen Arztverschnitt sah, dessen rosa Lippen, auf denen sich Speichel sammelte, ihm sein Ende ankündigten, eine Aufgabe, die den Göttern obliegt, denjenigen, die dort oben das Schicksal der Menschen lenken, und die sich wohl kaum in der Figur eines so erbärmlichen Boten verkörpern können.«).

51 Ebd., S. 57 (»Ich arbeitete im Ungefähren und selbst meine guten Ergebnisse verhinderten nie den langsamen Verfall der Körper, den langsamen Marsch in die Zerstörung,

Auch wenn Maximilien hier provokant und plakativ den Arztberuf mit einer einzigen Betrügerei gleichsetzt und ihn die eigene emotionale Erregung vorwiegend destruktiv wirken lässt, zeigt sich hier bereits, dass der mit eigener schwerer Krankheit konfrontierte Arzt nicht nur einen Verlust von Fähigkeiten erlebt, sondern auch zu einer ›Nachuntersuchung‹[52] der eigenen Tätigkeit gebracht wird. Einen Befund nicht fiktionaler Quellen widerspiegelnd,[53] betrifft diese (produktive) Reflexion häufig das Patient-Arzt-Verhältnis, insbesondere die medizinische (Krisen-)Kommunikation, die von den Protagonisten nunmehr von der anderen Seite aus erlebt wird.

2.2 »Ich hörte anders zu«[54] – ein Ideal und seine (Un-)Erreichbarkeit

In den Korpustexten machen die Arzt-Patienten unterschiedliche Erfahrungen mit ihren Behandlern: Während Patrick Autréaux, wie weiter oben ausgeführt, einen »existential neglect« erlebt, kann sich Didiers Protagonist mit Delprat auf einen behandelnden Kollegen rückbesinnen, dessen umfassende Präsenz (»qualité de présence«)[55] sich für ihn als beispielhaft herausstellt. Diese positive Erfahrung lässt ihn im Rahmen seiner wiederaufgenommen ärztlichen Tätigkeit seine Worte wohl abwägen. Auch besitzt er jetzt ein Wissen um » dieses unübersetzbare und totale Etwas, das im Blick, in der Intonation, im Schweigen des Arztes töten oder wieder lebendig machen kann«[56].

Ganz im Sinne der Zielsetzungen einer »sprechenden Medizin«[57] rückt in den Texten also besonders der sich zwischen Patient*in und Behandler*in öffnende relationale Resonanzraum ins Zentrum. Gerade wenn der Arzt selbst Kenntnis hat über die »zahllosen Leidensnetze«[58], die eine (Krebs-)Erkrankung aufspannt, kann er nicht mehr ohne weiteres »im Schutz des

---

die Hässlichkeit. [...] Ich wurde für einen Schwindel bezahlt und war so unehrlich, dass ich es mein ganzes Leben lang getan habe. Tatsächlich war meine Haltung das erste Aufbäumen meiner Ehrlichkeit.«).

52 Vgl. zu dieser Denkfigur Didier, Marie: Contre-visite, Paris: Gallimard 1988.

53 Vgl. T. Ripke, Der kranke Arzt, S. A 237-A 240.

54 Autréaux, Patrick: Soigner, Paris: Gallimard 2010, S. 26 (»J'écoutais autrement«).

55 M. Didier: La bouilloire, S. 78.

56 Ebd., S. 79 (»ce quelque chose d'intraduisible et de total qui, dans le regard, l'intonation, le silence du médecin, peut tuer ou redonner vie«).

57 Greenhalgh, Trisha/Hurwitz, Brian: Narrative-based Medicine – Sprechende Medizin: Dialog und Diskurs im klinischen Alltag, Göttingen: Hogrefe 2005.

58 M. Didier: La bouilloire, S. 78 (»mille réseaux de souffrance«).

Schreibtischs«[59] agieren, insbesonders wenn er mit Patient*innen in Kontakt kommt, die an ›seiner‹ Krankheit leiden. Gerade in einem solchen Fall wird die – stets willkürlich gezogene[60] – Grenze zwischen Ärzt*in und Patient*in durch die geteilte Krankheitserfahrung durchlässig, was für Autréaux den Weg zu einem geradezu »fleischlichen Verstehen« (»compréhension charnelle«)[61] des Leidens des anderen zu ebnen scheint. Im festen Glauben an eine neu gewonnene Kompetenz, stellt er folglich hohe Ansprüche[62] an sich selbst, als er seine Tätigkeit als Notfallpsychiater wieder aufnimmt. Nach überstandener Erkrankung ein besserer Zuhörer, ja, ein besserer Arzt zu sein, scheitert aber letztlich nicht nur an der für das ärztliche Handeln, trotz aller Forderung nach Empathie, notwendigen professionelle Distanz »ohne die man nur verkennen kann«[63]. Auch eine gerade im psychiatrischen Bereich mehr und mehr um sich greifende Rationalisierung vereitelt seine Bemühungen.[64] Er kündigt nach kurzer Zeit, überzeugt, sein Ideal einer umfassenden ›Heil-Kunst‹ nur schreibend verwirklichen zu können.

Passend zu seinem Scheitern wird der nach schwerer Krankheit wieder praktizierende Arzt in den Texten nicht romantisierend verklärt. So erfahren wir beispielsweise auch, dass Didiers Protagonist nicht ausschließlich aus altruistischen Motiven in seinen Beruf zurückkehrt: Dank seiner Patient*innen – und deren stereotypisierter Vorstellung ärztlicher Unverwundbarkeit – findet er für Augenblicke »die Unschuld vor der Krankheit«[65] wieder: »[D]ans leurs yeux, celui qui les soigne, les palpe, les écoute, ne peut être qu'intact, en bonne santé.«[66] Bei Autréaux ist ebenfalls von diesem Rollentausch die Rede: resonantes, empathisches Mitschwingen mit dem Anderen ›repariert‹ auch *seine* Seele, verbindet ihn selbst wieder mit der Welt.[67] Auch sieht er auf den genesenen Arzt, der gemeinhin als eine Figur gilt, die gerade *keine* Überlegenheit gegenüber seinen Patient*innen beansprucht, die Gefahr einer neuen Hybris lauern: »[l]es rescapés ont une fâcheuse tendance à s'imaginer

59 J.-M. Chevrier: Un jour viendra, S. 13 (»à l'abri du bureau«).
60 Vgl. P. Autréaux: Soigner, S. 24.
61 Ebd.
62 Vgl. P. Autréaux: Dans la vallée, S. 114.
63 P. Autréaux: Soigner, S. 21 (»sans quoi on ne peut que méconnaitre«).
64 Vgl. P. Autréaux: Dans la vallée, S. 114; P. Autréaux: La voix écrite, S. 104.
65 M. Didier: La bouilloire, S. 73 (»l'innocence d'avant la maladie«).
66 Ebd. (»In ihren Augen kann derjenige, der ihnen hilft, der sie abtastet und ihnen zuhört, nur intakt sein und völlig gesund.«).
67 Vgl. P. Autréaux: Dans la vallée, S. 114.

thaumaturges«[68], notiert er scharfsichtig in *Soigner*. Dass auch er selbst keine Wunder vollbringen kann, wird ihm klar, als er während einem seiner ersten nächtlichen Bereitschaftsdienste nach seiner Rückkehr in den Beruf zu einem jungen Mann gerufen wird, der sich, am selben Lymphom wie er erkrankt, im terminalen Stadium seiner Krankheit befindet.[69] Ohne sich auf ein tieferes Gespräch einzulassen, verweist der junge Patient ihn schließlich aus dem Raum. Anders als vermutet, vermag »die horizontale Beziehung Patient/Patient die vertikale Beziehung Arzt/Patient«[70] hier gerade nicht heilsam zu ergänzen. Durch ernüchternde, aber auch realistische Begegnungen wie diese, die ihm verdeutlichen, dass es dem therapeutischen ärztlichen Wort nicht gelingt, den Anderen » dort [...] zu erreichen, wo dieser sich selbst verfehlt«[71], kehrt er dem Arztberuf den Rücken zu, um sich dem Schreiben zu widmen. In den folgenden Bemerkungen soll eben diese schriftstellerische Tätigkeit in den Blick geraten.

3. »Ein kranker Arzt, was für ein Thema für ein Buch!«[72] Der Arzt-Patient und die Dringlichkeit des Schreibens

Auf die in der Kapitelüberschrift zitierte Äußerung einer Reisebekanntschaft Patrick Autréaux' reagieren die Autor*innen insofern kritisch, als sie in ihren Texten keinen sensationalistischen Zugang zum schwer erkrankten Arzt wählen: Dies zeigt sich bereits auf paratextueller Ebene an Titeln, die, anders als beispielsweise Gilbert Schlogels *De l'autre côté du bistouri. Un chirurgien opéré raconte* (1981)[73], den erkrankten Arzt nicht direkt evozieren. So ist Marie Didiers *La bouilloire russe* (»Der russische Teekessel«) (2002), wie erst im allerletzten Satz des fiktiven Tagebuchs – »Das Feuer immer wieder neu entfachen, *summen wie ein russischer Teekessel* (Nicolas Bouvier)«[74] – deutlich wird, eine inter-

---

68 P. Autréaux: Soigner, S. 25 (»diejenigen, die einer Katastrophe entkommen sind, haben die unangenehme Angewohnheit, sich als Thaumaturgen aufzuspielen«).

69 Vgl. ebd., S. 21–23.

70 T. Ripke: Der kranke Arzt, S. A239.

71 P. Autréaux: Soigner, S. 26 (»là, où il s'échappe à lui-même«).

72 P. Autréaux: Dans la vallée, S. 72 (»Un médecin malade, quel sujet pour un livre!«).

73 Schlogel, Gilbert: De l'autre côté du bistouri. Un chirurgien opéré raconte, Paris: France Loisirs 1981. (»Auf der anderen Seite des Skalpells. Ein operierter Chirurg erzählt«.).

74 M. Didier: La bouilloire, S. 85 (Herv. i. O.) (»Entretenir le feu, *chantonner comme une bouilloire russe*«).

textuelle Anspielung auf einen Essay des genannten Schweizer Reiseschriftstellers Nicolas Bouvier, in dem dieser das transformative Potenzial des Reisens thematisiert, das ihm ermöglicht, »in der Art eines auf der Feuerstelle summenden Teekessels Geschichten zu murmeln«[75]. Bei Jean-Marie Chevier verrät demgegenüber bereits das dem Roman vorangestellte Motto, dass sich der Titel auf ein Zitat aus Georges Bernanos' Roman *Monsieur Ouine* (1943) bezieht, genauer auf einen Dialog zwischen dem jungen Philippe und dem an Tuberkulose leidenden pensionierten Lehrer M. Ouine:

> »Comme la vie est belle et profonde ! Jamais la mort ne m'a fait moins peur que ce soir. – Je vous apprendrai à l'aimer, dit tout à coup M. Ouine à voix basse. Elle est si riche ! Retenez ceci, Philippe : vous l'aimerez. Un jour même viendra où vous n'aimerez plus qu'elle, je le crains.«[76]

Vorweggenommen wird hier bereits das ›Sterben-Lernen‹, das Maximilien im Roman nach der Diagnose vollziehen wird, unter anderem dank einer neugefundenen Liebe.[77] Titel wie die genannten führen also weg von der Spezifität des Arztes als eines ›besonderen‹ Patienten und öffnen die Perspektive auf existenzielle, ›menschliche, allzu menschliche‹ Fragen im Umgang mit Krankheit, Sterben und Tod.

Trotzdem arbeiten sich die Texte gerade auch am ›Arzt als Modellfigur‹ und dem daraus resultierenden Tabu des erkrankten Arztes ab. Bezeichnend ist beispielsweise, dass es im Fall von Allendy und Didier nur in dem mit Intimität, Privatheit und Geheimhaltung assoziierten Tagebuch möglich erscheint, die durch Konfrontation mit dem eigenen Tod aufgewühlte Gefühlswelt offenzulegen und hinter die Fassade blicken zu lassen.[78] Einzig Autréaux wagt,

---

75 Bouvier, Nicolas: »Routes et déroutes. Réflexions sur l'espace et l'écriture«, in: Revue des sciences humaines 214 (1989), S. 177–187, hier S. 177 (»[...] murmurer des histoires, tout comme une bouilloire posée sur la braise se met à chantonner.«).

76 J.-M. Chevrier: Un jour viendra, S. 8 (»Wie ist doch das Leben schön und tiefsinnig. Nie zuvor hat mir der Tod so wenig Angst gemacht, wie an diesem Abend. – Ich werde Ihnen lehren, ihn zu lieben, sagte unvermittelt M. Ouine mit leiser Stimme. Er ist so reich! Merken Sie sich eines, Philippe: Sie werden ihn lieben. Ich fürchte, es wird sogar einmal der Tag kommen, an dem sie nur noch ihn lieben werden.«).

77 Insofern ist der Titel also doppeldeutig, vermag sich das »elle« nicht nur auf den Tod (*la mort*), sondern auch auf die geliebte Frau zu beziehen.

78 So erfahren wir beispielsweise nur aus dem Tagebuch, dass Didiers Protagonist aus dem Computertomographen aus Angst geflohen wäre, wäre er nicht Arzt (vgl. Didier: La bouilloire, S. 65).

die ›schwer getroffene‹ Arztfigur offen zu präsentieren: Beispielsweise hat er, wie wir aus dem Essay *La voix écrite* (2017) erfahren, das Publikum einer medizinischen Fachtagung mit dem Eröffnungstableau von *Se survivre* konfrontiert. Es berichtet davon, wie er sich unter ärztlicher Aufsicht ›einen runterholt‹ (»branlette médicalisée«)[79], um sich auch nach der Chemotherapie – die ihn unfruchtbar machen wird – noch seinen Kinderwunsch erfüllen zu können. Die erdrückende Stille, die sich danach im Saal ausbreitet, bringt ihm zum Bewusstsein, dass »[e]in Arzt […] seine Behandlungsmethoden auseinandernehmen und alles kritisieren [kann], wenn er will, aber über sich selbst zu sprechen, über den Menschen, der leidet, stört die zugewiesenen Rollen und Funktionen auf gefährliche Weise«[80]. Die hier versammelten Krankengeschichten, in denen sich gerade dieser leidende Mensch hinter dem Rollenträger Ausdruck verschafft, erfüllen allesamt diese Störfunktion.

Vor allem im Fall eines autopathographischen[81] oder thanatographischen[82] Gestus – immer, wenn ein Ich zur Feder greift – entspringt das Schreiben einer existenziellen Dringlichkeit, die, wie es der medizinisch konnotierte Begriff der ›urgence‹ zu suggerieren vermag, vielfach auf die medizinische Tätigkeit bezogen bleibt. Zuallererst gibt das Schreiben allerdings – unabhängig von einem bestimmten Beruf – Halt und schafft eine neue (Tages-)Struktur, wenn dieser nicht mehr ausgeübt werden kann. So spüren wir bei Allendy, der als einziger die Aufgabe seiner ärztlichen Tätigkeit ausdrücklich beklagt,[83] große Verzweiflung, als er wegen seiner Ödeme kaum mehr den Schreibstift halten kann.[84] Zu kompensieren gilt es aber

---

79 P. Autréaux: La voix écrite, S. 97.

80 Ebd., S. 96–97 (»un médecin peut décortiquer sa pratique et tout critiquer s'il veut, mais parler de lui, de l'homme qui souffre, dérange dangereusement les rôles et fonctions attribuées.«).

81 Autréaux beruft sich in *Dans la vallée des larmes* (S. 82) explizit auf Fritz Zorns *Mars* (1975), der die Autopathographie modellhaft repräsentiert (vgl. Diego León-Villagrá: »Der Krebs des Autors. Autopathographie und Autoethnographie als autobiographische Schreibweisen der Krankheit in der Gegenwart«, in: Zeitschrift für Germanistik XXXIII (2022), S. 305–320). Anders als zu Zorn liegt zu Autréaux erstaunlicherweise keine Forschungsliteratur vor.

82 René Allendys Tagebuch wurde als Thanatographie rezipiert, vgl. Wilson, Steven: »›A la frontière de deux mondes‹: Spatial Perspectives on Mortality in Modern Physician Thanatographies«, in: L'Esprit Créateur 61.1 (2012), S. 54–67.

83 Vgl. R. Allendy: Journal, S. 73.

84 Vgl. Ebd., S. 171.

noch einen umfassenderen, an die krankheitsbedingte Bettlägerigkeit geknüpften ›Weltverlust‹, den schon Honoré de Balzac in seinem Roman *La peau de chagrin* (1831) (*Das Chagrinleder*) für den Protagonisten Raphael, der nach dem Tod seiner Eltern das Erbe verprasst und ohne Beruf und Einkünfte ist, beschrieben hat: »In seinen Augen gab es kein Universum mehr, das Universum war in ihm. Für einen Kranken fängt die Welt am Kopfkissen an und endet am Fußende des Bettes.«[85] Insbesondere für Allendy, Autréaux und Didiers Protagonisten wird nunmehr das eigene Bewusstsein zur wichtigsten salutogenen Ressource[86] gegen eine von der (somatischen) Krankheit aufgezwungene Gleichförmigkeit.[87] Als Antidot fungiert das Wiederbeleben von längst vergessen geglaubten (Reise-)Erinnerungen, deren Niederschrift Didiers Ich-Erzähler explizit eine erleichternde Funktion zuerkennt.[88] Ein solches Schreiben vermag nicht nur in seinem Fall wirksam gegen die Angst zu sein – auch Autréaux imaginiert es treffend als eine »Rettungsboje«[89].

Gerade Autréaux konfrontiert uns aber auch mit einer differenzierten Sicht auf diese (Ideal-)Vorstellung unmittelbar wirksamen therapeutischen Schreibens. Nicht nur rückt es für ihn in die Nähe von ›Gelegenheitsdichtung‹, die den Namen ›Literatur‹ nicht verdient;[90] vor allem zeigt seine eigene Erfahrung, dass das Schreiben unter extremen Bedingungen – bei ihm beispielsweise während der Nebenwirkungen der Chemotherapie – nicht oder kaum möglich war.[91] Aufgrund dieser Schwierigkeiten, in der Krankheit selbst ein positives, ja kreativitätsförderndes Momentum zu sehen, reflektiert er kritisch über das in *illness narratives* häufig verwendete Reisemotiv: Ihm zufolge bringt die Krankheit keine wie immer geartete ›Einsicht‹; sie katapultiert

85 Balzac, Honoré de: »Das Chagrinleder«, in: Projekt Gutenberg, https://www.projekt-gutenberg.org/balzac/chagrinl/chap006.html.

86 Vgl. P. Autréaux: Dans la vallée, S. 18: »La conscience est la seule richesse qu'on possède.« (»Das Bewusstsein ist der einzige Reichtum, den man besitzt.«).

87 Schon für Allendy (S. 72) wird »[t]out [...] infiniment pareil« (»alles [...] unendlich gleich«). Dies verbindet ihn noch ca. siebzig Jahre später mit Autréaux, der die »Uniformität der Müdigkeit« beklagt, in die die Chemotherapie alles taucht (vgl. Autréaux, Patrick: Se survivre, Paris: Verdier 2013, S. 57).

88 Vgl. M. Didier: La bouilloire, S. 51. Zu dieser positiven Konnotation der Reise passt gerade auch die wichtige Bezugsgröße Nicolas Bouvier, s. Fußnote 75.

89 P. Autréaux: Se survivre, S. 37.

90 Vgl. P. Autréaux: La voix écrite, S. 40.

91 Vgl. P. Autréaux: Se survivre, S. 32. Die Textkohärenz geht verloren, der Textkörper zerbirst in Fragmente und ist von Auslassungspunkten durchsetzt.

auf keine »Zauberinsel« (»île enchantée«)[92], von der eine gestärkte, bereicherte Rückkehr möglich wäre.[93] Dennoch legt er mit dem ersten Band seiner autopathographischen Trilogie, *Dans la vallée des larmes* (»Im Tal der Tränen«) (2009), gerade selbst einen »Reisebericht in die Krankheit«[94] vor, allerdings erst nach erfolgter Genesung. Anders als im Fall von Didiers Tagebuchschreiber erscheint ihm nur im distanzierteren Rückblick ein Schreiben über das (teilweise traumatisch) Erlebte möglich, ja es ist dann sogar (lebens-)notwendig, um die Kluft zu überbrücken, die ihn von den völlig Gesunden trennt. Vor allem um sich mit diesen wieder zu verbinden, gilt es, die multiplen Verlusterfahrungen – der prägnanten Devise »nichts vom Verlust selbst zu verlieren« (»ne rien perdre de la perte même«)[95] folgend – in Worte zu fassen und somit (mit-)teilbar zu machen. Ein solches Schreiben ›verbindet‹ nicht nur; es hat für ihn auch eine wichtige ›klärende‹ – gerade nicht er- oder aufklärende – Funktion: Insbesondere mit Hilfe von Metaphern und Vergleichen, die den Texten statt einer realistisch-dokumentarischen eine mehr poetische Dimension verleihen, vermag ein solches Schreiben den Blick auf die unermessliche Weite (»immensité«)[96] freizugeben, den die Krankheit gestattete, den der sperrige medizinische Fachjargon jedoch verstellt hatte. Hier zeichnet sich ab, dass Autréaux' literarische Produktion über bloße ›Selbsthilfeliteratur‹ hinausgeht. Ein derart ›anderes Schreiben‹ (»écrire autrement«)[97], das versucht, das existenziell Grenzwertige zu transponieren und das, vom Extremen getrieben, zum Extremen zurückkehrt, dorthin, wo man mit dem Rücken zur Wand steht (»au pied du mur«)[98], vermag in den Augen des Autors gerade

92 Ebd., S. 27.

93 Kritisch zu beziehen scheint er sich hier auf die sogenannte *quest narrative* – nach Arthur Frank der ›produktivste‹ Typus der *illness narrative*. Häufig mit der Metapher der Reise assoziiert, kehrt der Patient auf positive Weise transformiert von seinem Abenteuer zurück (vgl. Frank, Arthur: The Wounded Storyteller. Body, Illness, and Ethic. Second Edition, Chicago: The University of Chicago Press 2013, S. 115–136 [6. Kapitel]).

94 P. Autréaux: Dans la vallée, S. 42 (»récit de voyage dans la maladie«).

95 P. Autréaux: Se survivre, S. 29 (»Nichts vom Verlust selbst zu verlieren«).

96 Vgl. P. Autréaux: Dans la vallée, S. 42. Diese unendliche Weite lässt Assoziationen mit seiner anfangs erwähnten ›reinen Panik‹ zu, die alle vertrauten Bezugspunkte nivelliert. Auf unendliche, leere Räume bezieht sich bezeichnenderweise auch schon Allendy, um seinem Gefühl der Verlassenheit Ausdruck zu verleihen (vgl. R. Allendy: Journal, S. 41).

97 P. Autréaux: Se survivre, S. 65.

98 Ebd., S. 66.

auch diese ›andere Art zu helfen‹ (»soigner autrement«)[99] umzusetzen, an der er als wieder in den Dienst zurückgekehrter Notfallpsychiater scheiterte. Nur das geschriebene Wort, besser noch, die »geschriebene Stimme« (»la voix écrite«)[100] – weniger typisiert als die therapeutische Rede und im Unterschied zu dieser durchaus auch zweckfrei denkbar –, vermag in seinen Augen für andere Leidende eben jene Präsenz herzustellen, die er als (genesener) Arzt immer angestrebt hatte.[101]

4. Ärztliche Autopathographien und ›kranker Arzt-Romane‹: Die Potenziale einer Subgattung (mitsamt möglicher ›Risiken und Nebenwirkungen‹)

Außer dass die Texte zu Bewusstsein bringen, dass die Arztfigur nicht nur ein Patient mit Sonderstatus, sondern vor allem auch ein Patient wie jeder andere ist – ein Patient, der hadert, flucht, nach Worten ringt und nach individuellen Bewältigungsstrategien sucht[102] –, laden sie ganz besonders zu einer Reflexion über der Medizin gesetzte Grenzen ein, sei es im Hinblick auf überhöhte Ansprüche von Ärztinnen und Ärzten an sich selbst, sei es im Hinblick

99 P. Autréaux: La voix écrite, S. 38.

100 Ebd.

101 Anders als im Fall der anderen Autor*innen – alle bereits etabliert – bringt die durchgestandene Krebserkrankung also den ›Schriftsteller Autréaux‹ zur Welt, der schon immer Dichter werden wollte. Die Medizin sollte ihm nur Mittel zum Zweck sein und das Material für seine Verse liefern, ganz im Sinne von Rainer Maria Rilkes *Malte Laurids Brigge* (1910), auf den er sich gleich zu Beginn von *Soigner* intertextuell bezieht (P. Autréaux: Soigner, S. 9: »[...] j'avais lu que pour un seul vers il faut avoir parcouru bien des villes et des pays«; »[...] ich hatte gelesen, dass man um eines Verses willen, viele Städte und Menschen gesehen haben muss.«).

102 Dies zeigt sich ganz besonders an der Bedeutung der Metapher, die insgesamt, trotz Susan Sontags wohlbekannter Kritik, in *illness narratives* von Bedeutung ist (vgl. Wohlmann, Anita: Metaphor in Illness Writing. Fight and Battle Reused, Edinburgh: Edinburgh University Press 2022). So bildet die konventionelle Kriegsmetaphorik eine Konstante. Auch wenn sie bei Allendy, der im Kontext zweier Weltkriege schreibt, häufiger ist – sich jeden Tag aufs Neue mit seinem gepeinigten Körper zu konfrontieren, kommt dem Soldaten gleich, der an der Front jeden Morgen die nasse, verdreckte Uniform anziehen muss (vgl. R. Allendy: Journal, S. 73) – verwendet sie auch Autréaux, wenn er sich beispielsweise nach seiner Genesung als ›Veteran‹ bezeichnet (vgl. P. Autréaux: Soigner, S. 24).

auf unrealistische Erwartungen der Patient*innen an ihre Behandler*innen. Sie konfrontieren aber auch mit nach der schweren Erkrankung des Arztes durchlässig gewordenen Grenzen im Patient-Arzt-Verhältnis – eine Porosität, die den genesenen Behandler als einen empathischeren Zuhörer in Stellung bringt und so dem von C.G. Jung zitierten, antiken Mythos des verwundeten Heilers Chiron Recht zu geben scheint: »Nur wo der Arzt selbst getroffen ist, wirkt er. Nur der Verwundete heilt. Wo aber der Arzt einen Persona-Panzer hat, wirkt er nicht.«[103] Allerdings droht eine solche Idealisierung aus dem ›Typus‹ des genesenen Arztes, den wir mit dem Arztschriftsteller Martin Winckler als umfassend präsenten »Helfenden« (»soignant«) imaginieren und dem distanzierten Arzt (»docteur«) gegenüberstellen können[104], einen neuen Leitbildgeber zu machen, was das Risiko einer neuen Hybris birgt, worauf Patrick Autréaux hingewiesen hat.[105]

Ebenfalls problematisch scheint, den literarischen Krankengeschichten ihrerseits eine wie immer geartete Mission – als Therapeutikum, Tabubrecher, Mahnung etc. – zuzuschreiben. Autréaux, der seine autopathographische Trilogie noch als eine die Medizin bei weitem übertreffende Heil-Kunst verstanden hatte[106], möchte nach der Publikation ihres letzten Bandes, *Se survivre*, das normative Korsett abstreifen, das er sich als schreibender »Mann ohne Haare«[107] angelegt hatte. Nach der Überwindung der eigenen Krebserkrankung und der dank des Schreibens (über die eigene Krankheit) erfolgreichen Durchquerung des für den ersten Band seiner Trilogie noch titelgebenden ›Tals der Tränen‹, in das die Krankheit gestürzt hatte, gilt es nun, im Sinne

---

103 Jaffè, Aniella (Hg.): Erinnerungen, Träume, Gedanken von C.G. Jung, Olten: Walter 1971, S. 139.

104 Die Dichotomie ist vom fiktiven Charakter Doktor Bruno Sachs aus Martin Wincklers gleichnamigem Roman inspiriert. Der von der Arroganz seiner Zunft enttäuschte, ja wütende Protagonist stellt den ›Doktor‹ und den ›Helfenden‹ wie folgt gegenüber: »Der Doktor ›weiß‹ und sein Wissen obsiegt über alles andere. Der Helfende sucht vor allem die Leiden zu lindern.« (Winckler, Martin: Doktor Bruno Sachs, München: Hanser 2000, S. 504).

105 Auch wenn er selbst schon im Titel des zweiten Bandes seiner Trilogie das *Soigner* (im Sinne ›fürsorgenden, präsenten Behandelns‹) stark macht, sieht er in diesem eine beschwerliche Tätigkeit, die an die eigenen Grenzen bringen und nicht immer realisiert werden kann.

106 Vgl. P. Autréaux: Se survivre, S. 65.

107 Ebd., S. 64 (»homme sans cheveux«).

eines ›Sich Überlebens‹, die Rolle des von Krankheit gezeichneten Arztschriftstellers abzulegen, der für sein Publikum eine wie immer geartete ›Moral‹ bereitzuhalten hat. So findet er schließlich nach der Trilogie, die bezeichnenderweise mit dem Band *Se survivre* (»Sich überleben«) abschließt, zu einer literarischen Kreation, die, anders als die schon weiter oben thematisierte therapeutische Rede, auf befreiende Weise ›motivlos‹ ist und durch die er die Funktion einer normativen Instanz – sei es als Arzt, sei es als Schriftsteller – ablegen kann.

»Am schlimmsten:/nicht im Sommer sterben«
Ärztliche Imaginationen des Lebensendes bei Gottfried Benn und anderen Schriftstellerärzten der klassischen Moderne

Sabine Kyora

Dietrich von Engelhardt beschreibt für die Arztbilder in der Literatur des 20. Jahrhunderts die Tendenz zur Aufhebung der scharfen Unterscheidung von Arzt und Patient,[1] diese Entwicklung gilt seiner Ansicht nach für alle Arztfiguren. Er unterscheidet also nicht zwischen literarischen Figuren, die nicht von Mediziner*innen entworfen wurden, z.B. die Ärzte in Thomas Manns *Zauberberg*, und Dr. Rönne, dem Protagonisten in Gottfried Benns Novellen. Trotzdem lässt sich diese Beobachtung von Engelhardts bei Schriftsteller*innen, die auch Ärzt*innen sind, noch einmal genauer betrachten, denn unter Umständen sehen Schriftstellerärzt*innen in einer spezifischen Art auf diese Rollen. Das Zusammenfallen der Professionalisierung als Arzt und die eigene Patientenrolle sind dabei ebenfalls sowohl in den literarischen Texten wie in autobiografischen Äußerungen von Belang. Als Beispiele für diese doppelte Professionalisierung und spezifische Perspektive geht es mir im Folgenden um Texte von Gottfried Benn, Hans Carossa und Alfred Döblin.

Alle drei erhielten ihre Ausbildung im Kaiserreich, in den Jahren zwischen 1897 und 1912, und wurden mit den Veränderungen der Medizin und der medizinischen Versorgung in diesem Zeitraum konfrontiert. Auch wenn sie unterschiedliche Spezialisierungen aufweisen – Benn war Arzt für Haut- und Ge-

1 Vgl. Engelhardt, Dietrich von: »Vom Dialog der Medizin und der Literatur im 20. Jahrhundert«, in: Bettina von Jagow/Florian Steger (Hg.), Repräsentationen. Medizin und Ethik in Literatur und Kunst der Moderne, Heidelberg: Winter 2004, S. 21–40, hier S. 31.

schlechtskrankheiten,[2] Döblin hat in Psychiatrie promoviert,[3] Carossa in Gynäkologie und in der Lungenarzt-Praxis seines Vaters gearbeitet[4] –, begegnen sie im Studium und in der Ausbildung der sich naturwissenschaftlich orientierenden Medizin und der modernen Klinik. Benn und Döblin haben ihren Beruf lange parallel zur schriftstellerischen Tätigkeit ausgeübt, während Carossa relativ früh freier Schriftsteller wurde. Trotzdem ist sein Prosa-Werk von Arztfiguren als Protagonisten geprägt. Carl Hohoff grenzt sein Arztbild zwar von Benn bzw. dem Expressionismus ab, allerdings macht er ebenfalls auf die Wichtigkeit der Modernisierung der Medizin durch die Naturwissenschaft für Carossas Figuren aufmerksam.[5] Alle drei vereint damit die Arbeit »mit Versatzstücken des modernen medizinischen Diskurses«; mit Natalie Binczek wäre also die Frage zu stellen, wie sie ihn »verschieben und zu einem ›literarischen‹ Ereignis machen«.[6]

Im Folgenden will ich mich auf einen spezifischen Moment im Verhältnis der Ärztefiguren zu ihren Patient*innen konzentrieren, nämlich auf die Perspektive des Arztes bei sterbenden und toten Patient*innen.[7] Friederike Felicitas Günther macht bezogen auf Benns Novelle *Gehirne* schon darauf aufmerksam, dass Rönne als Arzt den Tod kommen sieht, den Prozess des Sterbens erkennt, den der Patient nicht wahrnimmt, auch weil der Arzt ihn nicht damit konfrontiert, sondern ihn als Genesenden anspricht.[8] Darüber hinaus ist im Sinne Binczeks die poetisch-ästhetische Umsetzung der Grenze zwischen Leben und Tod interessant, denn auch deren Imagination wird perspektiviert

2 Vgl. Krause, Marcus: »Studium und Arztberuf«, in: Christian M. Hanna/Friederike Reents (Hg.), Benn Handbuch. Leben – Werk – Wirkung, Stuttgart: Metzler 2016, S. 52–54.

3 Vgl. Sander, Gabriele: Alfred Döblin. Stuttgart: Reclam 2001, S. 19–21.

4 Vgl. Hohoff, Carl: »Hans Carossa – Arzt und Dichter«, in: Volker Michels (Hg.), Über Hans Carossa. Frankfurt a.M.: Suhrkamp 1979, S. 333–342, hier S. 335–338.

5 Vgl. ebd., S. 341–342.

6 Binczek, Natalie: »Der ärztliche Blick zwischen Wahrnehmung und Lektüre. Taktilität bei Gottfried Benn und Rainald Goetz«, in: Zeitschrift für Linguistik und Literaturwissenschaft 117 (2000), S. 78–102, hier S. 80, https://doi.org/10.1007/BF03379148.

7 Da erst ab 1899 Frauen in einigen deutschen Gebieten zum Medizinstudium zugelassen wurden, spiegelt sich dieser Ausschluss auch in den literarischen Texten wider: Die Ärztefiguren in den behandelten Texten sind durchweg Männer.

8 Vgl. Günther, Friederike Felicitas: »Arzt und Tod: Ein ästhetisches Verhältnis? Gottfried Benns *Gehirne*«, in: Friederike Felicitas Günther/Torsten Hoffmann (Hg.), Anthropologien der Endlichkeit. Stationen einer Denkfigur seit der Aufklärung. Göttingen: Wallstein 2011, S. 175–198, hier S. 178.

durch den Rekurs auf das medizinische Handwerk einerseits und die Entgrenzungswünsche und -versuche der ärztlichen Figuren oder des Erzählers andererseits.[9] Dabei gilt für alle drei Schriftsteller, dass sie in den europäischen künstlerischen Traditionen, die über den Tod sprechen oder ihn darstellen, deutlich verwurzelt sind. Das zeigt sich schon dadurch, dass sie ikonografische Traditionen wie den Totentanz aufrufen und verarbeiten; Sterben und Tod zeigen sich insofern als semiotisch vorgeprägtes Feld.[10] Es geht also im Weiteren um die Verknüpfung von ästhetischen Darstellungsweisen mit der ärztlichen Perspektive auf den Tod, soweit letzteres in den Texten erkennbar ist. Nur kursorisch ist dagegen ein Blick auf die Erfahrung oder Imagination des eigenen Sterbens möglich. Während es bei Benn und Döblin immerhin wenige autobiografische Äußerungen gibt, ist in den bisher veröffentlichten Briefen von Carossa nichts Substanzielles zur Imagination des eigenen Sterbens zu finden.

I. Tote Körper und sterbende Patient*innen

Zunächst stehen Arztfiguren bei Benn, Döblin und Carossa im Mittelpunkt, die mit sterbenden Patient*innen konfrontiert werden: Wie konstruiert der Text diese Konfrontation und wer hat ein Bewusstsein des Sterbeprozesses oder imaginiert ihn? Im Anschluss an von Engelhardt wäre dabei auch die Frage zu beantworten, wie sich die Rollen von Arzt und Patient*in zueinander verhalten.

Benns frühe Gedichte aus den 1910er Jahren inszenieren in diesem Zusammenhang einerseits den Blick und die Handgriffe des Pathologen in der Morgue, andererseits ordnen sie die Toten und Sterbenden ein in den Kreislauf von Geburt und Tod. So schneidet das lyrische Ich in *Kleine Aster* den vor ihm liegenden Körper auf und legt eine Aster, die die Leiche zwischen den Zähnen hat, in ihren Bauchraum. In der Forschung sind diese Gedichte häufig als Verarbeitung eines diagnostischen, ärztlichen Blicks verstanden worden, der den

9 Günther beschreibt diese Ambivalenz in *Gehirne*: ebd., S. 186–188.

10 Vgl. Käser, Rudolf: »Krankheit und Sterben in der neueren Literatur«, in: Michael Fieger/Marcel Weder (Hg.), Krankheit und Sterben. Ein interprofessioneller Dialog, Bern: Peter Lang 2012, S. 205–233, hier S. 205.

toten Körper als Material der Sektion auffasst.[11] Tatsächlich hat Benn klinische Lehrbücher für die *Morgue*-Gedichte und die Novelle *Gehirne* (1916) verwendet, so z.B. die Vorgaben für Sektionsprotokolle, wie Marcus Hahn anhand seiner Lektüre von *Kleine Aster* zeigt.[12] Während der Ablauf und einige Handgriffe (z.B. das Einlegen der Holzwolle) als Befolgen des festgelegten Vorgehens erkennbar werden, also die Rolle des Pathologen auch im Gedicht rekonstruiert wird, ist die Abweichung von diesen Routinen ebenso deutlich. Wenn das lyrische Ich von der Aster sagt: »Ich packte sie ihm in die Bauchhöhle/zwischen die Holzwolle,/als man zunähte.«, dann ist deutlich eine Verfahrensweise erkennbar, die nicht professionell ist, sondern in die ärztliche Tätigkeit etwas anderes integriert: »Trinke dich satt in Deiner Vase!/Ruhe sanft,/kleine Aster!«[13] Diese Behutsamkeit in der Interaktion mit der Aster steht im Kontrast zum Umgang mit dem »ersoffenen Bierfahrer«, der das Objekt der Sektion ist. Die Darstellung des menschlichen Todes ist bei Benn also nicht dem Tod von anderen Lebewesen übergeordnet, Pflanzen und Tiere sind wie der Mensch in den Kreislauf von Geburt und Tod integriert.

Das führt dazu, dass sterbende Körper wie tote als Teil dieses Kreislaufes inszeniert werden: Im Gedicht *Mann und Frau gehen durch eine Krebsbaracke* sind es die sterbenden weiblichen Körper, von denen es heißt: »Hier schwillt der Acker schon um jedes Bett./Fleisch ebnet sich zu Land. Glut gibt sich fort./Saft schickt sich an zu rinnen. Erde ruft.-«[14] Die ärztliche und pflegerische Tätigkeit besteht im Wesentlichen darin, die Patientinnen zu sedieren und ihren Zustand zu beschönigen: »Man lässt sie schlafen. Tag und Nacht.- Den Neuen/sagt man: hier schläft man sich gesund. [...]« Die literarische Inszenierung ist also eine, die das Individuum verschwinden lässt, erst hinter der Krankheit, dann durch den Sterbeprozess, der fast biblisch als Rückkehr des Körpers zur Erde inszeniert wird. In diesen Formulierungen wird die ›semiotische Vorgeprägtheit‹ von Todesbildern fast schon plakativ vorgeführt. Genau wie in *Kleine Aster* ist die Inszenierung des Sterbens begleitet von der Routine ärztlichen Handelns, der »Chefvisite« als ärztlicher Praktik im

11 Vgl. Krause, Marcus: »Pathologie«, in: Hanna/Reents, Benn Handbuch, S. 54–56, hier S. 55.

12 Vgl. Hahn, Marcus: Gottfried Benn und das Wissen der Moderne, 2 Bände, Band 1, Göttingen: Wallstein 2011, S. 109–110.

13 G. Benn, Gottfried: Gedichte. In der Fassung der Erstdrucke, Frankfurt a.M.: Fischer 1982, S. 21.

14 G. Benn: Gedichte, S. 28.

Krankhaus.[15] Dadurch rückt ebenfalls die moderne Klinik und der von ihr strukturierte Blick des Klinikarztes in den Fokus des Gedichts.[16]

Alfred Döblin schildert in seiner Prosa zeitlich parallel zu Benns frühen Gedichten auch das Sterben und den Tod in der Klinik. In *Die Tänzerin und der Leib* (1910) tötet sich die Tänzerin im Krankenhaus, nachdem sie von einer für sie unerklärlichen Schwäche des Körpers befallen wurde und deswegen dort eine Zeit verbracht hat. Im Moment des Erwachsenwerdens und der Geschlechtsreife hat sich ihr Leib begonnen zu verändern: »Mit neunzehn Jahre befiel sie ein bleiches Siechtum, so daß ihr Gesicht abenteuerlich fahl vor dem blauschwarzen Haarknoten schimmerte.«[17] Sie lässt sich ins Krankenhaus einweisen, wie in Benns Gedicht von der Krebsbaracke führt der Aufenthalt dort zu keiner Besserung, nur ist die Perspektive des Erzählers diesmal auf die Patientinnensicht fokussiert: »Wenn er sie nachts stach und quälte, sagte sie ihm [dem Leib]: ›Sei ruhig bis morgen zur Visite; sag es den Ärzten, deinen Ärzten, laß mich zufrieden.‹ Sie führten getrennte Wirtschaft; der Leib konnte sehen, wie er sich mit den Doktoren abfand. ›Es wird schon protokolliert werden.‹«[18] Die Ärzte sind hier nur unwichtige Nebenfiguren, die sich um den Leib kümmern und seine Äußerungen protokollieren.[19] Sie finden keinen Zugang zur Patientin und entwickeln auch keine Strategien zu ihrer Heilung.

Döblin sieht seine psychiatrische Ausbildung zu dieser Zeit durchaus als vorbildlich für sein Programm als Schriftsteller an: So wie in den psychiatrischen Fallgeschichten nur Symptome und Verhalten der Patient*innen notiert werden, statt psychologische Folgerungen daraus zu ziehen, sollen auch seine literarischen Texte strukturiert sein.[20] In der poetologischen Verarbeitung führt diese Übertragung wie bei Benns lyrischer Inszenierung von Sektionstechniken dazu, dass keine Konzentration auf die Patientin als Individuum erkennbar ist. Während die Arztfiguren Benns mit anonymen toten und sterbenden Körpern konfrontiert sind, ist in Döblins früher Erzählung die Patien-

15 M. Hahn: Benn und das Wissen der Moderne, Band 1, S. 125.

16 Vgl. M. Krause: »Pathologie«, S. 55.

17 Döblin, Alfred: »Die Tänzerin und ihr Leib«, in: Alfred Döblin: Die Ermordung einer Butterblume, Gesammelte Erzählungen, Frankfurt a.M.: Fischer 2013, S. 19–23, hier S. 19.

18 Ebd., S. 21–22.

19 Zur Rolle der Ärzte vgl. Käser, Rudolf: Arzt, Tod und Text. Grenzen der Medizin im Spiegel deutschsprachiger Literatur, München: Wilhelm Fink Verlag 1998, S. 254–255.

20 Vgl. Döblin, Alfred: »An Romanautoren und ihre Kritiker. Berliner Programm«, in: Alfred Döblin: Schriften zu Ästhetik, Poetik und Literatur, Frankfurt a.M.: Fischer 2013, S. 118–122, hier S. 119.

tin für die Ärzte überhaupt nicht erreichbar, auch wenn sie ihren Körper behandeln. So ließe sich auch das Ende der Erzählung lesen: Während der Arzt sich über das Produkt der Kranken beugt (eine Stickerei, die eine Arztfigur, den Leib und die Tänzerin als kleines Mädchen darstellt), stößt sich die Tänzerin die Nähschere in die Brust: »Ein geller Schrei stand irgendwo in der Ecke des Saales. Noch im Tode hatte die Tänzerin den kalten verächtlichen Zug um den Mund.«[21] Das Motiv für diese Tat hat keinen Grund in der Behandlung in der Klinik oder im Wissen um das eigene Sterben, vielmehr resultiert es aus der Spaltung zwischen Bewusstsein und Körper:

> »Wie einstmals, als sie Kälte über jede Üppigkeit des Tanzens sprühte, als ihr straffer Leib wie eine Flamme geweht hatte, wollte sie ihren Willen wieder fühlen. [...] Mit einer Bewegung ihres Willens konnte sie ihn noch einmal bei den Händen fassen, den Leib, das träge Tier, ihn hinwerfen, herumwerfen, und er war nicht mehr der Herr über sie. Ein triumphierender Haß wühlte sie von innen auf [...].«[22]

Dieser Hass gegen den eigenen Körper, der ähnlich wie bei Benn aus dem Eigenleben des »Fleisches«, hier des »trägen Tiers«, resultiert, führt zum Selbstmord, aber »die Kälte« des willentlich gesteuerten Tanzes endet in dem »kalten, verächtlichen Zug um den Mund«. Im Gegensatz zur Darstellung des Todes bei Benn bleiben bei Döblin also die subjektiven Eigenschaften, der Gesichtsausdruck, auch im Tod erhalten. So wird der Tod nicht in den überindividuellen Kreislauf von Geburt und Tod eingeordnet, sondern die Zerrissenheit, die auch in der Einstellung der Tänzerin zur Krankheit und in ihrem Selbstmord erkennbar ist, zeigt sich noch in der Inszenierung des Todes.

Bei Benn wie bei Döblin geht es um den Tod in der Klinik, der dazu führt, dass Kranke, Sterbende und Tote in die Abläufe des Krankhauses eingebunden sind. Eingebunden sind aber auch die Ärzte als Pathologen und bei der Visite. Für die Ärzte bedeutet dies, dass sie die Symptome, die sie sehen, auf eine Diagnostik hin lesen sollten.[23] Döblins kritisiert genau dieses Training an der Medizinerausbildung seiner Zeit, indem er ihr vorwirft, dass die Beobachtung der Patient*innen und die Diagnosestellung eingeübt werden, dass aber das

---

21 A. Döblin: »Die Tänzerin«, S. 23.

22 Ebd., S. 22–23.

23 Vgl. Eckart, Wolfgang U.: Geschichte, Theorie und Ethik der Medizin, Berlin: Springer [8]2017, S. 314–315, https://doi.org/10.1007/978-3-662-63425-7.

Heilen nicht im Fokus steht. Er hält diese Form der Diagnostik für forschungsadäquat, sie dient aber seiner Ansicht nach nicht den Patient*innen.[24] Diese antrainierte Unfähigkeit zeigt sich auch im Agieren der Ärzte bezogen auf die Tänzerin, die sich ihrem Vorgehen zudem durch den Selbstmord entzieht. Wie bei Benn lässt sich dadurch erkennen, dass die Routinen der modernen Klinik in den literarischen Texten durchbrochen werden: Während bei Benn der Aster mehr Aufmerksamkeit zuteilwird als dem toten Körper, dessen Todesursache lapidar als »ersoffen« benannt wird, und die Sterbenden in die viel ältere biblische Tradition des »Denn du bist Erde und sollst zu Erde werden« (1. Mose 3,19) eingeordnet werden, widersetzt sich die Tänzerin den protokollierenden Verfahren der Ärzte und damit der Rolle der nicht als Individuum wahrgenommenen Patientin. Damit werden Handgriffe und Therapieformen der modernen Medizin durch die Imagination und Handlungen des lyrischen Ichs, das auch Arzt ist, und der Patientin, die Tänzerin bleiben will, überlagert. Man kann aber weder bei Döblin noch bei Benn davon sprechen, dass die Arzt- und Patient*innenrolle sich einander annähern.

Bei Hans Carossa wird anders als bei den beiden bisher besprochenen Schriftstellerärzten das Verhältnis von Arzt und Patient*in einerseits eher traditionell dargestellt – der Arzt als Helfer und Heiler etwa im *Rumänischen Tagebuch* (1920)[25] –, andererseits wird die professionelle Grenze zwischen Arzt und Erkrankter aber überschritten. Insofern findet auch hier eine Durchbrechung der Routinen ärztlichen Verhaltens statt. So hat Doktor Bürger ein Liebesverhältnis zu einer an Tuberkulose erkrankten Patientin, der Arzt Gideon mit einer psychisch labilen Patientin.[26] In Carossas Text »Das Tagebuch des Doktor Bürger« von 1913 wird dabei etwas explizit gemacht, was auch in Benn Novelle *Gehirne* bei der Untersuchung der Lunge und beim »bleichen Siechtum« der Tänzerin eine Rolle spielen könnte: die Konfrontation des Arztes mit den Symptomen und dem Tod durch Tuberkulose. Während die Krankheit bei Benn und Döblin jedoch nicht eindeutig benannt wird, ist Doktor Bürger auf diese Krankheit spezialisiert und schon die erste Patientin, die

24 Vgl. Döblin, Alfred: »Arzt und Dichter. Merkwürdiger Lebenslauf eines Autors«, in: ders., Schriften zu Leben und Werk, Frankfurt a.M.: Fischer 2015, S. 89–95, hier S. 91.

25 Vgl. Ingen, Ferdinand von: »Hans Carossas Rumänisches Tagebuch«, in: Hartmut Laufhütte (Hg.), Hans Carossa, Dreizehn Versuche zu seinem Werk, Tübingen: Niemeyer 1991, S. 199–215, hier S. 204.

26 Vgl. Müller-Seidel, Walter: »Carossas ärztliche Welt im Wandel der literarischen Moderne«. In: Hartmut Laufhütte (Hg.), Hans Carossa, Dreizehn Versuche zu seinem Werk, Tübingen: Niemeyer 1991, S. 145–168, hier S. 156–159.

geschildert wird, leidet an ihr. Aber auch Angehörige von Patient*innen muss Bürger immer wieder mit dieser Diagnose und dem unausweichlichen Ende konfrontieren.

Bevor ich im zweiten Teil diese Arztfigur genauer betrachte, ist hier zunächst wie bei den anderen Autoren der Blick auf die sterbenden Patientinnen zu kennzeichnen:

> »Die Kranke war ein ganz junges Mädchen, dessen Leib schon eher mit dem Leben als mit dem Tode rang. Das Gesicht bereits leichenhaft, die Herztöne untergegangen im klingenden Rasseln der Brust. [...] Ich hatte Morphium bei mir und zog eine dreiste Gabe der Lösung in die Spritze, um sie dem Blute der schwer Gequälten einzuflößen; doch es tat nicht mehr not. Auf einmal ward Frieden, der Atem blieb fast plötzlich stehen, und gleich flog ihr das edle weiße Leuchten auf die Stirn. Der grimmig flehende Schmerzensausdruck schwand, es blieb ein schöner unnahbarer Ernst.«[27]

In der Inszenierung des sterbenden Körpers ist hier ein ›metaphysischer‹ Effekt zu erkennen: An die Stelle des kämpfenden und leidenden Körpers der noch lebenden Patientin wird der Toten »Frieden« und »schöner [...] Ernst« zugeschrieben. Die Imagination des Arztes beim Blick auf die Patientin ruft also nach dem Ende der Schmerzen im »schönen Ernst« eine Vorstellung von (klassizistischer) Ästhetik des Körpers auf, wie sie bei Benn in der Rückkehr der toten Körper zur Erde nicht zu finden ist. Im Gedicht von der Krebsbaracke löst sich der hässliche sterbende Körper im Tod weiter auf, dabei verliert er seine Form und ist deswegen nicht als ästhetischer Körper zu beschreiben. Bei Döblin bleibt wiederum entgegen der klassizistischen Ästhetik, die das Individuum in der Ästhetisierung dem allgemeinen »schönen Ernst« des Todes unterordnet, das kalte Lächeln der Tänzerin als Element der individuellen Befindlichkeit erhalten. Der Blick des Erzählers und der Arztfiguren auf die sterbenden und toten Patient*innen bringt also die Ästhetisierung des Todes und das semiotische Feld zum Vorschein, das zudem unterschiedliche Nuancierungen erkennen lässt: biblische, klassizistische oder expressionistische, wenn man den Kampf um die Integrität des Subjekts bei Döblin und in Benns Sektionsinszenierung so einordnen will.

---

27 Carossa, Hans: »Die Schicksale Doktor Bürgers«, in: Hans Carossa, Die Schicksale Doktor Bürgers. Rumänisches Tagebuch. Ausgewählte Gedichte. Jubiläumsausgabe, 5. Band, Frankfurt a.M.: Insel-Verlag 1978, S. 5–59, hier S. 38.

2. Der Arzt und der Tod

Bis hierhin gibt es wenig Anzeichen für die Aufhebung der Rollen von Arzt und Patient*innen. Im Folgenden sollen nun Arztfiguren im Mittelpunkt stehen, die selbst mit ihrem eigenen Sterben konfrontiert werden und deswegen auch in die Rolle des Patienten rutschen könnten. Darüber hinaus ist weiter die poetisch-ästhetische Umsetzung der Grenze zwischen Leben und Tod relevant, nun als Grenze, deren Überschreitung von der Arztfigur imaginiert werden kann.

Carossa beschreibt die Routinen der ärztlichen Praxis als Alltag von Doktor Bürger, dem gegenüber steht Bürgers Ablehnung, eine Klinik zu leiten. So bietet ihm der Bischof als Freund seines verstorbenen Vaters die »Gründung einer großen Heilanstalt, in welche Sie nur solche Fälle aufnähmen, bei denen die Genesung durch Ihre Mittel so gut wie sicher ist«,[28] an. Seine Antwort nimmt die Kritik an der Klinik als anonyme Maschinerie auf und grenzt die Sterbenden nicht aus: »Ein Eingeweide heilen, ohne mich des Menschen zu versichern, nie, nie, würde ich das können. Und die Unheilbaren, die Verlorenen, sie, die mir im innersten...«[29] Zur ärztlichen Praxis gehören also auch die Sterbenden und sie sind dem Arzt besonders nahe. Bürger sieht sich hier auch in der Tradition seines Vaters und seiner Therapie bei Tuberkulose, die für ihn vorbildlich sind. Die Reflexion der ärztlichen Rolle führt bei Doktor Bürger dazu, dass er sich bewusst entscheidet, nicht in der Klinik zu arbeiten und auch die Sterbenden zu versorgen, gleichwohl behandelt er ebenfalls leichtere Fälle, bei denen er neben seiner selbst hergestellten Medizin auch an die »Heilkraft des Wortes«[30] glaubt.

Nicht nur bei seinen Patient*innen auch bei seinem eigenen Tod, der wohl durch Gift zustande kommt, formuliert er eine metaphysische Komponente. Nach dem Tuberkulose-Tod seiner (wegen ihrer Krankheit platonischen) Geliebten verliert er mehr und mehr den Kontakt zu seiner Umwelt und führt im Tagebuch Selbstgespräche: »Du wirst mich zurücknehmen, tödlich formender Geist! [...] Die Masken des körperlichen Geschehens, die mich Eingeschüchterten oft schreckten, du lässest sie langsam fallen, mir ahnt durch tausend Wandlungen dein wahres Gesicht.«[31] Das Verhältnis von Geist und Körper ver-

28 H. Carossa: »Doktor Bürger«, S. 17.

29 Ebd., S. 18.

30 Ebd., S. 39.

31 Ebd., S. 53.

schiebt sich hier zugunsten des Geistes, der nicht der persönliche Geist ist, sondern ein imaginierter Anderer, der hinter oder über dem Körper steht. Im Gegensatz zur Imagination des Todes bei Benn ist es aber ein »formende[r]« Geist, während der Tod bei Benn die Form des Körpers auflöst und verflüssigt (»Glut fließt«). Die letzte Imagination des Todes, bevor Bürger das Gift trinkt, ist die Vereinigung mit seiner Geliebten:

> »Hätte aber damals ein Gott uns getrennt und zwischen uns den Becher gesetzt, angefüllt mit einer Lösung, wie diese ist, und hätte mir zu trinken geboten um den Preis einer Umarmung, eines einzigen Kusses,- ich hätte getrunken, getrunken, hätte sterbend geküßt mit unendlichem Kusse, den Lippen wäre nicht Zeit geblieben, zu erkalten…«[32]

Wie in der Darstellung der sterbenden Patientin werden auch hier in der Imagination des Todes ältere literaturgeschichtliche Traditionen aufgerufen: Die Vorstellung vom Moment des Sterbens wird mit der Motivik des Liebestods verbunden, der auch eine Form der (literarischen) Ästhetik zitiert und aktualisiert. Damit wird aber auch deutlich, dass die Patientenrolle nicht Teil der Konstruktion von Bürgers Todeserfahrung ist, er begreift sich als Handelnder wie er sich auch als Arzt, der der Patientin mit einer Morphiumgabe das Leiden erleichtert, als Akteur versteht. Bei Carossa finden sich anders als bei Döblin und Benn keine (veröffentlichten) Zeugnisse zur Imagination des eigenen Todes.

Bei Benn und bei Döblin ist die ärztliche Tätigkeit in ihren literarischen Texten an die moderne Klinik gebunden, obwohl beide zeitweise eine eigene Praxis hatten. Döblin befragt sich darüber hinaus selbst zum Verhältnis von Schriftsteller- und Arztexistenz. Der Schriftsteller lernt den Arzt Döblin kennen und wirft auch einen Blick in sein Wartezimmer.[33] In seinen Erzählungen und Romanen geht es dagegen meist um den Fall in der Klinik; nicht nur in der *Tänzerin und ihr Leib*, sondern auch zu Anfang von *Hamlet oder die lange Nacht nimmt ein Ende*, Döblins letztem Roman von 1956, sind Klinikszenen zu finden. Im Großstadtroman *Berlin Alexanderplatz* von 1929 ist der Protagonist Biberkopf zweimal in der Klinik und liegt das zweite Mal wegen seiner Nahrungsverweigerung im Sterben. Während ihm die Ärzte nicht helfen können, führt

32 Ebd., S. 58–59.

33 Vgl. Döblin, Alfred: »Zwei Seelen in einer Brust«, in: ders., Schriften zu Leben und Werk, S. 100–103.

ihn der personifizierte Tod schließlich wieder zurück ins Leben. Die Ärzte debattieren dagegen an Biberkopfs Bett, der nicht spricht und dabei ist, sich zu Tode zu hungern, über die richtige Diagnose. Während ihn der Chefarzt für jemand mit einem organischen Befund oder einen Simulanten hält, der sich nur der Strafe für einen mitverschuldeten Mord entziehen will, sind die jüngeren Ärzte der Meinung, Biberkopf hätte einen Schock oder ein Trauma erlitten, eine Therapieform wird aber von keiner Gruppe angewandt.[34] Dagegen wird Biberkopfs Sterben vom Erzähler als eine Auflösung beschrieben, die dazu führt, dass Teile von ihm mit den Mäusen über die Felder laufen:

> »Was in ihm Tier war, läuft auf dem Felde. Jetzt schleicht etwas aus ihm fort und tastet und sucht und macht sich frei, was er sonst nur selten und dämmernd in sich gefühlt hat. Das schwimmt über die Mauselöcher weg, sucht um die Gräser, tastet in den Boden, wo die Pflanzen ihre Wurzeln und Keime verborgen halten. Da spricht etwas mit ihnen, sie können es verstehen, es ist ein Wehen hin und her [...] Franzens Seele gibt ihre Pflanzenkeime zurück.«[35]

Biberkopf löst sich also in seine tierischen und pflanzlichen Bestandteile auf, anders als in Benns Gedicht *Mann und Frau gehen durch eine Krebsbaracke* wird diese Auflösung aber als aktiver Prozess, der von ihm selbst ausgeht, dargestellt. Die Ärzte sehen dagegen nicht, was mit Biberkopf passiert, weil sie nur seinen Körper betrachten und versuchen für seine Symptome eine Diagnose zu finden.[36] Nach diesem Prozess erscheint der Tod, zerhackt mit einem Beil den alten Biberkopf und hält ihm seine unverantwortlichen Taten vor. Weil Biberkopf in den Dialog mit dem Tod verwickelt ist, gelingt es den Pflegern in seinen offenen Mund Wasser und Suppe zu tröpfeln, so dass er während der Auseinandersetzung mit dem Tod über seine Schuld körperlich wieder stärker wird und schließlich seine verstreuten (Seelen-)Anteile zurückruft. Die Personifizierung des Todes und Biberkopfs Auseinandersetzung mit ihm lassen sich als eine Art Katharsis und damit als eine psychische Bewältigung der Krise lesen, die beinahe zum Hungertod geführt hätte. Die Umkehr des Sterbeprozesses

---

34 Vgl. Döblin, Alfred: Berlin Alexanderplatz. Frankfurt a.M.: Fischer 2013, S. 477–480.

35 Ebd., S. 481–482.

36 Vgl. dazu Kyora, Sabine: »Dr. Döblin. (Zeit-)Diagnostik in *Berlin Alexanderplatz*«, in: dies. (Hg.), Alfred Döblin, Text + Kritik, Neufassung 13/14 (2018), S. 141–152, hier S. 145–146; auch Käser versteht diese Darstellung als Kritik an der zeitgenössischen Medizin und deren Machtausübung über den Patienten, vgl. R. Käser: Arzt, Tod und Texte, S. 259.

gelingt also nicht der modernen Medizin und den Ärzten in der Psychiatrie in Berlin-Buch, wo Biberkopf sich befindet, sondern erfolgt in der aktiven Auseinandersetzung zwischen Subjekt und Tod, der hier wie eine Figur aus einem mittelalterlichen Totentanz auftritt und drohend sein Beil schwingt.

Diese ikonografische Bearbeitung des Sterbens findet sich nicht in Döblins letztem autobiografischen Text *Von Leben und Tod, die es beide nicht gibt* (1956). Dort geht es einerseits um den Tod des Körpers, der »zu Dünger« wird, und damit um eine Variante des biblischen Motivs. Andererseits ist der eigene Tod kaum Thema, allerdings stellt Döblin seine Gebrechlichkeit durch die fortschreitende Parkinson-Krankheit dar und weist daraufhin, dass er nicht mehr selbst schreiben kann, sondern darauf angewiesen ist, dass jemand sein Diktat aufnimmt. Bei der Frage nach Leben und Tod geht es ihm aber vor allem um die Erkenntnisfähigkeit des Menschen, die über den Körper hinaus reicht. Diese Erkenntnisfähigkeit wiederum wird, so behauptet Döblin, in der Nähe des Todes eine andere: »Sie [die Schwerkranken] haben die Möglichkeit eines höheren Wissens erlangt, weil ihre Denkapparate nunmehr aus einem besseren Stoff bestehen, nicht mehr aus dem des zufälligen Tages.«[37] Diese Sichtweise passt insofern zur Darstellung in *Berlin Alexanderplatz*, als auch dort Biberkopf in der Konfrontation mit dem Tod eine andere Perspektive auf sein Leben entwickelt und sein Denken »nicht mehr aus dem des zufälligen Tages« besteht, sondern auf die Frage von Schuld und Verantwortung konzentriert ist.

Benns Arztfiguren wie vor allem Dr. Rönne, der in seiner expressionistischen Prosa eine Rolle spielt, werden damit konfrontiert, dass die anderen Ärzte und die Pfleger*innen, genau wie die Kranken und Sterbenden von ihnen erwarten, dass sie die Routinen des Arztberufes beherrschen. Insofern hat der Arztberuf einen Aspekt des Handwerklichen, der allerdings auch dazu führt, dass zumindest Rönne den individuellen Körper der Patient*innen nicht mehr wahrnimmt.[38] Im Gedicht *Der Arzt* (1917) wird der Mensch wieder als fleischliches Wesen betrachtet, das mit der Befriedigung seiner körperlichen Bedürfnisse beschäftigt und der Vergänglichkeit allen Fleisches ausgeliefert ist, die mit allen Zeichen des Ekels vom lyrischen Ich, dem Arzt, beschreiben wird: »Die Krönung der Schöpfung, das Schwein, der Mensch -:/[...] meint ihr um

37 Döblin, Alfred: »Von Leben und Tod, die es beide nicht gibt«, in: ders., Schriften zu Leben und Werk, S. 465–508, hier S. 482.

38 Vgl. F. Günther: »Arzt und Tod«; Binczek, »Der ärztliche Blick zwischen Wahrnehmung und Lektüre«, S. 82–83.

solch Geknolle wuchs die Erde [...]/Ihr sprecht von Seele – Was ist eure Seele?«[39] In *Gehirne* zeigt sich dagegen, dass der Umgang mit Toten und Sterbenden Rönne verändert. Er kommt aus der Pathologie, in der er zwei Jahre lang (auch) Gehirne seziert hat, in eine isoliert liegende Klinik in den Bergen, um dort als Arzt tätig zu sein. Die Patienten, die ihm begegnen, bleiben anonym, ihre Individualität nimmt Rönne nicht wahr.[40]

In der Klinik, in der Rönne arbeitet, wird – wie von Carossas Doktor Bürger befürchtet – der Tod ›wegorganisiert‹:

> »Es war in der Klinik üblich, die Aussichtslosen unter Verschleierung dieses Tatbestandes in ihre Familien zu entlassen wegen der Schreibereien und des Schmutzes, den der Tod mit sich bringt. Auf einen solchen trat Rönne zu, besah ihn sich [...] beglückwünschte ihn zu der gelungenen Kur und sah ihm nach, wie er von dannen trottete.«[41]

Rönne kommentiert dieses Vorgehen der Klinik, indem er die kranken und sterbenden Körper in Zusammenhang mit der Sprache bringt. Das Vorgehen der Klinik bezeichnet er als den Versuch, mit Worten zu lügen, das heißt über die Behauptung, dass jemand wieder gesund werden könnte, diesen Zustand auch herbeizuführen.[42] Deswegen wünscht sich Rönne, dass er mit Worten lügen könnte: »Aber wenn ich mit Worten lügen könnte, wäre ich wohl nicht hier. Überall, wohin ich sehe, bedarf es eines Wortes, um zu leben.«[43] Der Zusammenhang von sterbenden Körpern und Sprache landet also in einem Paradox: Einerseits ändert die Sprache nichts an der Krankheit des Körpers, andererseits ist die Ansprache des Arztes etwas, was Leben ermöglicht – die »Heilkraft des Wortes«, die Doktor Bürger in Carossas Text für wichtig hält, wird also ebenfalls angenommen.

Durch den Aufenthalt in der Klinik verändert Rönne sich, er kann die Routinen, die von ihm erwartet werden, nicht mehr ausführen und liegt nur noch in seinem Zimmer auf dem Rücken:

---

39 G. Benn: Gedichte, S. 88.

40 Vgl. R. Käser: Arzt, Tod und Text, 242–243; vgl. dazu auch Benns eigene Aussagen: Krause, Studium und Arztberuf, S. 52.

41 Benn, Gottfried: »Gehirne«, in: ders., Prosa und Autobiographie. In der Fassung der Erstdrucke, Frankfurt a.M.: Fischer 1984, S. 19–23, hier S. 20.

42 Vgl. dazu F.F. Günther: »Arzt und Tod«, S. 180–181.

43 G. Benn: »Gehirne«, S. 20.

»Wenn er aber lag, lag er nicht wie einer, der erst vor ein paar Wochen gekommen war, [...] sondern als wäre er mit der Stelle, auf der sein Leib jetzt lag, emporgewachsen und von den langen Jahren geschwächt; und etwas Steifes und Wächsernes war an ihm [...], wie abgenommen von den Leibern, die sein Umgang gewesen waren.«[44]

Rönne schafft es anscheinend nicht mehr, die Distanz zu den Leichen in der Pathologie, die er in der Vergangenheit seziert hat, und zu den sterbenden Körpern in der Klinik aufrecht zu erhalten: Er wird immer mehr zu einer lebenden Leiche. Möglicherweise wird hier die Entgrenzung der Arzt-Rolle in Richtung auf die Patientenrolle erkennbar, die körperliche Reaktion Rönnes wird aber durch die ästhetische Distanz in seiner metaphorischen Rede relativiert: »ich schwinge wieder – [...] auf Flügeln geht dieser Gang – mit meinem blauen Anemonenschwert [...].«.[45] Damit wird, wie bei Carossa, das Problem deutlich, dass beim Umgang von Ärzt*innen mit sterbenden Patient*innen die Nähe zum beobachteten und nicht aufzuhaltenden Sterbeprozess zu einer Art mimetischer Angleichung von Ärzt*in und Patient*in führen kann. Bei Carossa wird diese Gefahr durch die Imagination des Liebestodes und der Vorstellung des Arztes als Akteur gebannt. In Rönnes Fall geht es dagegen nicht um die Imagination des eigenen Todes, sondern um eine körperliche Reaktion, die Sterben nachahmt, ohne dass dafür körperliche Ursachen erkennbar werden. Wie Bürger hat sich Rönne von der Umwelt abgeschottet, die ästhetisch codierte Imagination ist bei beiden Figuren aber eine andere. Die Metaphorik des Fliegens bei Rönne kann eher in Richtung einer Befreiung des Geistes gedeutet werden,[46] die auch mythologische Verweise, etwa inspiriert vom aufsteigenden Phönix, aufnimmt.

Im Gegensatz zu dieser Einordnung der Imagination des Todes in etablierte semiotische Felder zeigt sich in Benns Spätwerk eine andere Konstruktion, z.B. im Gedicht *Was schlimm ist* von 1953, das im Titel des Beitrags zitiert wird. Allerdings ist das lyrische Ich hier nicht als Arztfigur ausgewiesen, eher scheint eine autobiografische Lesart denkbar. Der Tod, der nicht im Sommer stattfindet, wird in eine Reihe von Versäumnissen eingegliedert, die das lyrische Ich »schlimm findet«[47]. Der Tod bekommt dadurch etwas Beiläufiges, weil er

44 Ebd., S. 22.

45 Ebd., S. 23.

46 Vgl. F.F. Günther: »Arzt und Tod«, S. 192.

47 G. Benn: Gedichte, S. 440.

z.B. mit dem Versäumnis, nicht den neuesten englischen Krimi lesen zu können, weil das Englisch dafür nicht ausreicht, in eine Reihe gestellt wird. Die Abschiedskarte, die Benn nach seiner eigenen Krebsdiagnose kurz vor seinem Tod an Friedrich Wilhelm Oelze geschickt hat, verbindet dagegen seinen eigenen Tod mit einer vielleicht doch metaphysisch zu lesenden Formulierung:

> »Herrn Oelze
> Jene Stunde.. wird keine Schrecken haben, seien Sie beruhigt, wir werden nicht fallen wir werden steigen –
> Ihr B.«[48]

Während man die Schrecken, die nicht eintreten werden, als Verweis auf den körperlichen Prozess des Sterbens lesen könnte, dass also so etwas wie ein schmerzloser Tod möglich sei, ist das Moment des Steigens im Tod schwer zu deuten – denn gläubig war Benn sicher nicht. Die Formulierung könnte zwar so verstanden werden, dass der Geist den Körper verlässt oder sich wie bei Rönnes Imagination befreit – das passt aber eigentlich nicht zu Benn materialistischem Blick auf den Menschen, zumindest in seiner expressionistischen Zeit bis 1920. Die Vorstellung eines Geistes ist zudem in Benns mittlerer Phase eher eine überindividuelle und meint den schöpferischen, konstruktiven Geist als Gegenpart zur Sinnlosigkeit von historischen oder materiellen Prozessen, als dass dem Individuum ein persönlicher Geist zugestanden würde, der zudem auch den Tod des Körpers überlebt.[49] Auch im letzten Gedicht Benns, das er vor seinem Tod als Abschluss seiner Gedichtsammlung bestimmt hat, *Kann keine Trauer sein* (1956), taucht ein Bild für den Geist als ›Überirdisches‹ auf, dort stirbt dieses aber mit dem Subjekt.[50] Selbst in dieser Ambivalenz wird klar, dass der Geist ein Gegenbild zur Materialität des Körpers ist und als metaphysischer ›überirdischer‹ Anteil des Subjekts in einem Spannungsverhältnis zu seinem Tod steht, auch zu Benns Imagination seines eigenen Todes.

Zusammenfassend kann man sicher sagen, dass die Schriftstellerärzt*innen ebenso das Problem der Sinngebung des Todes umtreibt, wie andere Schriftsteller*innen ohne medizinischen Hintergrund. Gerade das Zitieren

---

48 Benn, Gottfried/Friedrich Wilhelm Oelze: Briefwechsel 1932–1956, hg. v. Harald Steinhagen, Stephan Kraft und Holger Hof, Göttingen: Wallstein 2016, S. 393.

49 Vgl. Fick, Monika: »Geist contra Leben«, in: Hanna/Reents, Benn Handbuch, S. 327–329, hier S. 328.

50 Vgl. G. Benn: Gedichte, S. 476.

der ikonografischen Tradition aus der Bibel, des mittelalterlichen Totentanzes und des Liebestodes zeigt neben den intertextuellen und intermedialen Verknüpfungen der Imagination des Todes, dass die besprochenen Autoren sich der langen literarischen und künstlerischen Auseinandersetzung bewusst sind. Der besondere Status der Sprache für die Arztfiguren, der besonders bei Benn und Carossa erkennbar war, lässt aber auch deutlich werden, dass hier ein Zusammenhang des Sprechens über Krankheit und Tod und der körperlichen Symptomatik zumindest bedacht wird – das scheint mir doch ein Motiv zu sein, dass die Reflexionsmöglichkeiten beider »Berufsgruppen« verknüpft und insofern eine spezifische literarische Verschiebung darstellt. Dagegen ist das Problem der Auswirkungen von (krankem) Körper und (wie auch immer sich verstehenden) Geist mindestens in der gesamten Moderne auch philosophisch von Belang, es ist aber auch ein Zusammenhang, mit dem Ärzt*innen häufig zu tun haben werden, vermutlich wird es in den Texten deswegen aufgegriffen. Die Mimesis des Todes von Rönne ist vielleicht die innovativste Variante, eine Todesimagination mit einer körperlichen Reaktion zu verknüpfen. Dabei verbindet Benn die spezifische Nähe zum Tod und Sterben von Patient*innen, die in dieser Form nur für Ärzt*innen besteht, mit einem Bild, das eben nicht auf der Ebene der Reflexion liegt, sondern ein Ähnlichwerden (fast wie eine Ansteckung) des Arztkörpers mit den (toten) Patient*innen inszeniert, gleichzeitig aber die ästhetische Distanz im literarischen Text durch die Metaphorik ermöglicht.

»Mit Worten gegen lähmende Angst, Verzweiflung? Gegen Dosen und Diagnosen?«

Literarische Distanzierungsstrategien bei Urs Faes

Diego León-Villagrá

> Geschichten werden erzählt, um etwas zu vertreiben. Im harmlosesten, aber nicht unwichtigsten Fall: die Zeit. Sonst und schwerwiegend: die Furcht.
> – *Hans Blumenberg: Arbeit am Mythos (1979)*[1]

1. Vorbemerkung

Der 1947 geborene Schweizer Schriftsteller Urs Faes verbrachte seit 2007 auf Einladung des Chefarztes für Onkologie »während anderthalb Jahren immer wieder einzelne Tage« als Beobachter im Institut für Radioonkologie des Kantonsspitals Aarau,

> »[m]it weissem Kittel eingekleidet und ohne Auflagen und Einschränkungen. Ich konnte bei bestimmten Patienten, die um ihr Einverständnis gefragt worden waren, bei den Eintritts- und Konsultationsgesprächen dabei sein, auch bei den Ärzterapporten. Meine Beobachtungen habe ich in Berichten festgehalten und an Fortbildungsnachmittagen vorgelegt.«[2]

---

1 Blumenberg, Hans: Arbeit am Mythos [1979], Frankfurt a.M.: Suhrkamp ^{6}2001, S. 40.

2 Urs Faes in: Renniger, Suzann-Viola: »Werkgespräche«, in: Schweizer Monatshefte. Zeitschrift für Politik, Wirtschaft, Kultur 89 (2009), S. 48–53, hier S. 49.

Faes verarbeitete diese Erfahrung unmittelbarer klinischer Praxis in seinem Roman *Paarbildung* (2010), in dessen Mittelpunkt neben der auffallend präzisen und oftmals unkommentierten Darstellung medizinischen Fachvokabulars in direkter Rede sowie der Diagnose- und Therapieprozesse Strategien professioneller Distanzierung vom Tod im klinischen Alltag zwischen Sorge und Selbstsorge stehen, die bei persönlicher Betroffenheit prekär werden.

2013, drei Jahre nach dieser Publikation, wurde im Rahmen einer Vorsorgeuntersuchung bei Faes selbst Prostatakrebs diagnostiziert. Hatte der Autor in einem Interview zu *Paarbildung* noch mitgeteilt, er könne »kein Buch aus der Sicht eines Betroffenen schreiben«,[3] so legte er 2017 mit *Halt auf Verlangen* eine als ›Fahrtenbuch‹ ausgewiesene autofiktionale Chronik jeweils etwa 27-minütiger Tramfahrten durch Zürich mit der Linie 11 von seinem Wohnort an der Station Kronenstraße bis Balgrist in eine Klinik für Strahlentherapie und zurück vor. Diese bieten einen erzählerischen Rahmen für die Darstellung und Reflexion der Krebserkrankung des Protagonisten und seiner Therapie. Die Zählung und Unterteilung der Fahrten verdeutlicht die Linearität des Erzählten und seine Unumkehrbarkeit mit dem ausgestellten Fluchtpunkt einer zuvor vorgegebenen, letzten Strahleneinheit. Aus gegenüber *Paarbildung* diametral entgegengesetzter Perspektive thematisiert Faes in *Halt auf Verlangen* wieder Möglichkeiten der Entlastung und Distanzierung – diesmal von der Möglichkeit des eigenen Todes.

Im Mittelpunkt meiner folgenden, aus dezidiert literaturwissenschaftlicher Perspektive erfolgenden Analyse dieser Distanzierungs- und Verarbeitungsstrategien gegenüber dem möglichen eigenen Tod, dem Tod von Patient*innen und Angehörigen im klinischen Kontext aus Perspektive des Arztes im fiktionalen und des Patienten im autobiografischen Text steht einerseits die Frage nach ihren spezifischen Differenzen. Andererseits fokussiert der Beitrag die Bedeutung des Schreibens bzw. Erzählens als therapeutische Praktiken der Distanzierung und Reflexion, als Möglichkeiten, die Furcht einzuhegen, seiner Angst gegenüber existenzieller Krankheit etwas entgegenzusetzen. Denn beim *close reading* beider Texte erscheint insbesondere das Schreiben als Technik zur Schaffung eines kohärenten, aktualisierten und neu verorteten Selbstbilds in der Situation existenzieller Krankheit, wobei die medizinischen Spezifika von Krebserkrankungen ihre literarische Darstellung prägen. Diese ›Zwischenzone‹ des Sterbeprozesses ist von Heterotopien und Heterochronien, also Erfahrungen grundsätzlich differenter Zeit- und

3 Ebd., S. 50.

Ortsrelationen geprägt,[4] einerseits vom Tod oder von ärztlichen Entlassungsgesprächen, andererseits meist von der Diagnose der Krebserkrankung, seltener auch von ersten Krankheitssymptomen begrenzt, von Chemotherapie, Bestrahlungseinheiten und Operationen strukturiert als eine »Erfahrung verdichteter Zeit« dargestellt.[5] Diese ist insbesondere von einem verminderten Aktionsradius charakterisiert: »Sterben ist ein Trip. Als Desorganisation von Raum und Zeit, als Trennung von Körper und Identität, als Negation aller diskursiven und sozialen Regeln.«[6]

Die Kultur der Autopathografie seit den 1970er Jahren[7] steht indes im Resonanzraum nicht nur eines veränderten Sterbeprozesses, der davon geprägt ist, dass die meisten Menschen »mehr oder weniger langwierige Sterbeprozesse zu gewärtigen haben«,[8] sondern auch einer zunehmenden Säkularisierung westlicher Gesellschaften, die gleichzeitig im Krebs neue Träger für primär theologisch besetzte Konzepte wie ›das Böse‹ sucht.[9] Damit einher geht das Gefühl einer zunehmenden Dysfunktionalität tradierter Formen der *ars moriendi*. Gleichzeitig berichtet bereits Arthur W. Frank davon, dass der Zustand der Krankheit von einer eigenen Notwendigkeit des Erzählens geprägt sei: »the phone rings and people want to know what is happening to the ill person. Stories of illness have to be told to medical workers, health bureaucrats,

4 Vgl. dazu Foucault, Michel: »Andere Räume« [1967], in: Karlheinz Barck (Hg.): Aisthesis. Wahrnehmung heute oder Perspektiven einer anderen Ästhetik, Leipzig: Reclam 1990, S. 34–46.

5 Kuschel, Karl-Josef: »Lebensbilanzen und Sterbeerfahrungen: Zum Phänomen ›Krebsliteratur‹ als fiktivem und autobiographischem Schreibexperiment«, in: Franz-Josef Bormann/Gian Domenico Borasio (Hg.): Sterben. Dimensionen eines anthropologischen Grundphänomens, Berlin/Boston: De Gruyter 2012, S. 271–292, hier S. 292, https://doi.org/10.1515/9783110257342.271.

6 Macho, Thomas: Todesmetaphern. Zur Logik der Grenzerfahrung, Frankfurt a.M.: Suhrkamp 1987, S. 408.

7 Siehe León-Villagrá, Diego: »Der Krebs des Autors. Autopathographie und Autoethnographie als autobiographische Schreibweisen der Krankheit in der Gegenwart«, in: Zeitschrift für Germanistik 32.2 (2022), S. 305–320, https://doi.org/10.3726/92172_305.

8 Streeck, Nina: »Nicht für immer. ›Ars moriendi nova‹ – Sterbekunst ohne Jenseitsperspektive«, in: Hermeneutische Blätter 1 (2016), S. 150–160, hier S. 151, https://doi.org/10.51686/HBl.2016.1.12.

9 Vgl. Macho, Thomas: »Ein zweites Leben in uns – Drei Fragen zum Krebs«, in: Manfred Moser (Hg.), Krankheitsbilder – Lebenszeichen. 3. Kolloquium zur Philosophischen Praxis, Wien: Verband der wissenschaftlichen Gesellschaften Österreichs 1987, S. 85–118.

employers and work associates, family and friends. Whether ill people want to tell stories or not, illness calls for stories.«[10]

2. »Hinhören, Aufnehmen, Antworten, Dasein« – *Paarbildung* (2010)

Andreas Lüscher, der von Faes' Erfahrungen als klinischer Beobachter beeinflusste und wie so viele Figuren in Faes' Werk deutlich autobiografische Züge tragende[11] Protagonist des Romans *Paarbildung* ist Unfallpsychologe und Gesprächstherapeut. Charakterisiert wird er als Person, die »lieber beobachtet als mittendrin steht, d[ie] lieber Distanz wahrt, als zu nahe zu kommen«.[12] Um diese notwendige Distanzierung in einem onkologischen Institut, in dem immer wieder Todesfälle vorkommen, aufrechtzuerhalten, bedient sich Lüscher verschiedener Strategien: So memoriert er etwa »die Namen der Neugeborenen«, die am Eingangstor der Klinik verzeichnet sind, und denkt, »[w]enn auf seiner Station ein Exitus gemeldet wurde [...] an den Namen eines der Neugeborenen und gewann darin wieder [...] Festigkeit«.[13] Den »oft nicht zu ändern[den] [...] medizinischen Fakten« setzt er »seine Arbeitsweise entgegen[]: das Hinhören, Aufnehmen, Antworten, Dasein.«[14]

Die von Lüscher angebotene, fakultative Gesprächstherapie wird für die Patient*innen dabei als ein Weg der Verarbeitung dargestellt: »Reden kann helfen.«[15] Doch zeigt sich im weiteren Verlauf des Romans, dass es gerade diese Möglichkeit des Redens ist, die Lüscher selbst fehlt: »Mit wem konnte er darüber reden? In den ersten Wochen hatte er bei Freunden, bei einer Tischgesellschaft manchmal von seiner Arbeit erzählt. Aber er stellte fest, wie rasch die Leute erschraken, wenn sie von dieser Krankheit hörten.«[16] Als der Chefarzt ihn beglückwünscht, zur »Routine« gefunden zu haben, erschrickt er selbst: »Was der Chef als Routine bezeichnete, empfand er als Distanz, die nötig war. Denn manches ging ihm nahe [...]. Routine, die er mit Abstumpfung gleich-

10 Frank, Arthur W.: The Wounded Storyteller. Body, Illness, and Ethics, Chicago: The University of Chicago Press 1995, hier S. 53–54.

11 Vgl. Stettler, Luzia: »Von der heilenden Wirkung des Erzählens«, in: SRF vom 19.3.2017.

12 Faes, Urs: Paarbildung, Berlin: Suhrkamp 2010, hier Klappentext.

13 Ebd., S. 11–12.

14 Ebd., S. 45.

15 Ebd., S. 20.

16 Ebd., S. 28.

setzte, hatte er sich schon vor der Spitalzeit, eigentlich in jeder Lebensphase, verboten.«[17]

Diese Distanz zu den als Fälle entpersonalisierten Patient*innen wird nicht aufgebrochen, als ein ehemaliger Mitschüler Lüschers als Patient behandelt wird und nach kurzer Therapie verstirbt. Doch als er während einer Konferenz den Namen seiner Ex-Freundin Meret Etter auf einem Patientenblatt liest, kann Lüscher diese Distanz nicht aufrechterhalten. Er liest online »Krebspatienten-Blogs«,[18] verfolgt die Diskussionen und versucht dabei, Etter zu identifizieren, belauscht heimlich ihr Erstaufnahmegespräch in der Klinik und versucht, sie von einer Gesprächstherapie zu überzeugen. Als Etter dieses Angebot annimmt, wählt sie die Möglichkeit, diese Gespräche als »Blind Meeting« durch einen weißen Vorhang bzw. Paravent anonym zu führen: »Viele Patienten, vor allem Frauen, konnten sich nur deshalb für ein Gespräch entscheiden, zumindest für die ersten Sitzungen. Auch Meret hatte die Distanz gewählt.«[19] Lüscher versucht gleichwohl immer wieder, die Anonymität zu durchbrechen und Etter zu einem Gespräch ohne Vorhang zu überreden. Obwohl diese das Ansinnen mehrfach explizit und entschieden ablehnt (»Sollen wir uns nicht einander gegenübersetzen? Auf keinen Fall. Ihre Antwort kam rasch und entschlossen. Und warum? Es fällt mir nicht leicht, zu sprechen, weil so vieles offen ist – »),[20] übertritt Lüscher die klar markierten Grenzen: »Ihm schien, es sei keine Zurückhaltung mehr nötig. Meret, ich bitte dich, wir kennen uns doch, wir kennen uns schon lange – Er unterbrach sich, griff abrupt nach dem Vorhang und schob ihn beiseite.« Etter flieht. Lüscher ist sich kaum einer Schuld bewusst, stalkt sie weiter, liest weiter in ihrem digitalen Patientenblatt, betrachtet »die dreidimensionalen Farbbilder der Bestrahlungsplanung.«[21] Zwischen Lüscher und Etter entwickelt sich nach diesem Vertrauensmissbrauch, der Überschreitung persönlicher Grenzen und Lüscher bewusster ärztlicher Verhaltensregeln[22] eine (vollkommen unkritisch erzählte) Liebesgeschichte.

---

17 Ebd., S. 12.

18 Ebd., S. 49.

19 Ebd., S. 81.

20 Ebd., S. 104.

21 Ebd., S. 153.

22 So antwortet Lüscher ebd., S. 160, als er sich mit Etter in einem Café trifft und zufällig einem Kollegen begegnet, auf die Frage, er treffe sich »[h]offentlich nicht mit einer Patientin?« mit einem »Wo denken Sie hin?«.

3. »nicht mehr Fiktion, sondern Realität« – *Halt auf Verlangen* (2017)

Während bereits Faes' Romandebüt *Webfehler* (1983) durch die auffallend präzise und oftmals unkommentierte Darstellung medizinischen Fachvokabulars geprägt ist – insbesondere in direkt und indirekt wiedergegebener Rede klinischen Personals, sowie der Diagnose- und Therapieprozesse mit Konsilien, Aufklärungsgesprächen etc. –, doziert das medizinische Personal in *Paarbildung* geradezu: »Dr. Vegh sprach von dem invasiv duktalen Karzinom rechts, bei zwei Uhr gelegen, mit In-situ-Komponenten, er beschrieb die bereits ausgeführte Tumorektomie und Nachsektion mit Axilladissektion [...]«.[23] Obwohl Faes sich im Interview »gegen die Wendung ›aufklärerisch‹« wehrt, macht er deutlich, er wolle »die Krankheit entmythologisieren«. Dazu sei gerade die Genauigkeit »in Nuancen und Details«, etwa betreffend des Fachvokabulars oder »der Beschreibung der ärztlichen Diagnose, der verordneten Therapien und des Krankheitsverlaufs« notwendig:

> »Folgt man den Statistiken, ist die Sterblichkeit tatsächlich hoch. Das macht Angst. Noch schlimmer als die Angst – das habe ich in dieser Zeit begriffen – ist die Einsamkeit. [...] In den Gesprächen mit den Patientinnen kam dieses Verlassensein immer wieder zur Sprache, und immer wieder stellten sich ihnen die Fragen: »Werde ich auch als kranker Mensch akzeptiert? Bin ich den anderen noch zumutbar?« [...] Das Gespräch darüber fällt schwer. Krebs wird als Krankheit nach wie vor tabuisiert.«[24]

Dabei ist bemerkenswert, dass in *Paarbildung* das Wort ›Krebs‹ größtenteils vermieden wird, weil es, so Faes im Interview mit Renniger, »ja auch in der Wirklichkeit wenig verwendet« werde – es sei »so vorbelastet, dass es alles erschlägt«.[25] In *Halt auf Verlangen* (2017) schließlich wird der Begriff an keiner Stelle verwendet; ersetzt wird er, wo unabdingbar (in wörtlicher Rede von Ärzt*innen oder in Bezug auf andere Patient*innen), durch exakte medizini-

---

23 U. Faes: Paarbildung, S. 15; vgl. dazu Osikiewicz, Anna: »Verschwiegenes, das nach Worten verlangt«. Mangel, Schuld, Entsagung und Tod in den Romanen von Urs Faes, Hamburg: Dr. Kovač 2019, hier S. 41–43.

24 Urs Faes in: Renniger: Werkgespräche, S. 49–50; vgl. u.a. die exakte Dokumentation des tätowierten Bestrahlungsrasters auf der Haut; Faes, Urs: Halt auf Verlangen. Ein Fahrtenbuch, Berlin: Suhrkamp 2017, hier S. 23–24.

25 Urs Faes in: Ebd., S. 50.

sche Bezeichnungen wie etwa »invasives Karzinom«,[26] aber auch Metaphern, die Faes »vorgefunden« und produktiv gewandelt habe.[27] Dabei finden sich im Unterschied zu *Paarbildung* in *Halt auf Verlangen* ungewöhnlich viele und detailliert ausgearbeitete Kriegs- bzw. Kampfmetaphern, die den Körper als »Zielgelände« und »Schlachtfeld«, wahlweise als »Acker« unter dem »Fadenkreuz«, dem »Dauerbeschuss«, dem »Flächenbombardement« der Maschine[28] gegen das ›Übel‹ des Krebses zeigen.

Diese Metaphorik beginnt nicht erst bei den tatsächlichen Bestrahlungsterminen, sondern bereits beim ersten Aufeinandertreffen des namenlosen, aber – wie in vielen seiner Werke – deutlich autobiografisch geprägten Protagonisten[29] mit der Krankenschwester, die ihn im Folgenden ein exakt dokumentiertes Bestrahlungsraster auf die Haut tätowieren wird:

> »Sie streckte ihm die Hand entgegen, auf Brusthöhe, schon fast unter dem Kinn, das verwunderte ihn und erinnerte ihn für Sekunden an ein Plakat, das in einem Schulzimmer gehangen hatte: Uncle Sams ausgestreckte Hand, begleitet von dem Satz: »I want you for U.S.-Army«. Wollte sie ihn auch für einen Kampf, einen Krieg?«[30]

Die mehrfachen Verweise auf den Atombombenabwurf von Hiroshima 1945 (»*Hiroshima, mon amour*«),[31] auf die Verwendung chemischer Waffen im Vietnamkrieg und die Bombardierung von Städten im Nahen Osten[32] evozieren diffuse Bilder moderner Kriegsführung, eines erschlagenden Ungleichgewichts der Kräfte. Das ist kein Zufall:

---

26 U. Faes: Halt auf Verlangen, S. 65.

27 Urs Faes in: L. Stettler: »Von der heilenden Wirkung des Erzählens«, 21:45.

28 U. Faes: Halt auf Verlangen, S. 22–25, 108.

29 Vgl. A. Osikiewicz: »Verschwiegenes, das nach Worten verlangt«.

30 Ebd., S. 22.

31 Ebd., S. 107–108.

32 Ebd., S. 24: »Die beiden Frauen starrten noch immer auf das Raster, zerrten an dem Tuch, auf dem er lag, um ihn noch genauer ins Fadenkreuz zu rücken, das mitten im markierten Feld lag. Unser Treatment Field, hatte die Stanzistin erklärend festgehalten. Killing Field, hatte er gedacht, und für Sekunden waren Kriegsbilder an ihm vorübergezogen: entlaubte Dschungelgebiete in Vietnam, zerbombte Städte im Irak, in Syrien, verbrannte Erde voller Bombenkrater. Der jetzt bevorstehende Krieg fand nicht im Dschungel, sondern in seinem Körper statt«.

> »Keine andere Krankheit ruft bei ihrer bloßen Erwähnung solches Entsetzen hervor; sie spielt in unserer wohltemperierten, wohltherapierten, der Tragik so weit wie möglich abgekehrten Gesellschaft den Part des blinden, heimtückischen Schicksals, das seine Zähne ins Fleisch des Opfers schlägt und nicht ablässt, bis es tot ist.«[33]

Das induziert ein gesteigertes Bedürfnis der (Selbst-)Reflexion, spezifische Strategien der Kontingenzbewältigung und der Distanzierung.

Vermarktet wurde *Halt auf Verlangen* dezidiert als »gewachsen aus der autobiografischen Erfahrung der Krankheit«.[34] Obwohl Faes vielfach betont, dass »[d]er Ich-Erzähler [...] nicht dieselbe Person wie der Autor« sei,[35] wurde die Literaturkritik von diesen Distanzierungen kaum beeinflusst.[36] Die Distanzierung, die mit der Transformation autobiografischen Materials von der 1. in die 3. Person einhergeht, ist für Faes dabei Voraussetzung für die Literarizität des Texts: »Ich habe irgendwann zwischen 12 und 14 entdeckt, dass ich in diesen Tagebüchern statt ›ich‹ auch ›er‹ sagen kann und damit eigentlich genau diese Verwandlung, von der ich schon gesprochen habe, auszuprobieren«.[37] Dieses Konzept wird jedoch an verschiedenen Stellen unterlaufen, etwa mit direkten Ansprachen, die ein autodiegetisches, d.h. übereinstimmendes Verhältnis von Erzählinstanz und Protagonisten gleichwohl unterstreichen.[38] Erinnerungen

---

33 Müller, Burkhard: »Literatur und Krebs. Das Sterben der anderen«, in: Süddeutsche Zeitung vom 17.5.2010.

34 U. Faes: Halt auf Verlangen, Klappentext.

35 Urs Faes in: S.-V. Renniger: Werkgespräche, S. 52.

36 Vgl. etwa Henneberg, Nicole: »Per Tram in die Unterwelt. Urs Faes' ›Fahrtenbuch‹ über seine schwere Krankheit«, in: Frankfurter Allgemeine Zeitung vom 16.05.2017: »›Er‹, das ist im neuen Buch von Urs Faes der namenlose Erzähler, aber auch der Autor selbst«. Umso bemerkenswerter erscheint in diesem Kontext, dass die literarische Kritik gegenüber *Halt auf Verlangen* mehrfach attestierte, es handle sich nicht um einen »klassische[n] Krebs-Bericht. Wir erfahren wenig über die Umstände der Krankheit und die damit verbundenen Einschränkungen. [...] Urs Faes ist fähig, sich von seiner eigenen Betroffenheit zu distanzieren und eine Allgemeingültigkeit zu erzielen, in der sich viele Menschen in Krisensituationen wiedererkennen können.« (L. Stettler: Von der heilenden Wirkung des Erzählens; vgl. Ribi, Thomas: »Wer erzählt, ist nicht allein«, in: Neue Zürcher Zeitung vom 12.2.2017).

37 Faes [Interview mit Luzia Stettler], 35:12; vgl. auch Osikiewicz, »Verschwiegenes, das nach Worten verlangt«, S. 277.

38 U. Faes: Halt auf Verlangen, S. 37.

und Figuren, die vielfach schon aus früheren Büchern Faes' bekannt sind, werden in *Halt auf Verlangen* übernommen. Neben den Frauenfiguren sind das besonders Kindheits- und Jugenderinnerungen, etwa an den Vater, der als Tramfahrer einen traumatisierenden Unfall erlebte.[39] Im Kontext dieses Unfall, dem folgenden Schweigen und der »Krankheit des Vaters, viel Scheitern, viel Verzweiflung«[40] erscheint Faes' Schreiben im Zustand existenzieller Krankheit als »ein Aktiv-werden« aus der Passivität des Krankseins.[41] Das Erzählen ist für diese Aktivität zentral, denn »[w]er erzählt, öffnet sich wieder und erfährt Aufmerksamkeit von anderen, und wer Aufmerksamkeit erfährt, findet auch wieder zur Selbstaufmerksamkeit«.[42]

Auch dass die autobiografische Erfahrungen Faes' als Beobachter im Institut für Radioonkologie und *Paarbildung* dabei textimmanent in den Hintergrund des Protagonisten und Erzählers eingehen, betont eine gewisse Autodiegetizität des Romans:

> »Er hatte das alles schon gehört, hatte für einen längeren Text auf einer Station recherchiert, darüber geschrieben, über die Geschichten der anderen, der Kranken, die betroffen waren. Hatte geschrieben als einer, den es nicht getroffen hatte. Noch nicht. *Aber nun ging es ihn an: Er erzählte nicht, es war seine Diagnose, seine Krankengeschichte, nicht mehr Fiktion, sondern Realität, seine Realität.* Er war einer gewesen, der von anderen erzählte, von Einzelnen, die gefährdet waren, durch Ausgrenzung, durch Pauschalisierung, durch Verluste, durch Krankheit. Jetzt war er selber gefährdet: durch diese Krankheit.«[43]

»[N]un ging es ihn an:« Die Diagnose ermöglicht einen Perspektivwechsel von der »Fiktion« in »seine Realität«. Der Text geht dabei aus einem evidenten, persönlichen Tagebuch des Autors hervor, das textimmanent als »Alltagsfahrtenjournal«, »Anschreibeheft« und »Wörterwartebuch«[44] eingeführt wird, für die Publikation umgearbeitet wurde[45] und als Gebrauchstext klassifiziert wird:

39 Vgl. U. Faes: Halt auf Verlangen, S. 177–187.

40 Urs Faes in: A. Osikiewicz: »Verschwiegenes, das nach Worten verlangt«, S. 277.

41 Urs Faes in: L. Stettler: »Von der heilenden Wirkung des Erzählens«, 15:22, 21:25, 16:35.

42 Ebd., 17:40.

43 Ebd., S. 70–71 (Herv. DLV).

44 Ebd., S. 30.

45 Urs Faes in: L. Stettler: »Von der heilenden Wirkung des Erzählens«, 15:22, 21:25, 16:35: »Es gibt dieses Urtagebuch, das eigentlich ein loses Festhalten ist, quasi Beschäftigungstherapie«. Faes' Tagebücher sollen mit seinem Nachlass ins Schweizerische Li-

> »Rasch griff er zum Stift, um in Wörtern festzuhalten, was entschwinden wollte, schrieb, als könne er nur im Schreiben zusammenhalten, was entglitt, als müsse er sich zusammenkleben zu einem, der noch da war, Fahrten machte […]. Einer, der er sein könnte, der Wörter suchte, Sätze machte, einen Namen hatte und sich Namen gab […], der noch da war, wenn auch nur in Worten, an denen er ging wie an Krückstöcken –«[46]

Das (Tagebuch-)Schreiben erscheint hier als Therapieform, die dem Autor, etwa nach der Diagnose »konfrontiert mit der eigenen Hinfälligkeit« einen Reflexionsraum bietet.[47] Zentral ist dabei, dass er gegen das »Gefühl vom Ausgesetztsein, von Taumel, als entschwinde der Boden, als käme er sich abhanden […] ohne Ziel, ohne Absicht [schrieb], [er] wollte nichts mitteilen, er schrieb, um in Worten zu sein, sich festzuhalten am Stift, an den Worten«.[48] Es handelt sich dabei ganz im Sinne Michel Foucaults in *Technologien des Selbst* (1982) um eine therapeutische Selbsttechnik, die noch keine Publikationsabsicht einschließt:

> »Ich finde jetzt, in der Krankheit, nicht mehr zum Erzählen, hatte er zu Silaski gesagt […]. Der hatte wieder einmal abgewinkt: Dann schreib einfach auf, schreib drauflos, der Sinn kommt später oder ein Erzählen, das Sinn stiftet, das Selbsterfahrene aufhebt im Text. Schreib, das hilft. Und klang wie: Halts Maul.«[49]

Die Suche nach der eigenen Identität bzw. der in autobiografischen Krankheitsberichten oftmals explizit verhandelte Wunsch nach der Ausbildung eines kohärenten Subjekts im Kontext der Krankheit als »Chance […], sich neu in der Welt und der eigenen Existenz zu orientieren«,[50] ist eng verknüpft mit

---

teraturarchiv eingehen (vgl. ebd., 35:07) und könnten eine textkritische Untersuchung ermöglichen.

46 U. Faes: Halt auf Verlangen, S. 170.

47 Urs Faes in: L. Stettler: »Von der heilenden Wirkung des Erzählens«, 5:25.

48 U. Faes: Halt auf Verlangen, S. 27, 29.

49 Ebd., S. 135–136. Diesen »Drang zu Schreiben« ohne Gedanken an produktive literarische Produktion in der »Phase der Behandlung« bestätigt Faes auch im Interview mit L. Stettler: »Von der heilenden Wirkung des Erzählens« (8:50): »da hatte ich als Einzelner nur den Stift in der Hand und hielt mich in doppeltem Sinne daran fest, hielt mit dem Stift auch fest, einfach um noch eine Form von äußerer Realität wahrzunehmen, quasi mich noch irgendwie wahrzunehmen.«

50 Urs Faes in: A. Osikiewicz: »Verschwiegenes, das nach Worten verlangt«, S. 280.

allgemeinen poetologischen Reflexionen über die Stellung des Autors im (autobiografischen) Text:

> »Wer war er selber in diesem erinnernden Erzählen? Ein Ich oder ein Er, das ein Anderer war? Aber auch er selbst. Er gab sich einen Namen […]. Oder einfach »Ich«. Oder einfach »Er«, ohne Namen, wie ein Bild ohne Titel. Immer der Gleiche, immer ein Anderer. Und nie der, der er wirklich war? Welche Rollen hatte er angenommen, im Leben, im Schreiben? Du verkriechst dich hinter Zerrbildern von dir selbst, hatte Meret gesagt […]. Im Schreiben ahnte er manchmal, wer er sein könnte. Aber wusste er, wer er war? Teil eines bloß geahnten Ganzen, Schicht im Sediment, das da und dort aufgelassen war, freigelegt, in einem Erzählen, einer Figur, die einen Namen trug? Einer, der er nicht war, der er aber gewesen sein könnte?«[51]

Auch die Erinnerung an die »Fahrtenaugenblicke« selbst wird dabei »abgründig, als zerfiele alles in Teile, die Teile wieder in Teile« –[52] dagegen steht das Schreiben als Versuch, diesem »Flirren beizukommen«.[53] Der Erfolg und Wirkungsbereich dieser therapeutischen Selbsttechnik bleibt allerdings fraglich: »du wehrst dich mit Worten gegen das Entschwinden deines Lebens, als könntest du aufhalten, was sich verlieren will. Kannst du? Glaubst du, du kannst? Mit Worten gegen lähmende Angst, Verzweiflung? Gegen Dosen und Diagnosen?«[54]

4. Fazit

Literatur, so Anna Katharina Neufeld und Ulrike Vedder, befähigt dazu, »dasjenige zur Darstellung zu bringen, was in den großen Sterbenarrativen […] unsichtbar gemacht wird: Ängste, Imaginationen, Nichtwissen, Unabgegoltenes«.[55] Gegen die Kollektivität der »großen Sterbenarrative« etabliert sie einen Diskurs des Subjektiven und Individuellen. Betroffenen erlaubt das au-

---

51 U. Faes: Halt auf Verlangen, S. 110.

52 Ebd., S. 92.

53 Ebd., S. 146.

54 Ebd., S. 71.

55 Neufeld, Anna Katharina/Vedder, Ulrike: »An der Grenze. Sterben und Tod in der Gegenwartsliteratur. Einleitung«, in: Zeitschrift für Germanistik 25.3 (2015), S. 495–498, hier S. 497.

tobiografische Schreiben als Strategie der Kontingenzbewältigung und Neusortierung nach der Diagnose, »sich von existenziellen Belastungen durch das Erschaffen eines narrativen Gestaltungsraums zu distanzieren [...], bei dem das Subjekt über die Herstellung von Bedeutungen, Kausalitäten und über die Ausgliederung von besonders problematischen Aspekten entscheidet.«[56] Der Text erfüllt dabei eine doppelte Funktion – eine kommunikative, auf ein Publikum gerichtete Funktion als Literatur, aber auch als selbsthermeneutische und therapeutische als Gebrauchstext. Beide Funktionen, die kommunikative und die selbsthermeneutische, gewinnen im Kontext des möglichen Lebensendes erheblich an Bedeutung, insbesondere aus Patient*innenperspektive. In dieser Situation, in der »vieles stumm macht[]: die Krankheit, die Angst, das Taumeln«,[57] gewinnt Narration auch aus einem weiteren Grund an Bedeutung: »Wer erzählt, öffnet sich wieder und erfährt Aufmerksamkeit von anderen, und wer Aufmerksamkeit erfährt, findet auch wieder zur Selbstaufmerksamkeit«.[58] Das mögliche Lebensende und ein erhöhtes Maß an Selbstreflektion bilden so eine Einheit, wie bereits Philippe Lejeune bemerkt: »Solange ich schreibe, lebe ich noch. Und während mein Leib sich zerstört, stelle ich mich durch das Schreiben wieder her, indem ich diese Zerstörung protokolliere. Ich, der ich leide, werde wieder aktiv und gewinne wieder die Oberhand.«[59]

Während *Paarbildung* gerade dort, wo sie im Rahmen der Liebesgeschichte zwischen Lüscher und Etter unterlaufen werden, die Wichtigkeit von Distanzierungsstrategien aus ärztlicher Perspektive demonstriert, gewinnt der Protagonist in *Halt auf Verlangen* Distanz durch die Reflexion der prozessual aus der Gegenwart dargestellten und durchaus auch problematisierten Erinnerung.[60] Diese dient der Konstitution eines kohärenten Selbstbilds in der Situation der existenzbedrohender Krankheit aus Patientenperspektive. Gleichzeitig erscheinen Kriterien wie ›Authentizität‹ oder ›Wahrhaftigkeit‹ dieser Subjektivierungsleistung gegenüber sekundär, denn »[n]ur im Erzählen sei allenfalls so etwas wie Zusammenhalt zu finden, aber eben nur als Fabel,

---

56 Jaśtal, Katarzyna: »›Where writing runs into death...‹ ›Ars moriendi nova‹ in Wolfgang Herrndorfs Blog ›Arbeit und Struktur‹ (2010–2013)«, in: Convivium. Germanistisches Jahrbuch Polen (2017), S. 89–103, hier S. 91–92, https://doi.org/10.18778/2196-8403.2017.04.

57 U. Faes: Halt auf Verlangen, S. 52.

58 Urs Faes in: L. Stettler: »Von der heilenden Wirkung des Erzählens«, 17:40.

59 Lejeune, Philippe: »Liebes Tagebuch«. Zur Theorie und Praxis des Journals [1990], hg. u. übers. v. Lutz Hagestedt, München: belleville 2014, hier S. 410.

60 Vgl. etwa U. Faes: Halt auf Verlangen, S. 103.

die einer sich erfinde«.[61] Während die spezifischen Leistungen der Distanz aus Arzt- und Patientenperspektive sich überaus unterschiedlich darstellen, wird in beiden Fällen, in *Paarbildung* wie in *Halt auf Verlangen*, die besondere Leistung des Erzählens deutlich – sowohl der mündlichen Narration, etwa im Kontext klinischer Gesprächstherapie, als auch der schriftlichen Narration als Literatur.

61 Ebd., S. 198.

Vom einsamen Sterben in Institutionen und den Grenzen des Sagbaren in Samuel Becketts *Malone Dies*

Moritz E. Wigand

In diesem Beitrag geht es um eine literarisch-medizinische Annäherung an ein zunehmendes gesellschaftliches Thema, nämlich das einsame Sterben in Institutionen wie Alten- und Pflegeheimen. Geschrieben ist der Artikel aus der Perspektive eines klinisch tätigen Psychiaters, der gerade im Umgang mit älteren Patient*innen, die häufig aus Pflegeheimen in die Klinik beziehungsweise nach dem Krankenhausaufenthalt in Pflegeheime (zurück-)verlegt werden, zum Teil aber auch in der Klinik versterben, täglich Erfahrungen mit Menschen am Lebensende sammelt. Diese Patient*innen sind häufig situativ nicht orientiert und haben durch Erkrankungen und den Alterungsprozess viele motorische und sprachliche Fähigkeiten verloren. Diese situative Verunsicherung sowie der Verlust verschiedener Fähigkeiten durchzieht das Werk des irischen Literaturnobelpreisträgers Samuel Beckett (1906–1989). Literarischer Fluchtpunkt dieses Beitrags ist Becketts Roman *Malone Dies*[1] (1951), dessen hauptsächlicher Handlungsstrang aus der Perspektive des Protagonisten Malone dessen langsames Sterben in einer nicht näher bezeichneten Institution wiedergibt. Die These dieses Artikels ist, dass die Lektüre dieses absurden Romans[2], der die Grenzen des Sagbaren und Verstehbaren auslo-

1 Beckett, Samuel: »Malone Dies«, in: Paul Auster (Hg.), Novels II of Samuel Beckett. Volume II of The Grove Centenary Editions, New York: Grove Press 2006, S. 171–281.

2 »Absurd« meint in diesem Zusammenhang, dass in Becketts Werken die Sinnlosigkeit der menschlichen Existenz und des menschlichen Leidens thematisiert wird. Der Begriff leitet sich vom lateinischen Wort *absurdus* ab, was ursprünglich eine Dissonanz oder einen Missklang meint (*surdus*: taub). Im philosophischen Sinne geht es um die wahrgenommene Diskrepanz zwischen dem menschlichen Leben mit allen darin enthaltenen Handlungen einerseits und dem Fehlen eines sinnstiftenden Rahmens an-

tet, den empathischen Zugang zu Menschen erleichtert, die sich in einem ähnlichen Sterbeprozess befinden.

1. Wo sterben Menschen? Die Faktenlage

In einer auf Totenscheinen basierenden Längsschnittstudie konnte statistisch signifikant gezeigt werden, dass im Jahrzehnt zwischen 2001 und 2011 in Deutschland das häusliche Umfeld als Sterbeort deutlich abnahm, während das Sterben im Alten- oder Pflegeheim gleichzeitig zunahm. So fanden von den insgesamt 24.009 untersuchten Sterbefällen im Jahr 2001 noch 27,5 % zu Hause statt, im Jahr 2011 nur noch 23,0 %. Hingegen starben im Jahr 2001 nur 12,2 % zu im Heim, zehn Jahre später bereits 19,0 %.[3] Es ist anzunehmen, dass sich dieser Trend inzwischen fortgesetzt hat.

Hinzu kommt, dass ältere Menschen in Heimen deutlich häufiger von Einsamkeit betroffen sind als Menschen in Privathaushalten. Die Studie *Hohes Alter in Deutschland* des Bundesministeriums für Familie, Senioren, Frauen und Jugend konnte nachweisen, dass ältere Menschen in Heimen zu 35,2 % einsam sind versus 9,5 % in Privathaushalten.[4]

Der dritte Faktor ist eine zunehmende Anzahl von Menschen mit Demenz. Lebten im Jahr 2022 in Deutschland etwa 1,8 Millionen Menschen mit einer Demenz, sind für das Jahr 2050 etwa 2,8 Millionen Menschen prognostiziert.[5] Diese Menschen haben krankheitsbedingt oft erhebliche kognitive Einschränkungen und sind somit zum Teil situativ nicht orientiert. Diese Zahlen aus Deutschland, die an dieser Stelle exemplarisch referiert wurden, lassen sich auch auf die globale Situation übertragen. So geht die Weltgesundheitsorganisation WHO weltweit von 55 Millionen an Demenz erkrankten Menschen aus

---

dererseits, vgl. Camus, Albert: Der Mythos des Sisyphos, Reinbek: Rowohlt 2000 und Nagel, Thomas: »The Absurd«, in: The Journal of Philosophy 68 (1971), S. 716–727

3 Vgl. Dasch, Burkhard/Blum, Klaus/Gude, Philipp/Bausewein, Claudia: »Sterbeorte: Veränderung im Verlauf eines Jahrzehnts: Eine populationsbasierte Studie anhand von Totenscheinen der Jahre 2001 und 2011«, in: Deutsches Ärzteblatt International 112 (2015), S. 496–504.

4 Vgl. https://www.bmfsfj.de/bmfsfj/aktuelles/alle-meldungen/gesundheit-miteinander-und-bildung-schuetzen-vor-einsamkeit-im-hohen-alter-192790 vom 28.01.2022.

5 Vgl. https://www.bmfsfj.de/bmfsfj/themen/aeltere-menschen/demenz/nationale-demenzstrategie#:~:text=In%20Deutschland%20leben%20rund%201,Bundesregierung%20die%20Nationale%20Demenzstrategie%20verabschiedet vom 28.10.2022.

mit 10 Millionen neuen Fällen jährlich.[6] Auch in anderen Ländern der Westlichen Welt werden viele dieser Menschen, ähnlich wie in Deutschland, in Institutionen versorgt.

Zusammenfassend wird aus diesen Zahlen ersichtlich, dass es viele ältere Menschen in Heimen gibt, die aufgrund einer Demenz ihre Situation nicht gut einschätzen können oder nicht einmal wissen, in welcher Situation sie sich befinden und wie sie in diese Situation geraten sind, unter Einsamkeit leiden und letztlich im Heim versterben werden.

2. *Malone Dies*: Die Ausgangssituation

Samuel Becketts Roman *Malone Dies* (Ersterscheinung 1951 in Frankreich) ist das mittlere Werk einer üblicherweise als Trilogie angesehen Reihe von zunächst in französischer Sprache veröffentlichten Romanen der Nachkriegszeit. Die anderen beiden Romane sind *Molloy*[7] (Ersterscheinung 1951 in Frankreich) und *The Unnamable*[8] (Ersterscheinung 1953 in Frankreich). Diese drei Romane, die sich inhaltlich zum Teil aufeinander beziehen, sind davon geprägt, dass die Figuren in zunehmendem Ausmaß und unter ungeklärten Umständen ihre Fähigkeiten und Körperfunktionen verlieren; wiederkehrende Themen sind Einschränkungen von Sinnesorganen, Orientierung, Gedächtnis und körperlicher Mobilität, wobei in den Romanen keine Erklärung für diese Einschränkungen gegeben wird, weder für die Charaktere selbst, noch für die Leser*innen. *The Unnamable* wird hauptsächlich als erzählende Stimme im Dunkeln dargestellt.

Alle Figuren in diesen drei Romanen, Malone eingeschlossen, befinden sich in Situationen, die sie schwer einschätzen können, und wissen nicht, wie sie in diese Situationen gelangt sind.[9] Malone befindet sich alleine in einem Raum, in dem er notdürftig pflegerisch versorgt wird. Einmal täglich werden durch einen Türspalt sein Suppenteller und sein Nachttopf erneuert, für ihn die Quintessenz seiner Existenz: »What matters most is to eat and excrete.

6 Vgl. https://www.who.int/news-room/fact-sheets/detail/dementia vom 15.03.2023.

7 Beckett, Samuel: »Molloy«, in: Auster, Novels II of Samuel Beckett, S. 1–170.

8 Beckett, Samuel: »The Unnamable«, in: Auster, Novels II of Samuel Beckett, S. 283–408.

9 Vgl. Wigand, Moritz Eric/Hoff, Paul/Steger, Florian/Becker, Thomas: »Accepting the Incomprehensible. What Samuel Beckett Can Tell Psychiatrists Today«, in: Journal of Nervous and Mental Disease 209 (2021), S. 697–701.

Dish and pot, dish and pot, these are the poles.«[10] Er beschreibt sich selbst als zahnlos und bettlägerig, Körperpflege betreibt er, indem er Dreck mit ein wenig Spucke abwischt. Malone hat keine Erinnerung, wie er in diesen Raum gelangt ist. Auch sein eigenes Alter und das aktuelle Jahr kennt er nicht – er schätzt, dass er über achtzig Jahre alt ist, schließt aber nicht aus, dass er deutlich jünger sein könnte. Um sich ein wenig Orientierung zu verschaffen, versucht Malone, aus dem Aussehen des Raumes und den Geräuschen, die er hört, etwas über die Institution zu erfahren, in der sich sein Raum befindet. Durch diese Beobachtungen meint Malone ausschließen zu können, dass es sich um ein Krankenhaus oder eine Psychiatrie handelt: »It is not a room in a hospital, or in a madhouse, I can feel that.«[11]

Das Thema der unsicheren situativen, aber auch zeitlichen und örtlichen Orientierung durchzieht den Roman. In einer Geschichte in der Geschichte wird ein Protagonist namens Macmann bewusstlos in eine Art Anstalt (»asylum«) gebracht, in der er Papiere unterschreiben muss (ohne sich der Konsequenzen bewusst zu sein), ihm seine Kleidung abgenommen wird und er fast rund um die Uhr überwacht wird im Sinne einer totalen Institution nach Goffman.[12] Auch Macmann wird darüber im Unklaren gelassen, um was für eine Art von Institution es sich handelt und welche Schritte er unternehmen müsste, um diese Institution wieder zu verlassen. Seine Fragen diesbezüglich an den ihm zugewiesenen gewalttätigen Pfleger Lemuel bleiben unbeantwortet:

> »When asked for example whether Saint John of God's was a private institution or run by the State, a hospice for the aged and infirm or a madhouse, if once in one might entertain the hope of one day getting out and, in the affirmative, by means of what steps, Lemuel remained for a long time plunged in thought [...]. And if Macmann, growing impatient or perhaps feeling he had not made himself clear, ventured to try again, an imperious gesture bid him be silent.«[13]

Dieses grundlegende Gefühl der Verunsicherung wurde vom Literaturnobelpreisträger John Maxwell Coetzee in seiner Beschäftigung mit Beckett als

10 S. Beckett: Malone, S. 179.

11 Ebd., S. 177.

12 Vgl. Goffman, Erving: Asylums: Essays on the Social Situation of Mental Patients and Other Inmates, New York: Anchor Books 1990 [1961].

13 S. Beckett: Malone, S. 259.

»existential homelessness« bezeichnet. Coetzee sieht darin eine gleichzeitig absurde und tragische Notlage des modernen Menschen.[14]

3. Sprache und Sprachzerfall

Die grundlegende Verunsicherung Malones spiegelt sich auch in der Sprache wider. Einerseits wird Sprache als einziges Mittel dargestellt, durch das Malone sich mithilfe seines kleinen Notizbuchs ausdrücken kann. Er beschreibt das Notizbuch als den letzten Besitz, der ihm geblieben sei, nachdem ihm alles andere weggenommen worden sei, und es sind die Aufzeichnungen in diesem Notizbuch, die Samuel Beckett uns als Leser*innen zur Verfügung stellt, um Malones (und auch Macmanns) Geschichte zu erzählen. Dabei wird der Zweck oder Adressat der Aufzeichnungen nicht benannt – es wird lediglich beschrieben, dass das Notizbuch Malone sehr wichtig und ans Herz gewachsen ist, fast werden ihm menschliche Eigenschaften verliehen: »For of all I ever had in this world all has been taken from me, except the exercise-book, so I cherish it, it's human.«[15] Andererseits bricht Malones Aufzeichnung immer wieder ab, teilweise mitten im Satz, zum Beispiel weil er seinen Bleistift verliert: »What a misfortune, the pencil must have slipped from my fingers, for I have only just succeeded in recovering it after forty-eight hours (see above) of intermittent efforts.«[16] An anderer Stelle scheint er die richtigen Worte zu suchen, unterbricht sich selbst, nimmt den Satz wieder auf und fordert sich auf, weiterzuschreiben:

> »The pure plateau
> Try and go on. The pure plateau air. Yes, it was a plateau [...]«[17]

Gegen Ende der Erzählung wird ein Sterbeprozess dargestellt, bei dem die Worte, oder vielleicht auch die Geräusche des Ich-Erzählers im Todeskampf, als gurgelnder Ausfluss beschrieben werden: »Gurgles of outflow.«[18] Inhaltlich beschreibt Malone an dieser Stelle, wie der Pfleger Lemuel in Macmanns

14 Vgl. https://lithub.com/j-m-coetzee-eight-ways-of-looking-at-samuel-beckett/ vom 2.1.2018.

15 S. Beckett: Malone, S. 263.

16 Ebd., S. 216.

17 Ebd., S. 270.

18 Ebd., S. 280.

Geschichte mehrere Menschen mit einem Beil tötet. Trotz dieses vielfachen Sterbens auf beiden Erzählebenen fließen immer noch ein paar (letzte) Worte aus Malone beziehungsweise aus seinem Bleistiftstummel. Dieses Erzählen oder Aufzeichnen um jeden Preis durchzieht Becketts Werk. Auch *The Unnamable*, trotz seines Wunsches zu verstummen, endet mit den Worten: »[...] I don't know, I'll never know, in the silence you don't know, you must go on, I can't go on, I'll go on.«[19] Es geht um Produktion von Sprache um jeden Preis, selbst an Stellen, an denen Sprache normalerweise versagt.

Kurz nach dem Bericht der Ermordung mehrerer Menschen durch den Pfleger Lemuel endet der Text mit einigen abgehackten Satzfragmenten:

»or with his pencil or with his stick
or light light I mean
never there he will never
never anything
there
any more!«[20]

Nicht nur zeigt sich in diesem Sprachzerfall die Schwierigkeit Malones, seine Situation in Worte zu fassen, sondern es gibt Parallelen zum Sprachzerfall bei Menschen mit verschiedenen Demenzerkrankungen, zum Beispiel der Alzheimer-Demenz oder der primär progressiven Aphasien, die den frontotemporalen Demenzen zugeordnet werden.[21] Dabei ist Demenz ein syndromaler Oberbegriff für verschiedene zugrunde liegende Krankheiten, die alle mit dem chronischen oder fortschreitenden Verlust sogenannter kortikaler Hirnfunktionen (also höherer Hirnleistungen, die in der Regel mit einem Funktionieren der Hirnrinde verbunden sind) einhergehen. Dies betrifft Funktionen wie das Gedächtnis, die Orientierung, das Urteilsvermögen und eben auch die Sprache – dabei gibt es Demenzformen wie die primär progressiven Aphasien, die insbesondere die Sprache betreffen.[22] Die demenzbedingten Schwierigkeiten

19 S. Beckett: Unnamable, S. 407.

20 S. Beckett: Malone, S. 281.

21 Vgl. https://dnvp9c1uo2095.cloudfront.net/cms-content/S3-Leitlinie_Demenzen_Langversion_2023_11_28_Final_1701248604534.pdf vom 28.11.2023.

22 Zu den allgemeinen Demenzkriterien vgl. Dilling, H./W. Mombour/M.H. Schmidt (Hg.): Internationale Klassifikation psychischer Störungen, ICD-10 Kapitel V (F) Klinisch-diagnostische Leitlinien, Bern et al.: Verlag Hans Huber ^{3}1999.

in der Kommunikation erschweren es auch, sich mit Patient*innen über deren Wünsche und ihren Willen, zum Beispiel in Bezug auf die medizinische Behandlung, deren Beendigung und die weitere Versorgung zu unterhalten. In diesen Situationen muss das behandelnde Team sich mit Angehörigen, vor allem mit bevollmächtigten Angehörigen oder gesetzlichen Betreuer*innen, austauschen und mit ihnen gemeinsam den mutmaßlichen Patientenwillen, der bestenfalls bereits vor Einsetzen eines demenziellen Prozesses kommuniziert oder in einer Patientenverfügung festgehalten wurde, ermitteln.

Der demenzbedingte Sprachzerfall macht es neben den oben erwähnten Problemen häufig auch im Alltag einer Familie oder eines Pflegeheims schwer, sich mit den Betroffenen zu verständigen und führt dann auf beiden Seiten zu einer Rat- und Sprachlosigkeit. Becketts Charaktere, die ihre Erfahrungen in der ersten Person berichten, können den Leser*innen ein Gefühl davon vermitteln, was es bedeutet, in einer fragmentierten und nicht verstehbaren Welt zu leben und dies nicht angemessen in Worte fassen zu können.

4. Becketts Ästhetik des Scheiterns und des körperlichen Leidens in Verbindung mit Malones Sterbeprozess

Archie Graham argumentiert, dass Beckett literarische Konventionen umkehrt und fundamentale Grundannahmen westlicher Philosophie in Frage stellt. Aus Becketts Werken spricht laut Graham eine grundlegende Skepsis gegenüber der optimistischen Idee, durch rationales Denken und unbegrenzte Wissensvermehrung alle menschlichen Probleme lösen zu können sowie die Entwicklung des Individuums und der Gesellschaft voranzutreiben. Beckett beschäftige sich oberflächlich betrachtet mit unbeantworteten und unbeantwortbaren Fragen, mit Unsicherheit, quälenden Wiederholungen immer wiederkehrender Gedanken sowie Unstimmigkeiten, Paradoxen und Widersprüchen. Im Kern handle es sich bei der Trilogie jedoch um eine ironische Kunstgattung, die das Scheitern und die Phänomenologie der Stille in den Fokus nehme.[23]

Dieses Scheitern geht in Becketts Werken immer mit einer Körperlichkeit, dem Verlust von Körperfunktionen und dem gequälten Körper einher. Keine seiner Figuren, selbst die, die keinen Körper im klassischen Sinne mehr besit-

23 Vgl. Graham, Archie: »Art with nothing to express. Samuel Beckett and zen«, in: Journal of Beckett Studies 11 (2002), S. 20–55.

zen (wie der Ich-Erzähler in *The Unnamable*,[24] der als Stimme in einem dunklen Raum dargestellt wird), entkommen der Körperlichkeit. Becketts Beschäftigung mit dem gequälten und zerfallenden Körper und die Umstände, die seine Qualen verursachen, sind nicht zuletzt auch bedingt durch seine Erfahrungen im zweiten Weltkrieg.[25]

Der (körperliche) Sterbeprozess nimmt in *Malone Dies* eine bereits durch den Titel kenntlich gemachte zentrale Rolle ein. Auch der erste Satz lässt keinen Zweifel am zentralen Sterbethema des Romans: »I shall soon be quite dead at last in spite of all.«[26] Aber bereits in den Folgesätzen zeigen sich die Ambivalenz und Unsicherheit, die das Werk durchziehen. Nicht nur weiß Malone weder die genaue Jahreszeit noch die Prognose seines Sterbens, sondern auch der Tod selbst wird als ambivalent dargestellt. Während die Worte »at last« im ersten Satz noch implizieren, dass der Tod herbeigesehnt wird, wünscht der Ich-Erzähler sich im nächsten Moment, noch nicht sofort zu sterben, sondern den Sterbeprozess ruhig angehen zu lassen: »I could die today, if I wished, merely by making a little effort, if I could wish, if I could make an effort. But it is just as well to let myself die, quietly, without rushing things.«[27] Diese Wartezeit möchte er nutzen, um Geschichten zu erzählen.

Zur Körperlichkeit des Leidens und Sterbens zählen in Becketts Werken auch Ekel und Gewalterfahrungen. Weiter oben ist bereits erwähnt, wie der gewalttätige Pfleger Lemuel in Macmanns Geschichte mehrere Menschen mit einem Beil ermordet. Viele Beschreibungen von Malones Pflegezustand, zum Beispiel das Nebeneinander von Essen und Nachttopf auf einem Tisch und die Tatsache, dass er nie gewaschen wird und Dreck mit eigener Spucke abwischt, können bei Leser*innen Ekel hervorrufen. Explizit ist die Szene eines bedrohlichen Besuchers beschrieben, der aufgrund des wohl unerträglichen Geruchs vergeblich versucht, ein Fenster zu öffnen: »At a certain moment, incommoded by the smell probably, he squeezed himself between the bed and the wall, to try and open the window. He couldn't.«[28]

Auch in Pflegeheimen und am Lebensende spielen häufig körperliche Zustände, die bei Betroffenen und Pflegenden Ekel induzieren können, eine Rol-

24 S. Beckett: Unnamable.

25 Vgl. Kennedy, Seán: »Introduction. (Dis)Embodied Beckett Studies?«, in: Journal of Beckett Studies 27 (2018), S. 1–4.

26 S. Beckett: Malone, S. 173.

27 Ebd., S. 173.

28 Ebd., S. 264.

le. Gerade bei pflegebedürftigen und dementen Patient*innen kommt es auch immer wieder zu Gefühlen von Hilflosigkeit und Ohnmacht gegenüber einer als übermächtig empfundenen Pflege.

5. Wie Beckett helfen kann

Bisher konnte gezeigt werden, dass Malones Figur vielfältige Parallelen zur Situation von Menschen in Pflegeheimen aufweist: Einsamkeit, Sprachzerfall, körperlicher Verfall, Scheitern, existenzielle Unsicherheit und der einsame Sterbeprozess. Allein die oftmals quälende Erfahrung beim Lesen, in diese zutiefst verunsichernden Zustände einzutauchen, kann das empathische Verständnis für betroffene Menschen verbessern. Untersuchungen zeigen, dass gerade die Lektüre komplexer Werke der Literatur dazu beitragen kann, sich in andere Menschen und die Beweggründe für deren Verhalten im Sinne einer *Theory of Mind* sowohl kognitiv als auch emotional hineinzuversetzen. Dies könnte daran liegen, dass literarische Werke disruptiv mit den Erwartungen der Leser*innen umgehen, indem sie die Komplexität der Welt und tatsächlicher Personen widerspiegeln.[29]

Trotz all des Unvermögens, Scheiterns und Leidens in Becketts Werk ist die Lektüre seiner Werke nicht nur düster. Humor, Durchhaltevermögen und Mitgefühl durchziehen sein Werk und können ihm die tröstliche Eigenschaft geben, »gerade in verdunkelten Perioden des Lebens bedeutsam zu werden«.[30] Dabei ist Becketts dunkler Humor (den die offizielle Seite des Nobelkomitees treffend als »strikingly dark humor«[31] bezeichnet) nicht leicht zugänglich, weil er nicht in der erwartbaren Weise der Komödie oder des Witzes in Erscheinung tritt.[32] Vielmehr liegt er in der Absurdität der (Nicht-)Situationen, einer zum Teil Slapstick-artigen Komik und einem komplexen und philosophischen Sprachwitz. So spielt Beckett, wenn er Malones Sterbeprozess beschreibt, mit dem philosophischen Konzept des Dualismus, wenn er schreibt: »My body

29 Vgl. Kidd, David Comer/Castano, Emanuele: »Reading Literary Fiction Improves Theory of Mind«, in: Science 342 (2013), S. 377–380.

30 Henrich, Dieter: Sein oder Nichts. Erkundungen um Samuel Beckett und Hölderlin, München: C.H. Beck 2016, S. 7.

31 https://www.nobelprize.org/prizes/literature/1969/beckett/facts/.

32 Vgl. Salisbury, Laura: Samuel Beckett. Laughing Matters, Comic Timing, Edinburgh: Edinburgh University Press 2012.

does not yet make up its mind.«[33] Selten nimmt der Humor gesellschaftskritische Formen an, zum Beispiel wenn postuliert wird, dass jeder mehr oder weniger normale wenngleich dümmliche Jugendliche (»a more or less normal if unintelligent youth«[34]) Arzt oder Anwalt werden könne. An anderer Stelle wundert sich Malone, alleine und sterbend, dass er eine witzige Aussage getätigt hat: »That's funny, I have made a joke.«[35]

Neben dem Humor, der die ansonsten schwer auszuhaltenden Situationen etwas abmildert, fallen die Zähigkeit und das Durchhaltevermögen der Charaktere auf: Molloy, der auf einer unklaren Mission sukzessive verschiedene Körperfunktionen verliert und dennoch durch Schnee und Matsch weiterkriecht, Malone, der seinen gesamten Sterbeprozess schreibend begleitet und trotz aller Widrigkeiten seine Erzählung erst mit dem Tod beendet, *The Unnamable*, der den Wunsch nach Stille und Ruhe verfolgt und dessen finale Worte im Roman lauten: »[...] I don't know, I'll never know, in the silence you don't know, you must go on, I can't go on, I'll go on.«[36]

Neben diesen Elementen von Humor und Durchhaltevermögen gibt es einen weiteren Aspekt in Becketts Arbeit, der das tägliche Einerlei, die (gerade im Pflegeheim oftmals quälenden) Routinen erträglicher macht, nämlich Becketts Weigerung, einen (höheren) Sinn in der menschlichen Existenz zu sehen. Dies hilft, das Sinn-lose, nämlich Absurde besser zu ertragen:

> »In thinking of Beckett, through his themes of failure, through his finitude, through this comic element, he tries to rescue nihilism in deflating the idea of a coherent meaningful life, emphasizing the significance of the everyday, the routine and the mundane, where more romantic writers fail who may denigrate so many elements of normal routine life [...].«[37]

In dieser Akzeptanz der Sinnlosigkeit und dem Hervorheben des Alltäglichen und der Routine kann eine gewisse Hoffnung liegen. Der Intensivmediziner Thomas John Papadimos beschreibt, wie die Akzeptanz der (metaphysischen)

---

33 S. Beckett: Malone, S. 192.

34 Ebd., S. 204.

35 Ebd., S. 178.

36 Ebd., S. 407.

37 Heron, Jonathan/Broome, Matthew: »›There's the Record, Closed and Final‹. Rough for Theatre II as Psychiatric Encounter«, in: The Journal of Medical Humanities 37 (2016), S. 171–181, hier S. 179.

Sinnlosigkeit des Sterbens und Leidens seiner Patient*innen und seine Konzentration auf den alltäglichen Job ihn vor einem Burnout oder gar Suizidgedanken schütze: »I go through my long, busy workdays in the ICU[38] without thinking about anything metaphysical, let alone divine. Whether I believe in God is essentially irrelevant in this context. People are sick. They need to be cared for. The job needs to get done. I am absolutely focused on the task at hand.«[39] Was Papadimos in Bezug auf seine Lektüre von Albert Camus und seine intensivmedizinische Arbeit beschreibt, lässt sich meines Erachtens ebenso auf Becketts Lektüre und die Arbeit in anderen Krankenhausbereichen sowie Alten- und Pflegeheimen übertragen, zumal Papadimos beklagt, dass eine Vielzahl an Menschen in den USA in Krankenhäusern und auf Intensivstationen sterbe. Leid, Tod und Sinnlosigkeit sind ubiquitär, und eine Haltung, die von Akzeptanz, Durchhaltevermögen und einem starken Fokus auf tägliche Routinen und die durchzuführenden Arbeiten geprägt ist, kann die eigene Resilienz und den empathischen Umgang mit betroffenen stärken. Hinzu kommt das protektive Element des Humors: selbst der Tod behält bei Beckett ein komödiantisches Element, wenngleich er realistisch und ohne jede falsche Romantik dargestellt wird, wie Salman Rushdie feststellt:

> »Thus, when as a young man I first faced these texts that deal so intensely with the matter of our common endling, which Henry James had called the Distinguished Thing but which, in Beckett, is always grubbily undistinguished, a bleak pratfalling business made up of flatulence, impotence and humiliation, I experienced the books, their ferocious hurling at death of immense slabs of undifferentiated prose, as essentially fabulous […]. I experienced them, in sum, as comedies, and so they are, they are comedies, but not of the sort I then imagined them to be, darker, and, yes, even heroic […].«[40]

Gerade Humor ist eine Eigenschaft, die viele zunächst unerträglich erscheinende Situationen erträglicher macht. Somit wundert es, dass aktuell relativ wenig über die Bedeutung von Humor in der Medizin und Psychothera-

38 ICU: Intensive Care Unit, deutsch: Intensivstation.

39 Papadimos, Thomas John: »Eluding Meaninglessness: A Note to Self in Regard to Camus, Critical Care, and the Absurd«, in: The Permanente Journal 18 (2014), S. 87–89, hier S. 89.

40 Rushdie, Salman: »Introduction«, in: Auster, Novels II of Samuel Beckett, S. viii-xiv, hier S. xi.

pie geschrieben wird. Eine Ausnahme ist der australische Psychiater Warwick Middleton, der in einem mit Anekdoten aus seinem eigenen Leben, der Kulturgeschichte und von Patient*innen und deren Behandlung einen launigen Artikel zur erleichternden und heilenden Rolle von Humor geschrieben hat.[41] Und vielleicht ist dies Becketts wertvollster Beitrag für Mediziner*innen, Menschen aus pflegenden Berufen und Angehörige, die seine Werke lesen, dass Romane wie *Malone Dies* aufzeigen, wie selbst in quälenden Beschreibungen eines zunächst unerträglich scheinenden Zustands eines einsamen Sterbens in einer unklaren Situation immer wieder Momente des Humors und der Hoffnung aufblitzen.

Zusammenfassend wird in diesem Beitrag vorgeschlagen, dass die Beschäftigung mit Becketts Werk, insbesondere mit *Malone Dies*, für Angehörige, Pflegende und vielleicht auch für Betroffene selbst die sinnlosen, einsamen, absurden und unsagbaren (im Sinne von nicht in Worte zu fassenden) Elemente des einsamen Sterbens in Institutionen durch Humor, Durchhaltevermögen und Akzeptanz erträglicher machen und einen empathischen Zugang erleichtern können.

41 Middleton, Warwick: »Gunfire, Humour and Psychotherapie«, in: Australasian Psychiatry 15 (2007), S. 148–155.

Selbstreflexive Perspektiven

Ärztliche Imaginationen des Lebensendes beim assistierten Suizid

Johann F. Spittler

Prolog
(8.12.2023)

Im Alter von über 80 Jahren verstehe ich
mich wohl mit Recht als »alter weißer Mann«.
Damit wir uns, über die Generationen und
über die Disziplinen hinweg verstehen, will
ich vorab einige Informationen mitteilen,
will Ihnen ein wenig biographischen
Hintergrund zur Kenntnis bringen.

Nach einer etwas weitläufigen Weiterbildung
zum Facharzt für Neurologie/Psychiatrie
war ich 20 Jahre lang sog. Leitender OA
einer Uni-Neurologie.

Darin habe ich Menschen nach überlebtem
Suizidversuch konsiliarisch psychiatrisch erstuntersucht
– auf der chirurgischen Intensivstation
nach Sprung aus größerer Höhe mit
zerbröselten Fersenbeinen bei Schizophrenie
und auf der internistischen Intensivstation
nach Medikamenten-Intoxikation – und habe
über die weitere Therapie entschieden.
Ich habe Hirntodesfeststellungen für Organentnahmen,
habe Therapie-Beendigungs-
Entscheidungen mit unmittelbarem Versterben,

habe Therapie-Wiederbeginn-Entscheidungen
mit als möglich vorhergesehenem und
dann auch eingetretenem Überleben in einem
Locked-In-Syndrom, einer fast totalen
Lähmung bei Bewusstseinsklarheit, getroffen.

Daraus folgend
habe ich über nachdrückliche
Suizidhilfe-Bitten nachzudenken gelernt,
habe vor über 20 Jahren, nach über 1 Jahr
des Diskutierens und Lernens, meine erste
Suizidentin in die Schweiz begleitet.

Inzwischen habe ich 700 Menschen zu
ihrer Freiverantwortlichkeit nach Suizidhilfe-
Bitte untersucht, einen Teil davon im Suizid
begleitet, habe 34 wissenschaftliche Arbeiten
über die Befunde und die ethischen und
medizinrechtlichen Aspekte geschrieben.

In einem ersten Strafprozess 2012–2019
bis zum BGH haben wir das Entfallen der
Rettungspflicht bei freiverantwortlichem
Suizid erwirkt; der Strafprozess zum Suizidhilfe-
Recht für Menschen mit psychischer
Störung steht in den nächsten Tagen an.

Immer wieder habe ich fremde Texte
gesammelt, habe selbst versucht,
einen eigenen Gedanken genau zu fassen.

Nun folgen Texte, alles in allem,
aus etwa 30 Jahren.

Nacht im Hospiz
(1.12.1995)

Quälend wiederholend eine Stimme
in der Nacht im Nebenzimmer:
Ich habe mein Leben vertan!
Ich sterbe, wie ich geboren wurde!
Immer war ich schwach!
Nie hab ich das Richtige getan!
Ich habe mein Leben vertan! –

Lebensbilanz eines
nach allen bürgerlichen Maßstäben
Erfolgreichen – ?

Wir allein, angeklagt
vor uns selbst, von uns selbst,
niemand sonst unser Verteidiger,
nackter werden wir nie sein,
als im Angesicht der Wahrheit
unseres ureigensten jüngsten Gerichts
niemand sonst unser Verteidiger
wir vor uns selbst
allein – ?

Nachmittag im Hospiz
(20.12.1995)

Lies ging
ihren letzten Weg,
bisher versäumte,
ganz kleine Freuden
wahrnehmend, staunend,
fragend:
Kommst Du auch wieder?

Nach meinem Versprechen
wie ein fast unmerkliches
Unsichtbar-Werden
des Lebendigseins
eingeschlafen –
mir das Einlösen
meines Versprechens
nicht mehr gewährend –
nie wieder erwachend –
?

Aus der Normalität
(13.11.2021)

Aus der Normalität gefallen
aus der normalen Gesellschaft,
Besorgt und doch indifferent
gegenüber den Forderungen
des Alltags, seiner Sorge,
Wundgerieben an dem Leiden
mancher Menschen,
Wütend gegen die Gedankenlosigkeit
noch nicht alt genug gewordener
Gesunder, Erfolgreicher,
noch nie krank gewesener
Unwissender, Überzeugter.

Nichts bewirkt das philosophische
Traktat, das ethische Manifest,
Nur das Handeln,
vielleicht die Provokation
»Nur die Knarre löst die Starre«?
Nichts die vor eigenem Scheitern
ängstliche Sorge
Aber das Hören auf das Leiden
dieses einzelnen Menschen –

In Memoriam Leander N.
(Ateminsuffizienz bei ALS,
Beenden der Beatmung)
(20.05.2004)

Endgültig bittend, keine
unzweifelhaft eindeutige
Maßgabe gewährend,
die Last der Verantwortung
unausweichlich zuweisend,
alle erwogenen Möglichkeiten
mit dem Gebot beantwortend:

»Dann will ich
nicht lange leiden!«

Wohl sagt uns das Wissen,
die wohlerwogen juristische,
die scharfsinnig bedacht
philosophische Rechtfertigung:

Die informierte Ablehnung
nicht mehr eingewilligter
medizinischer Behandlung
sei zu beachten geboten. –

Wieviel hilft uns dies Wissen?

Ich lese:
(Übersetzung Moses Mendelsohn)

Nach einiger Zeit brachte Kajin
von der Frucht des Erdreichs
dem Ewigen ein Geschenk dar.
Und Hewel brachte auch ein
Geschenk von den Erstlingen
seines Kleinviehs und von ihren
Fettstücken.

Der Ewige wandte sich zu Hewel
und zu seinem Geschenk.

Zu Kajin aber und seinem Geschenk
hat er sich nicht gewandt.

Dies verdross Kajin sehr, und
seine Miene verdüsterte sich.
Der Ewige sprach zu Kajin:
»Warum verdrießt es dich? Und
warum ist deine Miene verdüstert?
Ist es nicht an dem? Wenn du dich
gut aufführst, kannst du auch
deinen Blick emporheben, wenn
du dich aber nicht gut aufführst,
so ruht die Sünde vor deiner Türe.
Nach dir ist ihr Verlangen,
aber du kannst über sie herrschen.«

Kajin sprach zu seinem Bruder Hewel;
als sie nun auf dem Felde waren,
erhob sich Kajin über seinen Bruder
Hewel und erschlug ihn.
Der Ewige sprach zu Kajin:
»Wo ist Hewel, dein Bruder?«
Er antwortete: »Ich weiß es nicht.
Bin ich der Hüter meines Bruders?«
Der Ewige sprach: »Was hast du getan?
Die Stimme von deines Bruders Blut
schreit aus der Erde zu mir. Von nun an
sei verflucht von der Erde hinweg,
welche ihren Mund aufgetan,
deines Bruders Blut anzunehmen
von deiner Hand. Wenn du die Erde
bearbeiten wirst, soll sie dir ihre Kraft
nicht mehr hergeben. Unstet und flüchtig
sollst du auf dem Erdboden sein.«

Kajin sprach zu dem Ewigen:
»Meine Strafe ist zu groß, um sie
zu ertragen. Siehe, du hast mich
vertrieben von diesem Erdreich hinweg.
Vor deinem Antlitz soll ich mich
verbergen. Wenn ich nun unstet
und flüchtig auf der Erde bin,
so wird mich jeder umbringen,
der mich findet.«

Da sprach der Ewige zu ihm: »Niemand
wage es, Kajin umzubringen!
Siebenfältig soll er gerächt werden!«
Und der Ewige machte dem Kajin
ein Zeichen, dass ihn
nicht jeder erschlage, der ihn finde.

Ich denke mir:

Unter dem Baum der Erkenntnis
– nackt und frierend – stehen wir
vor dieser Erzählung, die uns
eine Begründung nicht bietet.
Knapp, wie sie erzählt ist, klingt
die Geschichte wie eine erbarmungslose
Ungerechtigkeit »Des Ewigen«.
Es wird nicht berichtet, was Kain
sich hätte zu schulden kommen lassen.
Ihm eine nicht demütige innere Haltung
zu unterstellen, ist eine
sehr obrigkeitsfolgsame Deutung.

Setzt »Der Ewige« auf seine Ungerechtigkeit
mit der Frage nicht noch eins drauf?
Verlangt er uneingeschränkt verständnisverzichtende
Unterwerfung von dem Opfernden
– den er dafür mit dem Tode büßen lässt?
In der Erzählung bleibt ein schwer

verständlicher Stachel. Immerhin sagt sie uns
– wussten schon die Alten – dass wir nicht
sklavisch unseren Stimmungen und Trieben
ausgeliefert sind, sondern aufgefordert sind,
uns zu entscheiden, über sie zu herrschen.

Kains Handeln wächst aus Gekränktheit
und Eifersucht – aus niederen Motiven, wie
es in der heutigen Sprache der Juristen heißt.
Wenn ich das Beenden einer vom Patienten
nicht mehr gewünschten Therapie mit der
Folge seines Todes oder auch die Begleitung
eines Menschen in seinen selbst entschiedenen
und selbst ausgeführten Suizid betrachte,
dann kann ich in Anspruch nehmen,
weder aus niederen Motiven gehandelt,
noch eine Tötung vorgenommen zu haben.
Ernste Grundsätze beachtend bin ich
Ihrem Willen gefolgt, habe sie im Respekt
nicht von ihrem Handeln abgehalten
– das muss richtig bleiben.

Jahrtausendealt menschheitsgeschichtliche,
in mündlicher und schriftlicher,
nachdenklich sinnender Überlieferung
gewachsene Botschaft der Bibel –
Mit unseren heutigen Fragen lesen wir
andere Antworten auf
andere Fragen
ratlos uns zurücklassend.

Wenn wir die heilige Schrift, aufmerksam
für unser langsam wachsendes Verständnis,
nach ihrer Botschaft für unser Leben,
für unser Für-Richtig-Halten befragen,
ihren Sinn für uns zu verstehen suchen,
sind die uralten mythischen Bilder
wie ein unter unserem Schauen

nur allmählich sich erhellender Spiegel,
in dem wir zu verstehen suchen können,
was für uns wesentlich ist:

Wenn die Erinnerung unauslöschlich bleibt,
das Nachdenken über Richtig oder Unrichtig
zu bleibend beunruhigender Schwebe führt,
ist Wissen wie ein Gezeichnet-Sein,
unter dem uns das Leben keine sieghafte
Gewissheit mehr gewährt, unter dem
die wachend Zweifelnden von den
Beifallheischenden wie von den Selbstgerechten
ausgegrenzt, verurteilt werden.

Nach jenen mythisch-menschheitsgeschichtlich
paradiesischen Kindertagen
müssen wir lernen, dass wir
– nach jenem Apfel vom Baum der Erkenntnis –
klare Richtigkeiten nie mehr sehen werden.
Mit unserem Bewusstsein
nie mehr entrinnbaren Wissens erfahren wir
Sein Zeichen Seines ewigen Schutzes
mit unausweichlicher Nachdenklichkeit?

Wie sollte es möglich sein?
(8.11.2023)

Auf der Station und im Hospiz
habe ich
Menschen zu ihrem Ende begleitet,
habe Jahre zuvor
verstorbene menschliche Körper untersucht,
Männer und Frauen, Junge und Alte;
weiß auch, was uns
Funktionsbilder des Gehirns besagen,
habe unterm Mikroskop
in Dünnschnitten des Gehirns

kranke von gesunden Zellen
unterschieden, ein für alle Male
in Formalin fixiert.

Weiß doch,
dass diese Zellen des Gehirns nie wieder
eine biochemische Reaktion, nie wieder
einen bioelektrischen Impuls aussenden,
nie wieder
zu der Entstehung eines Gedankens,
einer Handlung beitragen werden,
nie wieder.

Wir, die wir
uns selbst bedenkend, uns selbst wissend
»ICH« sagen können –

Wie sollte es möglich sein,
dass wir, nach unserem Tod,
eine Erinnerung mitnehmen können?

Der Moment des Sterbens
(6.05.2021)

Verhaltene Begrüßung in der Tür
beim verabredeten Termin,
sich entspannende Erleichterung
über das Enden der Unsicherheit.

Letzte Gespräche
mal bedrückend ernst, mal ungeduldig,
oft fröhlich und mit Lachen,
selbstverständlich freundliche
Fürsorge für den Helfer,
mal vernachlässigte, mal auch
sorgfältige Kleidung und Haar. –

Endlich das Sich-Zurechtlegen –
das Einstechen der Nadel, das Befestigen.

Die letzte Rückfrage, oft nur
mit fragendem Blick: Jetzt wirklich?

Mal ein Ja, mal nur vertrauendes Nicken.
Dann: Der letzt-eigene Handgriff
und das Ruhenlassen der Hände.

Nach baldigem Einschlafen tiefes Atmen,
dann sogleich: Kein Heben mehr
und Sinken der Brust. –
Warten auf das Erbleichen,
das blassgraue Bläulich der Lippen,
letzt-gültige Entspannung,
manchmal Sich-Öffnen des Mundes.

Lautloses Fallen der Tropfen,
lautloser Herzschlag – in des
kleinen Monitors Linie endend,
ganz allmählich dann: Gelblich-fleckig
und blau-violett die Finger.

Und das Wissen:
Eines Menschenlebens
lebendiges Erinnerungs-Universum,
all seine Freuden und Schmerzen,

letzt-unwiederbringlich nicht mehr,
– weh mir –
endgültig nie mehr.

Unser Nachdenken
(11.06.2021)

Bedrückend
die unausweichlich und quälend
Lebenszeit wegnehmenden
Krankheiten,

bedrückender das
vereinsamende, gedankenlos
misshandelte Weiterleben
im Alter,

lebenslang nachwirkend
das verschuldende Verhalten
von Eltern, später folgenden
Begegnungen und Ereignissen,
manchmal
Lebensfreude und Lebenswillen
aufzehrend.

Zum Verzweifeln die
besserwissende Ignoranz
leibeigenschafts-obrigkeitlich
bevormundend
Gesetzgebender.

So klein unsere Hände,
so unvollkommen unser Suchen
nach dem richtigen Tun.

Und doch in der
Unmittelbarkeit der Begegnung
Dankbarkeit
der im Gehen Begriffenen,
der vom Verlust Betroffenen

für in heftigem Schmerz
mitmenschlich tröstende
letzte Augenblicke.

Was – wenn ?
(11.06.2021)

Wir verschiedenen Menschen
träumen verschiedene Träume,
mühen uns, sie zu realisieren.
Erst im Verlauf erleben wir,
welche Bedingungen sich aufzeigen,
welche Kosten entstehen.

Was,
wenn die Dissonanz zu groß wird
der Anforderungen an uns,
an abnehmendes Vermögen,
an Erfordernisse des Miteinanders?

Wenn nicht mehr zugleich alle
Anforderungen realisierbar sind,
wenn uns ein Zurücknehmen
unserer Träume im Verhältnis zu
Erfordernissen, Zu-Fällen und Kosten
nicht mehr zu erreichen ist?

Wir können
dem Entscheiden nicht entrinnen,
was lebbar ist und was nicht
und müssen den
sich uns vorzeichnenden Weg gehen. –

Wenn aber unsere Kraft nicht reicht?

Gebet?
(26.05.2021)
(Ich glaube nicht, dass es
außer in unserer Sehnsucht
einen anredbaren Gott-Vater gibt.)

Wenn es uns vergönnt ist,
bei guter Klarheit unserer Gedanken
die Bedingungen unseres Lebens
bedacht zu haben ...

Wenn wir erleben können,
dass wir die Lebensaufgabe,
die sich uns gestellt hat,
cum grano erfüllt haben ...

Wenn wir die uns Nächsten, die uns
in unserem Leben begegnet sind,
genügend geachtet haben ...

War es genug?
Wenn es uns vergönnt ist,
im letzten Augenblick
klar denken zu können ...
Auf unserem Sterbebett sind wir

vor uns selbst als unserem Richter
– wenn wir sehr geliebt haben –
vielleicht nicht allein.

(Im Erinnern an
Eugen Roth »Die Rose« und
an jenen Jesus, Luk 7, 36–50)

Anhang

Autor*innenverzeichnis

Alma K. Barner, Dr., Gastwissenschaftlerin mit dem Schwerpunkt Medizinethik am Zentrum für Ethik und Philosophie in der Praxis, Ludwig-Maximilians-Universität München. Sie erwarb einen Doktortitel in Philosophie an der Australian National University und war Postdoktorandin an der Paris Lodron Universität Salzburg und der Universität Antwerpen. Ihre Forschungsschwerpunkte liegen an der Schnittstelle von empirisch orientierter Philosophie der Imagination und des Gedächtnisses, mit einem besonderen Interesse an der Philosophie der Medizin – insbesondere der medizinischen Ethik und der Philosophie der Psychiatrie.

Friederike Bock ist Studentin der Medizin an der Otto-von-Guericke-Universität Magdeburg.

Leonie Bohlinger ist Studentin der Medizin an der Otto-von-Guericke-Universität Magdeburg.

Kirsten Brukamp, Dr. med., ist Professorin für Gesundheitswissenschaften und Projektleitung für Forschungs- und Entwicklungsprojekte in der Forschungsgruppe Gesundheit – Technik – Ethik an der Evangelischen Hochschule Ludwigsburg. Zu ihren Arbeitsschwerpunkten zählen Forschung und Entwicklung für innovative Gesundheitstechnologien sowie ethische, normative und soziale Implikationen der Lebenswissenschaften.

Marcella Fassio, Dr. phil., ist Postdoktorandin im Bereich der Neueren deutschen Literatur; Studium der Germanistik und Anglistik an der Universität Oldenburg, Promotion an der Universität Oldenburg mit einer Arbeit zu Praktiken, Poetiken und Autorschaftsentwürfen in literarischen Weblogs,

2022–2024 DFG-Projekt an der Freien Universität Berlin zu Narrativen weiblicher Erschöpfung um 1900 und 2000; Forschungsschwerpunkte u.a. Medical Humanities, Literatur und Geschlecht, Gegenwartsliteratur und literarische Moderne.

Katharina Fürholzer, Dr. phil. habil., ist Literaturwissenschaftlerin mit zusätzlichen Arbeitsstationen in der Geschichte, Theorie und Ethik der Medizin sowie den Aging Studies und seit Ende 2024 Juniorprofessorin für Interdisziplinaritätsforschung an der Universität Koblenz. Arbeitsschwerpunkte liegen in den Medical Humanities, Ethik und Ästhetik, Gattungstheorie (v.a. Lyrik, Pathographie), Literatur am Lebensende.

Heike Hartung, PD Dr., ist Anglistin, Literatur- und Kulturwissenschaftlerin. Promotion am Fachbereich für Philosophie und Geisteswissenschaften der Freien Universität Berlin. Habilitation an der Philosophischen Fakultät der Universität Potsdam zu *Ageing, Gender, and Illness in Anglophone Literature: Narrating Age in the Bildungsroman*, Forschungs- und Lehrtätigkeiten an der Freien Universität Berlin, den Universitäten Potsdam, Greifswald und Rostock sowie der Universität Graz. Seit 2013 Privatdozentin am Institut für Anglistik und Amerikanistik der Universität Potsdam mit Lehrbefugnis für Englische Philologie. Zudem assoziierte Forscherin am Zentrum für Inter-Amerikanische Studien der Karl-Franzens-Universität Graz und Mitbegründerin des European Network in Aging Studies (ENAS). Forschungsschwerpunkte: Kulturwissenschaftliche Alternsforschung, Disability und Gender Studies, Narratologie und Geschichte des Romans.

Bettina Hitzer, Dr. phil., ist Professorin für Geschichte der Medizin an der Otto-von-Guericke-Universität Magdeburg sowie Leiterin des dortigen Klinischen Ethikkomitees. Zu ihren Schwerpunkten zählen die Medizin-, Wissenschafts-, Emotions-, Migrations- und Kindheitsgeschichte. Nach ihrem Studium der Geschichte, Romanistik und Germanistik in Berlin und Paris promovierte sie an der Universität Bielefeld mit der Arbeit *Im Netz der Liebe. Die protestantische Kirche und ›ihre‹ Zuwanderer in Berlin* (1849–1914). 2008–2020 war sie zunächst wissenschaftliche Mitarbeiterin, ab 2014 Forschungsgruppenleiterin am Max-Planck-Institut für Bildungsforschung Berlin. 2016 erhielt sie den Walter-de-Gruyter-Preis der Berlin-Brandenburgischen Akademie der Wissenschaften. Ihre Habilitation (FU Berlin, 2017) erschien 2020 unter dem Titel *Krebs fühlen. Eine Emotionsgeschichte des 20. Jahrhunderts* und wurde im gleichen Jahr mit dem Preis der Leipziger Buchmesse (Sachbuch/Essayistik) ausgezeichnet. Seit 2021 forscht sie mit einer Heisenberg-Förderung der DFG über die Geschichte der Adoption von Kindern nach 1945, zunächst am Hannah-Arendt-Institut für Totalitarismusforschung e.V. an der TU Dresden, seit 10/2022 im Bereich Geschichte, Ethik und Theorie der Medizin an der OvGU Magdeburg.

Sabine Kyora, Dr. phil., ist Professorin für Deutsche Literatur der Neuzeit an der Carl von Ossietzky Universität Oldenburg, Studium der Literaturwissenschaft und Geschichte in Bielefeld und Hamburg; Dissertation zu *Psychoanalyse und Prosa im 20. Jahrhundert*, Habilitation mit der Schrift *Eine Poetik der Moderne*. 2010–2019 Mitantragstellerin, ab 2015 stellvertretende Sprecherin des DFG-Graduiertenkollegs *Selbst-Bildungen. Praktiken der Subjektivierung in historischer und interdisziplinärer Perspektive*, 2016–2019 Vizepräsidentin der Carl von Ossietzky Universität für Studium, Lehre und Gleichstellung. Forschungsschwerpunkte: Literatur des 20. und 21. Jahrhunderts (Klassische Moderne, Postmoderne), Literatur und Medizin, Geschlechterforschung.

Diego León-Villagrá, M.A., ist wissenschaftlicher Mitarbeiter am Graduiertenkolleg Medienanthropologie der Bauhaus-Universität Weimar und promoviert zur Metapherngeschichte des Krebses. Er studierte Deutsche Literatur, Geschichtswissenschaften und Fotojournalismus an der Humboldt-Universität zu Berlin und der Hochschule Hannover und war von 2021–2023 wissenschaftlicher Mitarbeiter an der Freien Universität Berlin. Unter anderen erhielt er 2016 die Schätze heben-Herausgeberförderung des Migros-Kulturprozent für seine Arbeit an der Edition und Herausgabe des Nachlasses von Fritz Zorn, 2020/21 ein Stipendium der Humboldt Graduate School, 2023 der ZEIT-Stiftung Ebelin und Gerd Bucerius.

Yu Li ist Studentin der Medizin an der Otto-von-Guericke-Universität Magdeburg.

Hannah Merx ist Studentin der Medizin an der Otto-von-Guericke-Universität Magdeburg.

Julia Pröll, Mag. Mag. Dr. Dr., ist assoziierte Professorin für französische Literatur- und Kulturwissenschaft am Institut für Romanistik der Universität Innsbruck. Diplomstudium Französisch/Philosophie, Dissertation zum

Menschenbild im Werk Michel Houellebecqs (ausgezeichnet mit dem Frankreichpreis und dem Anerkennungspreis der Jury des Preises des Fürstentums Liechtenstein); Habilitation zum Thema Transformer la menace en chance... Krankengeschichten in narrativen Texten französischsprachiger Migrationsautor*innen chinesischer und vietnamesischer Herkunft in Frankreich (ausgezeichnet mit dem Theodor-Körner Preis); Forschungsschwerpunkte im Bereich der Medical Humanities betreffen neben französischsprachigen Schriftstellerärzt*innen die Verbindung zwischen Medizin, Migration und Literatur, wobei sie insbesondere an Darstellungen von Krankheit und Medizin in Texten französischsprachiger Migrationsautor*innen interessiert ist.

Johann-Christian Põder, Dr. theol., ist Professor für Ethik in Theologie und Medizin Leiter des »Departments Altern des Individuums und der Gesellschaft« (AGIS) der Interdisziplinären Fakultät der Universität Rostock. Seine Forschungsinteressen liegen im Bereich der existenziellen Fragen der Medizinethik und der Ethik innovativer Gesundheitstechnologien.

Daniel Schäfer, Dr. med. Dr. phil, ist Arzt, Medizinhistoriker und Professor am Institut für Geschichte und Ethik der Medizin der Universität zu Köln, Studium der Medizin und Germanistik an der Universität Freiburg i. Br., Dissertationen zum Tod im Spätmittelalter (Germanische Philologie) und zum historischen Kaiserschnitt an der toten Frau (Humanmedizin). Auch die Habilitation über den ärztlichen Blick auf das Alter in der Frühen Neuzeit thematisiert die letzte Lebensphase. Seit einiger Zeit arbeitet Schäfer zu medizinischen Todeskonzepten, zur Geschichte des Gesundheitsbegriffs und über Entwürfe eines guten Alter(n)s in Geschichte und Gegenwart.

Christian Schütte, Dr. phil., ist wissenschaftlicher Mitarbeiter mit überwiegenden Aufgaben in der Lehre in der Germanistischen Sprachwissenschaft an der Universität Rostock und Lehrkraft für besondere Aufgaben an der Universität Leipzig; Studium und Promotion (2006) an der Universität Hamburg; Forschungsschwerpunkte: Text- und Diskurslinguistik, Medienlinguistik, Argumentationsanalyse und Pragmatik. Erforschung digitaler Kommunikation, insbesondere hinsichtlich des Diskurses über Tod und Sterben (Thanatolinguistik).

Anna Siemens (geb. Urbach), Ärztin, Medizinhistorikerin, Ethikberaterin im Gesundheitswesen; seit 2009 wissenschaftliche Mitarbeiterin am Fachbereich Geschichte, Ethik und Theorie der Medizin an der Medizinischen Fakultät der Otto-von-Guericke-Universität Magdeburg; seit 2018 Geschäftsführerin des Klinischen Ethikkomitees der Universitätsmedizin Magdeburg; Forschungsinteressen: Psychiatrie-, Pflege- und Patientengeschichte; Dissertationsprojekt (kumulativ): Psychiatriepflege zwischen Professionalisierung, Modernisierung und Politisierung – Landes-Heil- und Pflegeanstalt Uchtspringe 1894–1933.

Johann F. Spittler, PD Dr. med., Facharzt für Neurologie und Psychiatrie, Lehrbefähigung/-befugnis für Neurologie (mit neuropsychiatrischem Schwerpunkt), Medizinische Fakultät der Ruhr-Universität Bochum (retired); Interessen: Das menschliche Bewusstsein, Menschenbild und irreversibler Hirnfunktions-Verlust (»Hirntod«), Medizinethik: Patientenwille, Therapiebegrenzung und Therapiebeendigung, Eigentätige Lebensbeendigung und Suizid-Beihilfe.

Melis Taş ist Studentin der Medizin an der Otto-von-Guericke-Universität Magdeburg.

Moritz E. Wigand, PD Dr. med., Chefarzt – Klinik für Psychiatrie und Psychosomatik, Schön Kliniken Rendsburg und Eckernförde, Studium an der Universitätsmedizin Charité in Berlin, PJ-Einsätze am Johns Hopkins Hospital in Baltimore sowie in Reims, Frankreich, Promotion am Institut für Biochemie der Charité, Titel der Dissertation: *Testung neuer Proteasominhibitoren*, psychiatrische Laufbahn (Assistenzarzt, Facharzt, Oberarzt) an der Klinik für Psychiatrie II der Universität Ulm am Bezirkskrankenhaus Günzburg, dort Teilnahme an Forschungsprojekten (auch in Zusammenarbeit mit dem Institut für Public Mental Health) zu verschiedenen Themen u.a. Verlauf schizophrener Psychosen und Stigma psychischer Erkrankungen, Clinician Scientist Programme der Universität Ulm im Institut für Geschichte, Theorie und Ethik der Medizin Habilitation zum Thema *Das Stigma psychischer Erkrankungen*.